Trudy Scott

ÄNGSTE
ÜBERWINDEN

durch Anti-Stress-Nahrung

Für alle, die unter einer Angststörung leiden und nach Antworten suchen. Und für alle Ernährungsberater, ganzheitlichen Mediziner und Wissenschaftler, die in den Bereichen Ernährung und psychische Erkrankungen etwas in Bewegung bringen wollen.

Trudy Scott

ÄNGSTE ÜBERWINDEN

durch Anti-Stress-Nahrung

Welche Nahrungsmittel
die Stimmung aufhellen,
ausgeglichen machen und
Heißhungerattacken besiegen

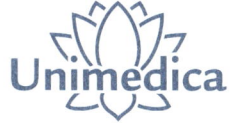

Unimedica

Impressum

Trudy Scott
Ängste überwinden durch Anti-Stress-Nahrung
Welche Nahrungsmittel die Stimmung aufhellen, ausgeglichen machen und
Heißhungerattacken besiegen
1. deutsche Auflage 2018
2. deutsche Auflage 2020
ISBN: 978-3-96257-011-8
© 2018 Narayana Verlag GmbH

Titel der Originalausgabe:
The Antianxiety Food Solution
How the Foods You Eat Can Help You Calm Your Anxious Mind, Improve Your
Mood & End Cravings
Copyright © 2011 von Trudy Scott
New Harbinger Publications, Inc., 5674 Shattuck Avenue, Oakland, CA 94609

Übersetzung aus dem Englischen: Carla Gröppel-Wegener
Layout und Satz: Narayana Verlag GmbH
Coverlayout © Linda Brummack, Coverfotos Vorderseite © Linda Vostrovska -
shutterstock.com, Avocado © Wassana Panapute - shutterstock.com,
Coverfoto Rückseite © Elovich - shutterstock.com
Autorenfoto S.223 © Trudy Scott
Herausgeber:
Unimedica im Narayana Verlag GmbH, Blumenplatz 2, 79400 Kandern
Tel.: +49 7626 974 970–0
E-Mail: info@unimedica.de
www.unimedica.de

Anmerkung des Herausgebers

Es wurde alles dafür getan, dass die in diesem Buch enthaltenen Informationen vollständig und genau sind. Allerdings geben weder Herausgeber noch Autorin den Lesern professionellen Rat. Die vorliegenden Informationen und Vorschläge sollen und können den ärztlichen Rat nicht ersetzen. Die die Gesundheit betreffenden Ratschläge sollten nur unter medizinischer Aufsicht befolgt werden. Herausgeber und Autorin übernehmen keinerlei Verantwortung für Verletzungen oder Schäden, die mutmaßlich auf Informationen und Vorschläge aus diesem Buch zurückgehen. Empfehlungen – auch zur Supplementierung mit Nahrungsergänzungsmitteln – sind als Richtlinien zu verstehen, denn die individuellen Bedürfnisse sind verschieden. Die in diesem Buch ausgedrückten Meinungen repräsentieren die persönlichen Ansichten der Autorin, nicht die des Herausgebers. Die Autorin ist Ernährungsberaterin und keine approbierte Ärztin, sie stellt keine Diagnosen und verschreibt keine Medikamente oder Behandlungen.

Den 4 Fragebögen (GABA-, Serotonin-, Endophin- und Katecholamin-Werten) und der Tabelle zur Einnahme von Aminosäuren diente das Buch von Julia Ross als Grundlage: Julia Ross. *Was die Seele essen will. Die Mood Cure.* Aus dem Amerikanischen von Julia Höfer und Swantje Künckeler, mit einem Vorwort von Monika Reif-Wittlich, Fachberatung Dr. Edgar Friederichs. © 2002 by Julia Ross. Klett-Cotta, Stuttgart 2010. (Das vorliegende Buch wurde für die deutsche Ausgabe von der Autorin im Herbst 2009 überarbeitet und aktualisiert.) Klett-Cotta, Stuttgart 2010.

INHALT

KAPITEL 4: UMGANG MIT GLUTEN- UND ANDEREN LEBENSMITTELUNVERTRÄGLICHKEITEN 83

KAPITEL 5: DIE VERDAUUNG VERBESSERN 111

KAPITEL 6: AMINOSÄUREN FÜR EIN AUSGEGLICHENES VERHÄLTNIS DER NATÜRLICHEN CHEMISCHEN VERBINDUNGEN IM GEHIRN 133

KAPITEL 7: UMGANG MIT KRYPTOPYRROLURIE ODER ZINK— UND VITAMIN—B_6—MANGEL 154

KAPITEL 8: WEITERE NÄHRSTOFFE, HORMONELLES UNGLEICHGEWICHT, TOXINE, MEDIKAMENTE UND VERÄNDERUNGEN DES LEBENSWANDELS 175

VORWORT

Viele Menschen, bei denen eine psychische Störung diagnostiziert wurde, verlassen sich auf nicht-pharmakologische Therapieformen – ausschließlich oder in Kombination mit einer medizinischen Behandlung. In den Vereinigten Staaten von Amerika, Kanada und Europa werden Behandlungen, bei denen es sich nicht um verschreibungspflichtige Medizin und Psychotherapie handelt, zur Komplementär- und Alternativmedizin, kurz CAM (aus dem Englischen: „complementary and alternative medicine") gezählt. Neben der Einnahme von Kräutern und Vitaminen wird auch die gezielte Umstellung der Ernährung in der Regel als CAM-Therapie betrachtet. Man geht davon aus, dass etwa bei 10 % der amerikanischen Erwachsenen, die einen CAM-Therapeuten konsultieren, eine psychische Störung diagnostiziert wurde, und dass die Hälfte von ihnen sich vor allem wegen dieser psychischen Störung behandeln lassen. (Druss und Rosenheck, 2000). Über die Hälfte der Personen, bei denen eine Angststörung oder eine Affektive Störung diagnostiziert wurde, machten von CAM-Therapien Gebrauch, einschließlich der Einnahme von Nahrungsergänzungsmitteln und einer Ernährungsumstellung. (Kessler et al., 2001).

Der weitverbreitete und vermehrte Einsatz nicht-pharmazeutischer Therapien steht im Zusammenhang mit wachsenden Zweifeln an der Angemessenheit konventioneller medizinischer Behandlungen bei psychischen Störungen. Nachdem mehrere Jahrzehnte in Studien und Milliarden von Dollar in die Finanzierung der Pharmaindustrie gesteckt wurden, deuten die besten Studienergebnisse darauf hin, dass konventionelle verschreibungspflichtige Medikamente bei der Behandlung psychischer Störungen nur marginal besser wirken als Placebos – wenn nicht sogar ebenso gut. In Anbetracht der ungelösten Frage, ob Psychopharmaka unbedenklich eingenommen werden können, ist es durchaus begründet, die vielversprechenden nicht-pharmakologischen Herangehensweisen weiter zu erforschen, zu denen auch einfache Veränderungen des Lebenswandels und die Umstellung der Ernährung gehören. Gleichzeitig deuten Forschungsergebnisse darauf hin, dass mit dem Einsatz ausgewählter CAM-Therapien landläufige psychische Störungen, zu denen auch Angstzustände gezählt werden, sicher und effektiv behandelt werden können.

Zusammen haben alle diese Faktoren im Gesundheitswesen, unter Wissenschaftlern und bei Patienten zu einer vermehrten Offenheit gegenüber nicht-pharmazeutischen Behandlungen geführt.

Zur Vorsorge und zur Behandlung von Leiden wie Herzerkrankungen und Diabetes raten Ärzte ihren Patienten häufig zu einer vernünftigen Umstellung der Ernährung. Gleichwohl übersehen auf dem Gebiet psychischer Erkrankungen tätige Ärzte, Psychiater und Psychologen häufig, dass die Ernährung sowohl für eine gute psychische Verfassung als auch bei der Behandlung spezifischer psychischer Probleme ebenso eine bedeutende Rolle spielt. Trudy Scott konzentriert sich bei der Angststörung auf eine häufig auftretende psychische Störung, mit der man sich in der zeitgenössischen biomedizinischen Psychiatrie noch nicht angemessen befasst hat. Das sieht man an der hohen Rate von Angststörungen in der Bevölkerung, der eingeschränkten Effektivität einer konventionellen pharmakologischen Behandlung dieser Störungen, sowie daran, dass es signifikante Zweifel gibt, ob die gegen Angststörungen verordneten Medikamente unbedenklich eingenommen werden können.

Angststörungen treten in der Bevölkerung häufig auf. Zu den etablierten konventionellen Behandlungsformen bei Angstzuständen gehören kognitive Verhaltenstherapie und Psychopharmakologie. Was Letzteres betrifft: Medikamente alleine können die Grundursachen von Angstzuständen nicht angemessen angehen. Außerdem gibt es hier, wie bereits erwähnt, Zweifel, ob sie unbedenklich eingenommen werden können und ob sie effektiv wirken. Die Analyse einer Reihe qualitativ hochwertiger Studien hat gezeigt, dass die Effektivität pharmakologischer und psychotherapeutischer Behandlungen sehr stark von der Schwere und der Art der Angststörung abhängt (Westen und Morrison, 2001). Tranquilizer und Serotonin-Wiederaufnahmehemmer können bei der kurzfristigen Behandlung von Panikattacken und pauschalen Angstzuständen zwar hilfreich sein, doch bei den meisten Patienten bleiben die Symptome über einen langen Zeitraum bestehen (Westen und Morrison, 2001). Darüber hinaus ist das Risiko sehr hoch, dass Patienten, die regelmäßig potente Tranquilizer einnehmen, um starke Symptome einer Angststörung (z. B. soziale Phobien und Panikattacken) unter Kontrolle zu bekommen, eine Abhängigkeit von diesen Medikamenten entwickeln und unter Entzugserscheinungen leiden, wenn sie die Medikamente absetzen. Darüber hinaus verursachen die meisten Psychopharmaka eine deutliche Gewichtszunahme und führen oft zu Adipositas (Schwartz et al., 2004).

Trudy Scotts Buch ist ein wichtiger Beitrag zum öffentlichen Dialog zur angemessenen Rolle der Ernährung bei der Behandlung psychischer Störungen im Allgemeinen und von Angstzuständen im Besonderen. Bei der Annäherung an jegliche medizinische oder psychische Störung ist keine Intervention so grundlegend wie guter Rat zur Ernährung. In diesem Buch zeigt Trudy Scott die Vorzüge rationaler Ernährungsgewohnheiten bei der Prävention und Behandlung von Angststörungen auf. Ich kann diese einzigartige Quelle nur empfehlen – und zwar ohne Einschränkungen. Sowohl konventionellen als auch alternativen Medizinern und außerdem allen, die konventionelle pharmazeutische Behandlung oder Psychotherapie ausprobiert haben, und weiterhin mit Angstzuständen zu kämpfen haben.

– James Lake (MD). Präsident des *International Network of Integrative Mental Health*. Autor des *Textbook of Integrative Mental Health Care*.

EINFÜHRUNG

Sie sind eine clevere, fähige Person – erfolgreich und dynamisch, mit einer „Wir packen das"-Einstellung. Sie erreichen großartige Dinge, haben eine fantastische Familie und ein wunderbares Leben. Aber plötzlich werden Sie in die Knie gezwungen. Wenn Sie morgens aufwachen, fühlen Sie sich häufig panisch, Ihr Herz pocht, Sie sind nervös und ängstlich – ohne erkennbaren Grund! Manchmal, aus heiterem Himmel, zieht es sich in Ihrem Hals zusammen und Sie fühlen sich hilflos, warten darauf, dass dieses schreckliche Gefühl wieder verschwindet. Zu anderen Zeiten schaffen Sie es kaum, den Tag zu überstehen. Trotzdem lächeln Sie tapfer weiter und beteiligen sich an Unterhaltungen, fühlen sich dabei aber schwermütig und haben das absurde Gefühl, dass ein dunkles Schicksal auf Sie wartet – und es gibt absolut keinen Grund. Diese Panikattacken sind beängstigend. Sie fühlen sich in der Zeit gefangen, können kaum atmen und Ihr Herz schlägt so schnell, dass es sich anfühlt, als würde es gleich zerspringen. Sie haben Angst vor der nächsten Panikattacke. Vielleicht machen Sie sich zu viele Sorgen, fühlen sich überwältigt und Ihre Muskeln sind steif und angespannt. Gesellschaftliche Termine sind besonders schlimm. Wenn Ihnen keine Entschuldigungen mehr einfallen, fühlen Sie sich zur Teilnahme gezwungen. Doch das bereitet Ihnen Schmerzen und Sie fragen sich, ob die anderen Ihre fragile Fassade durchschauen werden. Sie fragen sich *Was ist los? Werde ich verrückt? Drehe ich durch? Was soll ich tun? Soll ich mich jemandem anvertrauen? An wen kann ich mich wenden?*

Wenn es keine erkennbaren Gründe für Ihre Nervosität und Beklemmungen gibt, ist die Wahrscheinlichkeit hoch, dass Ihr Lebenswandel und die Biochemie hier eine Rolle spielen. Die Richtlinien aus diesem Buch werden Ihnen dabei helfen, die wichtigen chemischen Verbindungen in Ihrem Körper (unter anderem die Neurotransmitter) wieder in ein ausgewogenes Verhältnis zu bringen und Ihren Körper so zu ernähren, dass Beklemmung und Panikattacken verschwinden, damit Sie sich ruhig, entspannt und sorgenfrei fühlen können.

Meine Geschichte

Es gibt einen Grund dafür, dass ich so leidenschaftlich mit Menschen arbeite, die unter einer Angststörung leiden, und dass ich dieses Buch geschrieben habe. Mit Mitte dreißig hatte ich meine eigenen persönlichen Erfahrungen mit einer Angststörung. Meine Angststörung manifestierte sich wie in der vorangegangenen Beschreibung: Gefühle des bevorstehenden Unglücks und der Überforderung, ein stark klopfendes Herz, Sorgen, soziale Phobie und mehrere Panikattacken. Außerdem war mein Hormonspiegel unausgeglichen, ich litt unter einem schrecklichen Prämenstruellem Syndrom (PMS) und einer Nebennierenschwäche. Das war verrückt, denn ich war bisher immer sehr abenteuerlustig gewesen, ging eigentlich gerne zum Klettern (Felsen und Eis), Bergwandern, Mountainbiken, Skifahren, und ich hatte die Welt bereist.

Ursache bei mir waren Stress und Überarbeitung, gepaart mit einer Ernährung, die gesund erschien, aber keinerlei tierisches Protein enthielt. Darüber hinaus habe ich eine genetische Veranlagung zu Problemen mit dem Blutzuckerspiegel und zu Lebensmittelunverträglichkeiten, und mein Bedarf für Zink und Vitamin B_6 liegt höher als der Durchschnitt. Ich sage „bei mir", da jede Person eine individuelle biochemische Veranlagung hat – wir alle haben unterschiedliche Bedürfnisse und Ungleichgewichte.

Heute habe ich die Angststörung vollkommen überwunden. Wie mir das gelingen würde, musste ich allerdings für mich selbst herausfinden, und das war nicht leicht. Anfangs las ich viele Bücher – vor allem über PMS. *Before the Change: Taking Charge of Your Perimenopause* (1998) von Anne Louise Gittleman war wunderbar und half mir dabei, mir über vieles klar zu werden, besonders über meinen Bedarf an Zink, Vitamin B_6, Magnesium, Progesteron und Gamma-Linolensäure (eine Omega-6-Fettsäure). Die meisten dieser Nährstoffe helfen bei der genetisch bedingten Krankheit Kryptopyrrolurie, was mir damals noch nicht bekannt war (später ließ ich mich testen und es stellte sich heraus, dass ich tatsächlich von diesem Leiden betroffen bin).

Ich ging bei einer examinierten Krankenpflegerin und einer Naturheilkundlerin in Behandlung, kümmerte mich darum, den Stress in meinem Leben zu reduzieren und unterstützte meine Nebennieren mit einer besseren Ernährung. Ich studierte Ernährungslehre, praktizierte regelmäßig Iyengar Yoga und orientierte mich an traditionellen Ernährungsweisen, die auf gesundem Menschenverstand basieren, d. h. ich aß vollwertige, hochwertige Lebensmittel – inklusive tierischem Eiweiß. Ich begann als Ernährungsberaterin zu arbeiten, um mit anderen Menschen teilen zu können, was ich gelernt hatte. Außerdem besuchte ich viele Konferenzen zu den Themen Ernährung, psychische Störungen und funktionelle Medizin (bei der der Fokus auf der Vorbeugung und den zugrunde liegenden Ursachen liegt, nicht auf den Symptomen).

Gleichzeitig versuchte ich, so viel wie möglich über die optimale physische und mentale Gesundheit zu lernen und hatte außerdem das große Glück, in der Praxis einer der bedeutendsten Pionierinnen auf diesem Gebiet arbeiten zu können – der Psychologin Julia Ross, die vor allem auf Ernährungspsychologie spezialisiert ist. Was ich von Julia lernte, ihr Buch *Was die Seele essen will: Die Mood Cure* und die Arbeit mit den Patienten ihrer *Recovery Systems Clinic* war unglaublich. Mit Aminosäuren und anderen essenziellen Nährstoffen sowie über Veränderungen der Ernährungsgewohnheiten und des biochemischen Gleichgewichts gelang es uns, vielen Menschen zu helfen, die unter affektiven Störungen, Suchtproblemen, dem Verlangen nach bestimmten Lebensmitteln und Essstörungen litten.

Heute habe ich meine eigene Praxis, in der ich mich auf die natürliche Behandlung von Angststörungen und affektiven Störungen konzentriere, unter der Verwendung vollwertiger Lebensmittel, Nährstoffe und Veränderungen des Lebenswandels, um meinen Patienten dabei zu helfen, so gesund wie möglich zu sein, so gut wie möglich auszusehen und sich emotional spitzenmäßig zu fühlen. Zwar arbeite ich vor allem mit Frauen, die angewendeten Hilfsmittel funktionieren aber auch bei Männern.

Ich habe dieses Buch geschrieben, um mitzuteilen, was ich durch meine persönliche Geschichte gelernt habe. Die hier vorgeschlagenen Lösungen haben vielen Menschen dabei geholfen, ihre Befürchtungen, Ängste, Sorgen, Gefühle eines bevorstehenden Unheils, Panikattacken und soziale Phobien zu lindern, ebenso wie die unangenehmen körperlichen Symptome, welche Angststörungen begleiten. Es gibt viele großartige ganzheitliche Mediziner, Autoren und Wissenschafter, die auf diesem Gebiet Erfahrungen haben und Experten sind. Ich habe mein Bestes getan, um aus ihrem Wissen zu schöpfen, genauso wie aus meinem eigenen Wissen und meinen klinischen Erfahrungen. Ich möchte es Ihnen möglichst leicht machen, schnell Antworten zu finden, alle an einem Ort, denn mir ist dieses schreckliche Gefühl von Angst und Beklemmung nur allzu bekannt und ich möchte nicht, dass es Ihnen geht wie mir und Sie jahrelang nach einer Lösung suchen müssen.

Statistiken und Fakten zu Angststörungen

Laut der *Anxiety Disorders Association of America* (2010), einer Gesellschaft zur Erforschung von Angststörungen, sind Angststörungen in den USA die am weitesten verbreitete psychische Störung. Mehr als 40 Millionen Erwachsene ab 18 Jahren sind davon betroffen und etwa 18 % der Gesamtbevölkerung der USA. Aus den Befunden des BGS98 (Bundes-Gesundheitssurveys 1998) ergibt sich, dass 6,91 Millionen der 18- bis 65-jährigen deutschen Bevölkerung im Zeitraum eines Jahres von einer klinisch relevanten Angststörung betroffen sind (Hans-Ulrich Wittchen und Frank Jacobi: Angststörungen. *Gesundheitsberichterstattung des Bundes.* Heft 21, Robert Koch-Institut). Die wirkliche Zahl ist wahrscheinlich höher, da Menschen, die sich keine Hilfe oder nur nach natürlichen Lösungen suchen, nicht mitgezählt werden. Angststörungen treten bei Erwachsenen immer häufiger auf. Von Anfang der 1990er- bis Anfang der 2000er-Jahre verdreifachte sich die Anzahl allgemeiner Angststörungen und die von Panikattacken verdoppelte sich (Skaer, Sclar und Robison, 2008). In anderen westlichen Ländern, in denen Lebenswandel und Ernährungsgewohnheiten denen der USA ähneln, treten Angststörungen ähnlich häufig auf. Zum Beispiel werden etwa 10 % der Australier an irgendeinem Zeitpunkt ihres Lebens von einer Angststörung betroffen sein (Andrews et al., 1999). Viele Menschen, die unter einer Angststörung leiden, leiden auch unter verwandten psychischen Störungen, darunter Depressionen, bipolare Störungen, dem Reizdarm-Syndrom, Ess- und Schlafstörungen sowie Drogenmissbrauch.

Es gibt verschiedene Arten von Angststörungen:

* **Generalisierte Angststörung (GAS):** ständige übertriebene und unrealistische Sorgen, Anspannung und Ängstlichkeit bei alltäglichen Dingen

* **Panikstörung:** Panikattacken, die aus dem Nichts zu kommen scheinen, dazu die Sorgen und die Angst vor einer wiederkehrenden Attacke

* **Soziale Phobie:** Beklemmung und Angst in gesellschaftlichen/ sozialen Situationen

* **Spezifische Phobien:** häufig irrationale Ängste und Sorgen über gewöhnliche, meist harmlose Dinge, etwa Insekten, Höhe, Donner, Fahren, Fliegen und so weiter

* **Zwangsstörung:** unerwünschte und aufdringliche Gedanken, durch die sich die betroffene Person gezwungen fühlt, bestimmtes ritualisiertes Verhalten an den Tag zu legen, im Bemühen, die Beklemmungen/Angstgefühle zu lindern

* **Posttraumatische Belastungsstörung (PTBS):** aus einem lebensbedrohlichen Vorfall wie Krieg, Vergewaltigung oder einer Naturkatastrophe resultierende Angst

Frauen sind mit doppelt so hoher Wahrscheinlichkeit wie Männer von Generalisierten Angststörungen (GAS), Panikstörungen, spezifischen Phobien und Posttraumatischen Belastungsstörungen (PTBS) betroffen.

Dieses Buch kann fast allen helfen, die unter den Symptomen einer Generalisierten Angststörung (GAS), einer Panikstörung, einer sozialen oder einer spezifischen Phobie leiden. Diejenigen mit Symptomen einer Zwangsstörung oder Posttraumatischen Belastungsstörung (PTBS) können ebenfalls davon profitieren. Darüber hinaus kann das Buch auch dann hilfreich sein, wenn man nicht an einer pathologischen Angststörung leidet. Es ist für alle gedacht, die immer wieder Beklemmungen, Nervosität, Spannungen, Sorgen, Panik oder Angst erleben. Falls diese Symptome durch ein bestimmtes Lebensereignis wie Verlust des Arbeitsplatzes oder Beziehungsprobleme ausgelöst werden, müssen Sie zwar daran arbeiten, eine praktische Lösung zu finden, wenn Sie dabei aber gut aufgestellt sind, was ihre Ernährung betrifft, werden Sie besser damit zurechtkommen. Eines gilt für alle Leser/innen: Wenn Sie unter ernsthaften Stimmungsproblemen leiden, Medikamente einnehmen, schwanger sind oder stillen, holen Sie sich zunächst professionellen Rat und sprechen Sie mit Ihrem Arzt ab, ob Sie den Richtlinien in diesem Buch folgen können.

Es ist wichtig, dass Sie Angstgefühle, Beklemmungen und Panikattacken ernst nehmen, wenn es auch nur aus dem Grund ist, dass Sie Ihr Herz nicht unter Stress setzen. Studien haben ergeben, dass Frauen unter fünfzig (Walters et al., 2008) und postmenopausale Frauen (Smoller et al., 2007), die unter Beklemmung und Panikattacken leiden, ein erhöhtes Risiko für Herzerkrankungen zu haben scheinen.

Ursachen von Angststörungen

Es gibt viele mögliche Ursachen für Angststörungen – von einem traumatischen Erlebnis bis hin zu den Nebenwirkungen von Medikamenten. Viele Krankheiten imitieren außerdem die Symptome von Angststörungen: Störungen der Schilddrüse und ein sonstiges hormonelles Ungleichgewicht, Diabetes, Asthma, Epilepsie und Herzerkrankungen. Ich werde kurz auf das hormonelle Ungleichgewicht eingehen, der Fokus dieses Buches liegt darauf, Angststörungen über das Essen und die Nährstoffe in Lebensmitteln in den Griff zu bekommen und auch darüber, wann gegessen wird, und mithilfe anderer Aspekte des Lebenswandels. In *Was die Seele essen will: Die Mood Cure* schreibt Julia Ross, dass ein Großteil unserer emotionalen Nöte auf leicht zu korrigierende Unausgewogenheiten der chemischen Verbindungen in unserem Gehirn und im Körper insgesamt zurückzuführen sind – Störungen, die vor allem aus einem kritischen, nicht abgedeckten Nährstoffbedarf entstehen. Die in diesem Buch beschriebenen Schritte werden Ihnen dabei helfen, diese Störungen und Ungleichgewichte zu korrigieren.

Was sind Naturheilverfahren und warum sollte man sie anwenden?

Eine bessere Ernährung, Veränderungen des Lebenswandels, ausreichend Bewegung, Methoden zur Reduktion von Stress, Nahrungsergänzungsmittel und Entspannungstechniken für Geist und Körper sind alle Teil der natürlichen Behandlung von Angstzuständen und affektiven Störungen. James Lake, integrativer Psychiater und Autor von dem *Textbook of Integrative Mental Health* (2007) empfiehlt diese Methoden bei leichten bis mäßigen psychischen Problemen, ebenso wie viele andere ganzheitliche Mediziner und Wissenschaftler auch.

Warum Naturheilverfahren? Vielleicht ist es Ihnen bereits jetzt sehr wichtig, bei gesundheitlichen Problemen, wann immer möglich, eine natürliche Behandlung zu wählen, und Sie möchten mehr darüber erfahren. Vielleicht waren Ihre Angstzustände auch so schwer und Sie waren so verzweifelt, dass Sie es mit einer medikamentösen Behandlung versucht haben, aber die Medikamente haben nicht so gut wie erhofft gewirkt. Oder die Medikamente helfen, aber Sie haben Probleme mit den Nebenwirkungen. Vielleicht wissen Sie auch tief in Ihrem Inneren, dass es richtig ist, die Ursache anzugehen. Was auch immer der Grund ist – wenn Sie nach natürlichen Möglichkeiten für den Kampf gegen eine Angststörung suchen, dann sind Sie hier richtig.

Über eine natürliche Behandlungsweise in Form von bestimmten Lebensmitteln und Nährstoffen können Sie die Ursachen Ihrer Angststörungen angehen, die Symptome mildern und verhindern, dass sie wieder auftauchen. Wenn Ihre Angstzustände zum Beispiel auf auf einen Mangel an Vitamin B_6 zurückzuführen sind, macht es am meisten Sinn, die Vitamin-B_6-Werte zu verbessern. Das wird auch dabei helfen, Ihre Serotoninwerte zu erhöhen, was wiederum Ihre Laune und Ihren Schlaf verbessert, das starke Verlangen nach bestimmten Lebensmitteln verringern und – bei Frauen – ein PMS minimieren könnte. Außerdem wäre es wichtig herauszufinden, warum Ihre Vitamin-B_6-Werte überhaupt so niedrig sind. Vielleicht nehmen Sie über Ihre Ernährung nicht genug auf, haben keine gute Verdauung, leiden unter starkem Stress oder die Einnahme der Pille hat zu einer Reduktion Ihrer Vitamin-B_6-Speicher geführt. Dies sind Beispiele für eine Nährstoffunterversorgung mit Vitamin-B6, die zu Beklemmungen und Angstzuständen führen kann. Im Laufe des Buches werden wir hierauf konkreter eingehen und uns auch mit weiteren Nährstoffunterversorgungen beschäftigen.

Hochwertige Lebensmittel haben oberste Priorität. Die Einnahme von Nährstoffen in Form von Nahrungsergänzungsmitteln (Supplementierung), um Ungleichgewichte auszugleichen, ist im Idealfall nur eine kurzfristige Lösung. Liegt jedoch eine vererbte Tendenz zu niedrigen Werten bestimmter Nährstoffe vor oder ist es nicht möglich, starken Stress zu vermeiden, können Ausnahmen gemacht werden.

Es ist auch wichtig, daran zu denken, dass wir alle einzigartig sind – mit einem individuellen Mix chemischer Verbindungen, individuellen Unausgewogenheiten und Lebensumständen. Es gibt keine Lösung aus einem Guss für alle, selbst nicht unter den Naturheilverfahren.

Lesen Sie also jedes Kapitel, füllen Sie die Fragebögen aus und finden Sie mithilfe dieser Informationen heraus, welche Herangehensweise die richtige für Sie ist.

Übersicht des Buches

In diesem Buch geht es darum, wie Sie das biochemische Verhältnis natürlicher Verbindungen in Ihrem Körper korrigieren können – beginnend mit der Veränderung der Essgewohnheiten (Kapitel 1). Sie werden auch lernen, wann Sie essen sollten, warum Sie Zucker vermeiden sollten (und wie Sie das Verlangen danach reduzieren können) und wie diese Faktoren mit Ihrem Blutzuckerspiegel zusammenhängen (Kapitel 2). Sie werden mehr über die Probleme erfahren, die mit Koffein, Alkohol und Nikotin in Verbindung gebracht werden (Kapitel 3), sowie mit Gluten und anderen potenziell problematischen Lebensmitteln (Kapitel 4). Sie werden mehr darüber lernen, wie eine gute Verdauung Ihnen gegen Angstzustände helfen kann (Kapitel 5). Beruhigende Aminosäuren werden im Kapitel zur Ausgewogenheit natürlicher chemischer Verbindungen im Gehirn behandelt (Kapitel 6), Zink und Vitamin B_6 in dem Kapitel zu Kryptopyrrolurie (Kapitel 7). Ich werde weitere nützliche Nährstoffe wie Magnesium, die B-Vitamine, Vitamin D und Inositol kurz vorstellen und auch andere Bereiche streifen, die über das Feld der Nährstoffe hinausgehen, aber zu den Naturheilverfahren gerechnet werden und für Sie relevant sein könnten, darunter Hormonungleichgewicht, Nebenwirkungen von Medikamenten, Giftstoffen, denen wir ausgesetzt sind, und – nicht zuletzt – Faktoren des Lebenswandels wie Bewegung, Schlaf und Entspannung (Kapitel 8).

Ich habe außerdem eine Webseite zu diesem Buch zusammengestellt (www.antianxietyfoodsolution.com), auf der Sie neue Forschungsergebnisse, zusätzliche Fallstudien, ein Register, zusammenfassende Checklisten zu jedem Kapitel und weitere Ressourcen finden werden (auf Englisch). Schauen Sie ab und an mal rein, da ich weiterhin neue Informationen posten werde, sobald diese erhältlich sind.

Viel von dem, was ich in diesem Buch empfehle, werden Sie alleine umsetzen können – vor allem die Veränderungen der Ernährungsgewohnheiten und des Lebenswandels. Letztendlich könnte es für Sie aber auch hilfreich sein, mit einem Ernährungsberater/einer Ernährungsberaterin oder einem/einer auf Ernährung spezialisierten Mediziner/in zusammenzuarbeiten, der/die Sie leitet, unterstützt und Ihnen zusätzliche Informationen oder Überweisungen (zum Beispiel für Allergietests etc.) zur Verfügung stellen kann.

Über die Arbeit mit diesem Buch werden Sie nicht nur ihre Angststörung angehen, sondern eventuell auch Symptome verbessern, von denen Sie nicht gedacht hatten, dass sie mit Ihrer Angststörung in Verbindung stehen, zum Beispiel Stimmungsschwankungen, Schlafstörungen und das Verlangen nach Süßigkeiten oder anderen bestimmten Lebensmitteln. Wenn Ihre Angststörung zum Beispiel mit niedrigen Serotoninwerten in Zusammenhang steht, werden Sie sich insgesamt positiver und optimistischer fühlen, weniger reizbar und wütend, werden ein höheres Selbstwertgefühl haben und – das gilt für Frauen – kein PMS mehr haben. Sie werden bald besser schlafen und weniger oft das Verlangen nach bestimmten Lebensmitteln verspüren. Indem Sie gesünder essen, Stress reduzieren und das Ungleichgewicht im Nährstoffhaushalt angehen, werden Sie insgesamt eine Verbesserung Ihres Gesundheitszustands und Wohlbefindens verspüren. Mit all dem, auf das Sie sich freuen können, bin ich mir sicher, dass Sie nun loslegen wollen.

KAPITEL 1

DIE OPTIMALE ERNÄHRUNG GEGEN ANGSTSTÖRUNGEN FINDEN

D as Essen echter, vollwertiger und qualitativ hochwertiger Lebensmittel ist die Grundlage dieses Buches und jedes Programms zur Vermeidung und Linderung psychischer Störungen wie Angstzuständen, zwanghaftem Verhalten, Sorgen, Panikattacken und Depressionen. Es ist auch Grundlage einer optimal gesunden Psyche. Eine solche gesunde Ernährung, abgestimmt auf die jeweiligen individuellen Bedürfnisse, hilft dabei, die besorgte Seele zu beruhigen.

Obwohl es viele klinische Beweise für die Vorteile einer vollwertigen Ernährung gibt, wurden die Auswirkungen des Essens auf die psychische Gesundheit bisher nur im Ansatz untersucht. Aktuelle Studien ermöglichen jedoch mehr Einblick in die Bedeutung der Ernährung. Ich finde das fantastisch und gehe davon aus, dass es bald mehr Interesse an diesem Bereich der Forschung geben wird. In einer australischen Studie zum Thema Angststörungen und Depressionen bei Frauen stellte sich heraus, dass es eine Verbindung zwischen einer qualitativ hochwertigeren Ernährung und einer besseren psychischen Verfassung gibt (Jacka, Pasco, Mykletun, Williams, Hodge, et al. 2010). Unter den Teilnehmerinnen traten bei denjenigen, die sich vollwertig mit Gemüse, Obst, Fisch, Vollkorngetreideprodukten und magerem rotem Fleisch sowie Lamm aus Weidehaltung ernährten, mit geringerer Wahrscheinlichkeit Angststörungen und Depressionen auf. Die Wissenschaftler nannten diese Ernährungsform „traditionelle" Ernährung. Bei denjenigen, die sich typisch westlich ernährten, also viele industriell verarbeitete, raffinierte, frittierte und zuckerhaltige Lebensmittel sowie Bier konsumierten, war die Wahrscheinlichkeit höher, Depressionen zu bekommen. Es zeigte sich außerdem ein schwacher Zusammenhang zwischen Depressionen und einer Ernährungsform, die von den Wissenschaftlern als „modern" bezeichnet wurde – eine Ernährung mit Obst, Salaten, Fisch, Tofu, Bohnen, Nüssen, Joghurt und Rotwein. Da diese Art der Ernährung häufig von jüngeren und gut gebildeten Frauen bevorzugt wurde, könnte es laut den Wissenschaftlern sein, dass diese Frauen bereits vorhandene Stimmungsschwankungen gezielt durch eine gesündere Ernährung verbessern wollten.

Weitere aktuelle Studien zum Thema Ernährung befassten sich mit Depressionen, und die Ergebnisse weisen darauf hin, dass es einen starken Zusammenhang zwischen einer guten psychischen Verfassung und einer gesunden Ernährung mit unverfälschten, vollwertigen Lebensmitteln gibt. Es ist sehr wahrscheinlich, dass sich eine gesunde Ernährung auch auf Angststörungen auswirkt, da Angststörungen häufig in Verbindung mit Depressionen auftreten, und es oft gemeinsame biochemische Mechanismen für beide Leiden gibt. Zum Beispiel verglich eine britische Studie unter 3486 Männern und Frauen mittleren Alters Probanden, die sich mediterran ernährten, reich an vollwertigen Lebensmitteln, Gemüse, Obst und Fisch, mit denen, deren Ernährung viele industriell verarbeitete Lebensmittel, gesüßte Desserts, frittiertes Essen, industriell verarbeitetes Fleisch, Weißmehlprodukte und Milchprodukte mit hohem Fettgehalt enthielt (Akbaraly et al., 2009). Diejenigen, deren Ernährung reich an industriell verarbeiteten Lebensmitteln war, hatten nach fünf Jahren ein höheres Risiko für Depressionen. Eine weitere Studie (Sanchez-Villegas et al., 2009) mit über zehntausend Teilnehmer/innen zeigte, dass diejenigen, die eine mediterrane Ernährung befolgten, die der aus der britischen Studie glich, und dazu moderate Mengen Alkohol tranken, eine geringere Neigung zu depressiven Störungen hatten.

Ein Editorial im *American Journal of Psychiatry* nahm auf die drei oben erwähnten Studien zu Ernährung und psychischer Verfassung Bezug und der Autor kommentierte, dass es beängstigend, aber auch zwingend sei, in Betracht zu ziehen, dass schon über die Veränderung der Ernährung eines Individuums oder einer Bevölkerungsschicht die Raten psychischer Erkrankungen gesenkt werden könnten (Freeman 2010, 245).

Eine weitere Studie (Jacka, Pasco, Mykletun, Williams, Nicholson et al., 2010), ähnlich der früheren australischen Studie zu Ernährung, Depressionen und Angststörungen zeigte, dass für Frauen, die sich vollwertig und von qualitativ hochwertigen Lebensmitteln ernährten, eine geringere Wahrscheinlichkeit bestand, an einer bipolaren Störung zu erkranken. Ein zusätzlicher Vorteil einer Ernährung mit unverfälschten, vollwertigen Lebensmitteln mit guter Qualität ist, dass sie bei der Vorbeugung von einer Reihe physischer Gesundheitsprobleme hilft, darunter Bluthochdruck, Reizdarm, Krebs, Herzerkrankungen und Arthritis.

Ich empfehle Ihnen, mit einer der im folgenden vorgestellten Diäten gegen Angststörungen (Anti-Angst-Diäten) zu beginnen und dann beim weiteren Lesen dieses Buches mit der Zeit auf Ihr Wissen aufzubauen und Ihre Wahl zu verfeinern. Achten Sie darauf, wie Sie essen, lernen Sie neue Rezepte und Zubereitungsmethoden, probieren Sie neue Zutaten und genießen Sie das Einkaufen, Kochen und Essen. Und achten Sie dabei besonders darauf, wie Sie sich fühlen, wenn Sie bestimmte Lebensmittel essen oder ausschließen. Bereits wenn Sie beginnen, unverfälschte, vollwertige und qualitativ hochwertige Lebensmittel zu essen, werden Sie bemerken, dass sich Ihre allgemeine Stimmung verbessert, Sie werden wahrscheinlich besser schlafen und weniger Verlangen nach bestimmten Lebensmitteln haben. Es ist wirklich so einfach! Denken Sie daran, dass unverfälschte Lebensmittel die Grundlage sind und dass alles, was in diesem Buch steht, auf dieser Grundlage aufbaut.

Bei vielen Menschen reicht schon alleine die Veränderung der Ernährungsgewohnheiten aus, Angststörungen loszuwerden. Ich hatte eine Patientin, die unter Angstzuständen und Stimmungsschwankungen litt und nur sehr schlecht schlief. Diese Patientin erfuhr eine deutliche Verbesserung, nachdem sie Ihre Ernährung von einmal Fast Food am Tag zu vollwertigen Lebensmitteln, regelmäßigen Mahlzeiten (inkl. Frühstück) und einer ausreichenden Proteinzufuhr – vor allem zum Frühstück – umgestellt hatte.

Die Anti-Angst-Lebensmittel-Diäten

Aus meiner Erfahrung weiß ich, dass es nicht eine einzige Anti-Angst-Diät gibt, die für alle wirkt. Wir alle haben einen individuellen Nährstoffbedarf (man spricht auch von biochemischer Individualität). Das bedeutet, dass es keine für alle geltende Lösung gibt – das gilt für die Ernährung ebenso wie für den Sport, die Nahrungsergänzungsmittel oder die Medizin. Den eigenen, einzigartigen Nährstoffbedarf zu erkennen und abzudecken spielt eine Schlüsselrolle bei der Bewältigung von Angststörungen und auch bei den meisten anderen psychischen Störungen sowie physischen Gesundheitsproblemen.

Dieser Abschnitt gibt einen Überblick über vier Anti-Angst-Diäten, die ich als wirkungsvoll erachte, mit Details zu all den Lebensmitteln, die zu verzehren oder zu vermeiden sind, sowie Bonus-Lebensmitteln, die Sie später versuchen können, sobald Sie eine gute Grundlage für ihre persönliche Anti-Angst-Diät geschaffen haben. Um die richtige Ernährung für sich zu finden, müssen Sie experimentieren, ausprobieren und auch Fehler machen. Das Vorgehen, das ich im Folgenden beschreibe, ist eine methodische Herangehensweise, mit der Sie feststellen können, ob Sie unter verschiedenen Lebensmittelunverträglichkeiten leiden, die zu Ihrer Angststörung beitragen könnten.

Im letzten Teil des Kapitels beschreibe ich, welche Lebensmittel Sie essen und welche Sie vermeiden sollten. Auf besonders wichtige Themen gehe ich in den folgenden Kapitel genauer ein: Vermeiden von Zucker (Kapitel 2) und Koffein (Kapitel 3), wie Lebensmittelunverträglichkeiten erkannt werden können (Kapitel 4), und wie man aus dem, was man isst, das meiste herausholen kann, indem man für eine bessere Verdauung sorgt (Kapitel 5). Die Einnahme unterschiedlicher Nahrungsergänzungsmittel, abhängig vom individuellen Bedarf, wird im weiteren Verlauf des Buches besprochen, wo sie relevant ist.

Anti-Angst-Diät	Diät 1: glutenfrei	Diät 2: glutenfrei, keine Milchprodukte	Diät 3: keine Getreideprodukte, keine Milchprodukte	Diät 4: traditionelle Lebensmittel
Was gegessen werden kann				
Unverfälschte, vollwertige, qualitativ hochwertige Lebensmittel – am besten Bio	ok	ok	ok	ok
Ausreichend häufig essen – für einen stabilen Blutzuckerspiegel	ok	ok	ok	ok
Qualitativ hochwertiges tierisches Protein essen, z. B. Fleisch von Tieren aus Weidehaltung, Geflügel und Eier aus Freilandhaltung, Fisch aus Wildfang	ok	ok	ok	ok
Frisches Gemüse (möglichst stärkearm) essen, z. B. Blumenkohl, Brokkoli und grünes Blattgemüse	ok	ok	ok	ok
Frisches Obst essen, z. B. Beeren, Äpfel, Orangen und Pfirsiche	ok	ok	ok	ok
Gutes Fett essen, z. B. Olivenöl, Butter, Kokosfett, Avocados, Nüsse, Kerne und Samen	ok	ok	ok	ok
Ausreichend trinken: Wasser, Kräutertee und frische Gemüsesäfte	ok	ok	ok	ok
Hülsenfrüchte essen, z. B.: Linsen, Kichererbsen und schwarze Bohnen	ok	ok		ok
Stärkehaltiges frisches Gemüse essen, z. B. Kartoffeln, Süßkartoffeln und Winterkürbis	ok	ok		ok
Glutenfreie Vollkorngetreideprodukte essen, z. B. Vollkornreis, Quinoa, Hirse und Amaranth	ok	ok		ok

Anti-Angst-Diät	Diät 1: glutenfrei	Diät 2: glutenfrei, keine Milchprodukte	Diät 3: keine Getreideprodukte, keine Milchprodukte	Diät 4: traditionelle Lebensmittel
Milchprodukte konsumieren, z.B. Milch, Käse, Joghurt und Kefir	ok			ok
Vollkorngetreideprodukte essen, die Gluten enthalten, z.B.: Weizen, Roggen und Gerste				ok
Was vermieden werden muss				
Zu vermeiden sind Getreideprodukte, die Gluten enthalten, z.B. Weizen, Roggen und Gerste	vermeiden	vermeiden	vermeiden	
Zu vermeiden sind Milchprodukte		vermeiden	vermeiden	
Zu vermeiden sind alle Getreideprodukte, Gemüse mit hohem Stärkeanteil und Hülsenfrüchte			vermeiden	
Zu vermeiden sind „leere" Lebensmittel, z.B. schlechte Fette, industriell verarbeitete Lebensmittel (vor allem solche mit künstlichen Zutaten), gentechnisch veränderte Lebensmittel, Koffein und Zucker, künstliche Süßungsmittel und Limonade (Sodas)	vermeiden	vermeiden	vermeiden	vermeiden
Was später probiert werden kann				
Bonus-Lebensmittel, z.B. Innereien, fermentierte Lebensmittel, Brühen/Bouillons und frische Kräuter	ok	ok	ok	ok

Anti-Angst-Diät 1: Glutenfrei

Ich empfehle, mit einer glutenfreien Diät anzufangen. In der Regel lasse ich auch meine Patienten damit beginnen. Ernähren Sie sich zwei Wochen lang glutenfrei und fangen Sie danach vorsichtig wieder damit an, Gluten enthaltende Lebensmittel zu konsumieren. Wie das genau geht, ist in Kapitel 4 im Abschnitt zur Gluten-Eliminationsdiät und der zugehörigen Wiedereinführungsphase beschrieben. Falls Sie bereits wissen, dass Sie Gluten nicht gut vertragen, dann müssen Sie es natürlich nicht wieder in Ihre Ernährung integrieren. Diese Diät wird übrigens auch von Julia Ross empfohlen, sowohl in *Was die Seele essen will: Die Mood Cure* (2010) als auch in *The Diet Cure* (2011).

Anti-Angst-Diät 2: Glutenfrei und keine Milchprodukte

Wenn Sie immer noch Probleme haben, die mit der Ernährung zusammenzuhängen scheinen, nachdem Sie sich ein paar Wochen an die oben beschriebene Diät gehalten haben, verzichten Sie zusätzlich zwei Wochen lang auf Milchprodukte und führen Sie diese nach diesen vierzehn Tagen dann wieder in Ihre Ernährung ein, wie in Kapitel 4 beschrieben. Milchprodukte sind in der Lebensmittelgruppe, die als Nächstes ausgeschlossen werden muss, da sie häufig allergen wirken und in der Regel problematisch für die Menschen sind, die empfindlich auf Gluten reagieren. Falls Sie bereits wissen, dass Sie Milchprodukte nicht gut vertragen, müssen Sie diese auch nicht wieder in Ihre Ernährung einführen. In diesem Fall können Sie gleich mit dieser Diät beginnen, nicht mit der lediglich glutenfreien Diät. Die Anti-Angst-Diät 2 ist eine modifizierte Version der ersten Diät.

Anti-Angst-Diät 3: Keine Getreide- produkte und keine Milchprodukte

Wenn Sie sich zwei Wochen lang an die zweite Diät gehalten und immer noch Angststörungen und andere psychische Probleme haben, unter Energiemangel leiden, nicht schlafen können oder Verdauungsprobleme haben, versuchen Sie die dritte Diät, die am restriktivsten ist. Diese Diät enthält keinerlei Getreideprodukte (auch keine glutenfrei en), keinerlei Milchprodukte und auch keine stärkehaltigen Gemüse und Hülsenfrüchte. Es handelt sich um eine modifizierte Version der Paleo-Diät, die von Loren Cordain in *The Paleo Diet* (2001) empfohlen wird und der Herangehensweise, die von Natasha Campbell-McBride in *Gut and Psychology Syndrome* (2008) vertreten wird.

Anti-Angst-Diät 4: Traditionelle Lebensmittel

Falls Sie sich an eine oder alle der vorangegangenen Diäten halten und die Symptome der Angststörung verschwinden, dann können Sie mit einer traditionellen Ernährung experimentieren. Dabei handelt es sich um die am wenigsten restriktive Diät. Unter anderem können fermentierte Getreideprodukte und Rohmilchprodukte verzehrt werden. Falls Sie unter Zöliakie, Lebensmittelallergien oder -unverträglichkeiten leiden (siehe auch Kapitel 4), müssen Sie auf die problematischen Lebensmittel weiterhin verzichten. Die traditionelle Diät ist eine modifizierte Version der Herangehensweise, die von Sally Fallon in *Das Vermächtnis unserer Nahrung* (2016) empfohlen wird.

Lebensmittel, die verzehrt werden können

Sobald Sie sich entschieden haben, mit welcher Diät Sie beginnen, orientieren Sie sich an der vorausgegangenen Tabelle, um zu bestimmen, welche Lebensmittel verzehrt werden können, und folgen Sie dann den Richtlinien, die in den folgenden Abschnitten vorgestellt werden. Denken Sie daran, dass die oben beschriebenen Diäten recht allgemein gehalten sind. Abhängig von Ihren persönlichen Bedürfnissen, sind bestimmte Lebensmittel, Lebensmittelgruppen oder Herangehensweisen unter Umständen besser für Sie geeignet als andere. Experimentieren Sie, um herauszufinden, was am besten für Sie ist und stellen Sie sich das Passende zusammen. Es könnte zum Beispiel sein, dass Sie sich am besten fühlen, wenn Sie sich an Diät 3 halten und keine Getreideprodukte essen, bestimmte Milchprodukte wie Joghurt aber gut vertragen. Bei allen vier Diäten müssen Sie den Verzehr von Obst für eine Zeit reduzieren oder eliminieren, falls Sie unter einer Candida-Infektion leiden (siehe Kapitel 5).

Während Sie versuchen herauszufinden, welche Diät die beste für Sie ist, sollten Sie ein detailliertes Ernährungsprotokoll (Anhang 2) führen. So können Sie herausfinden, wie sich bestimmte Lebensmittel auf Ihren Zustand auswirken. Außerdem möchte ich darauf hinweisen, dass ich in der Arbeit mit meinen Patienten parallel zur Ernährung auch immer andere Bereiche angehe, die in späteren Kapiteln behandelt werden. Daher empfehle ich Ihnen weiterzulesen und auch andere Veränderungen vorzunehmen, die in Ihrer Situation angemessen scheinen – schon während Sie beginnen, mit den Diäten zu experimentieren. Sollte der Gedanke daran Sie jedoch überwältigen und weitere Ängste oder Beklemmungen bei Ihnen auslösen, setzen Sie die vorgeschlagenen Lösungen und Probleme auf eine Art und Weise um, die zu Ihnen passt. Auch wenn das bedeutet, nur winzige Schritte zu machen und nur ein oder zwei Veränderungen auf einmal vorzunehmen. Wenn Sie diesen Weg einschlagen, empfehle ich Ihnen eine Herangehensweise, die ich „Verfeinerung der Ernährung" nenne, und mit deren Hilfe Sie die typische westliche Diät (auch Standard American Diet, also amerikanische Standard-Ernährung) Schritt für Schritt hinter sich werden lassen können:

1. Zucker, Zucker enthaltende Lebensmittel und „weiße Lebensmittel" (Weißmehlprodukte, weißer Reis, Nudeln aus Weizengrieß und andere raffinierte Getreideprodukte) vermeiden.

2. Abgepackte und industriell verarbeitete Lebensmittel vermeiden, sowie alle Lebensmittel, die künstliche Lebensmittelfarbe und andere Zusatzstoffe enthalten.

3. Lebensmittel vermeiden, gegen die eine Unverträglichkeit vorliegt oder die generell häufig Probleme verursachen, z. B. Weizen (selbst Vollkornweizen oder Weizenkeime).

4. Qualitativ hochwertiges Gemüse, Obst und Proteine (Eiweiß) verzehren.

5. Auf jeden Fall frühstücken (inklusive etwas Protein) und gesunde Snacks essen.

6. Vollständig oder hauptsächlich zu Bio-Lebensmitteln wechseln und beginnen, mit den Bonus-Lebensmitteln zu experimentieren, die später in diesem Kapitel besprochen werden.

7. Für die Proteinzufuhr Fleisch von Vieh aus Weidehaltung, Hähnchenfleisch und Eier aus Freilandhaltung sowie Fisch aus Wildfang bevorzugen.

8. Regelmäßig fermentierte Lebensmittel, eingeweichtes Getreide (vorausgesetzt, Sie vertragen Getreide), Innereien und Brühen verzehren.

9. Wann immer möglich regionale und saisonale Lebensmittel essen.

Unverfälschte, vollwertige und qualitativ hochwertige Lebensmittel

Unverfälschte, vollwertige und nicht-raffinierte Lebensmittel haben eine hohe Nährstoffdichte und sind möglichst nah an ihrem ursprünglichen Zustand. Sie kommen aus der Natur, nicht aus einer Packung, sind idealerweise aus der Region, haben gerade Saison und am besten auch noch Bio-Qualität. Vielleicht kennen Sie diese Lebensmittel noch aus Ihrer Kindheit (wenn Sie Glück hatten, so wie ich), vielleicht haben sich Ihre Großeltern so ernährt. Die meisten unverfälschten Lebensmittel sind frisch und verderblich, also nicht allzu lange haltbar. Diese Lebensmittel finden Sie in Ihrem Garten, auf traditionellen (nicht der Agrarindustrie angehörenden) Bauernhöfen, auf Bauernmärkten und bei Lebensmittelkooperativen, auf Fischmärkten oder im Meer und auch im Supermarkt. Sie wurden nicht industriell verarbeitet, hergestellt oder abgepackt. In der Regel haben sie keine Etiketten und wenn doch, dann lesen sich diese nicht wie der Aufbau eines Chemie-Experiments. Die einzelnen Zutaten sollten als Lebensmittel erkennbar sein. Einige Beispiele sind selbst gemachte Gemüsesuppe statt Instant-Gemüsebrühe oder Gemüsesuppe aus der Dose, frische Sahne statt Kaffeeweißer und zu Hause selbst zubereitetes Fleisch mit Reis und Gemüse statt eines Fertiggerichts.

Eine auf unverfälschten, vollwertigen Lebensmitteln basierende Ernährung bildet tatsächlich die Grundlage zum Beenden von Angststörungen, da sie die Nährstoffe liefert, die er Körper benötigt, um Neurotransmitter und Hormone zu produzieren. Dabei ist die synergetische Kombination von Nährstoffen ein wirkungsvoller Angstlöser: Aminosäuren aus Proteinen (z. B. Eiern), der Mineralstoff Zink aus rotem Fleisch, der Mineralstoff Magnesium aus Blattgemüse, B-Vitamine aus Getreide, Omega-3-Fettsäuren aus Fisch und Fleisch, Antioxidantien aus Gemüse und Obst – und mehr. Wir sind wirklich, was wir essen. Hippokrates, der Vater der westlichen Medizin, ging einen Schritt weiter und sagte „Unsere Nahrungsmittel sollten Heilmittel und unsere Heilmittel Nahrungsmittel sein." Der Orthomolekular-Psychiater Abram Hofer argumentierte ganz ähnlich, dass körperliche und mentale Krankheiten von dem, was wir essen, beeinflusst werden – bzw. von dem, was wir nicht essen (Hoffer und Walker 1996, 204). Das Konzept der Orthomolekular-Medizin ist einfach: Über eine optimale Ernährung Krankheiten und psychische Störungen (darunter Angststörungen) heilen oder vermeiden.

Da das, was wir essen, unser Treibstoff ist, also uns mit der benötigten Energie versorgt, spielt die Qualität eine so große Rolle. Greifen Sie, wann immer möglich, zu Bio-Lebensmitteln, Fleisch und Milchprodukten von Vieh aus Weidehaltung, zu Wild, Fleisch und Eiern von freilaufendem Geflügel (Tieren, die nicht nur mit Getreide gefüttert wurden), alles frei von Pestiziden, Hormonen und Antibiotika. Die Qualität der tierischen Produkte ist dann nicht nur besser, sondern die Haltung einfach auch humaner. Fisch sollte aus Wildfang stammen, nicht aus Aquakulturen. Obst und Gemüse sollten ebenfalls Bio-Qualität haben und frei von Pestiziden sein. Der Verzehr von unverfälschten, qualitativ hochwertigen, vollwertigen Lebensmitteln ist die Grundlage für jegliche ganzheitliche Behandlung von Angststörungen.

OFT GENUG ESSEN

Nicht nur, was wir essen, macht einen großen Unterschied bei der Behandlung von Angststörungen, auch wann gegessen wird, spielt eine wichtige Rolle. Das Frühstück wegzulassen und während des Tages nicht oft genug zu essen, kann zu einem niedrigen Blutzuckerspiegel führen, der Symptome wie Angstgefühle, Nervosität und Reizbarkeit mit sich bringt (Harp und Fox 1990). Das Befolgen der in Kapitel 2 vorgestellten Richtlinien macht schon einen riesigen Unterschied. Fürs Erste möchte ich Ihnen lediglich ans Herz legen, auf jeden Fall zu frühstücken (diese Mahlzeit sollte eine hochwertige Proteinquelle enthalten, z. B. Eier), drei Mahlzeiten am Tag zu essen, sowie mindestens zwei gesunde Snacks täglich. Und achten Sie darauf, dass alle Ihre Mahlzeiten und die meisten Snacks Kohlenhydrate, Proteine und Fette enthalten.

QUALITATIV HOCHWERTIGE TIERISCHE PROTEINE VERZEHREN

Zwar sind Proteine auch in Milchprodukten und in geringerem Maße in Hülsenfrüchten, Getreideprodukten, Nüssen, Kernen und Samen enthalten, die höchste Konzentration (und in einer Form, die für die psychische Gesundheit meiner Meinung nach am günstigsten ist), liegt jedoch in Fleisch, Geflügel, Eiern und Fisch vor. Proteine enthalten Aminosäuren, und die Proteine, die wir zu uns nehmen, haben einen direkten Einfluss auf die Aminosäuren in unserem Blut und Gehirn, welche wiederum das Niveau der Neurotransmitter beeinflussen, die eine Rolle für unsere Laune spielen (Fernstrom, 1981). Dieses Thema wird in Kapitel 7 genauer behandelt.

Falls Sie sich vegetarisch ernähren, respektiere ich Ihre persönliche Entscheidung, empfehle Ihnen aber, noch mal in Erwägung zu ziehen, es mit tierischen Produkten zu versuchen. Falls Sie dann Vorteile erkennen – wie viele meiner ehemals vegetarischen Patienten mit Angststörungen oder Depressionen – dann wissen Sie, dass es eine wichtige Rolle dabei spielen könnte, Ihre Angststörungen zu überwinden. Falls Sie zunächst kein Fleisch essen möchten oder können, müssen Sie aber auch nicht verzweifeln. Halten Sie sich an folgende Proteinquellen:

Hülsenfrüchte, Nüsse, Getreidesprossen, Hanf, Milchprodukte und fermentierte oder gesprosste Sojaprodukte wie Tempeh oder Tofu. Tun Sie dies in Verbindung mit den Richtlinien zur Ernährung in diesem Kapitel und achten Sie darauf, dabei nicht zu viele industriell verarbeitete Sojaprodukte zu konsumieren. Bei Bedarf könnten Sie ergänzend noch Molke-, Erbsen- oder Reisproteinpulver, eine ungebundene Aminosäuremischung, zusätzliches Eisen, Zink, Omega-3-Fettsäuren und Vitamin B_{12} einnehmen. Falls die Angststörung weiterhin besteht, obwohl Sie die anderen Vorschläge aus diesem Buch umgesetzt haben, denken Sie bitte noch einmal darüber nach, ob Sie nicht doch wieder Eier und vielleicht sogar Fisch essen und später eventuell sogar Fleisch in Ihre Ernährung integrieren könnten, wenn Sie bereit sind, so weit zu gehen. Vielleicht ist es ein kleiner Trost zu wissen, dass auch ich Vegetarierin war, bevor ich die ernährungsspezifischen Zusammenhänge meiner Angststörung erkannte. Ich kann Ihre ethischen Bedenken durchaus verstehen. Trotzdem bin ich, basierend auf meiner persönlichen und auch meiner klinischen Erfahrung, kein Fan mehr von vegetarischen und veganen Ernährungsformen – vor allem nicht für Menschen mit psychischen Problemen.

Rotes Fleisch

Das tierische Protein, das Sie essen, sollte weder Antibiotika noch Hormone enthalten. Was rotes Fleisch betrifft, ist das von Weidevieh am besten. In der australischen Studie, die zu Beginn dieses Kapitels erwähnt wurde (Jacka, Pasco, Mykletun, Williams, Hodge et al., 2010), stellte sich heraus, dass rotes Fleisch in der Ernährung für eine gesunde psychische Verfassung von Vorteil war. In einem Interview vom Januar 2010 sagte die leitende Wissenschaftlerin dieser Studie, Dr. Felice Jacka: „Traditionell sind wir davon ausgegangen, dass Omega-3-Fettsäuren nur in fettigem Fisch enthalten sind, doch hochwertiges rotes Fleisch, das heißt Fleisch von natürlich gehaltenem [d. h. mit Gras gefüttertem] Vieh hat sehr gute Werte von Omega-3-Fettsäuren, während rotes Fleisch von Tieren aus Stallhaltung tendenziell hohe Werte von Omega-6-Fettsäuren aufweist – Fettsäuren, deren Profil viel weniger gesund ist und die tatsächlich mit vermehrten psychischen Störungen im Zusammenhang stehen könnten" (Cassels 2010). Im Zuge unserer E-Mail-Korrespondenz informierte Dr. Jacka mich darüber, dass der Verzehr von Rind- und Lammfleisch umgekehrt proportional mit Depressionen in Verbindung zu stehen scheint und dass diejenigen, die weniger rotes Fleisch in dieser Form verzehrten, eine höhere Wahrscheinlichkeit für Depressionen hatten. In Anbetracht des Zusammenhangs von Angststörungen und Depressionen sowie basierend auf meinen klinischen Erfahrungen kann ich sagen, dass der Verzehr von rotem Fleisch Ihnen höchstwahrscheinlich guttun wird, wenn Sie unter Angststörungen leiden.

Fleisch von Weidevieh enthält außerdem mehr konjugierte Linolensäuren (CLAs), Vitamin E, Vitamin C, Glutathion und Beta-Karotin als das von mit Getreide gefüttertem Vieh (Daley et. al, 2010) – alles Nährstoffe, die gegen Krebs schützen. Außerdem ist rotes Fleisch eine großartige Quelle für die Vitamine B_6, B_{12} und D, und für die Mineralstoffe Zink, Eisen und Selen, welche für die Stimmung wichtig sind. Bei manchen Menschen spielt ein Mangel an Zink und Vitamin B_6 eine bedeutende Rolle bei Angststörungen (siehe Kapitel 8) und rotes Fleisch ist eine gute Quelle für diese beiden Nährstoffe.

Vielleicht haben Sie Bedenken, was den Verzehr von rotem Fleisch betrifft. Allerdings weisen aktuelle Studien darauf hin, dass es nicht genügend Hinweise gibt, um einen positiven Zusammenhang zwischen dem Verzehr von rotem Fleisch (und Fett) und kolorektalem Karzinom (Alexander und Cushing, 2010) oder Ovarialkarzinom (Eierstockkrebs) zu bestätigen. Die Qualität des Fleisches könnte hier eine größere Rolle spielen und industriell verarbeitete Fleischprodukte könnten besonders problematisch sein (ebenda; Micha Wallace und Mozaffarian 2010). In einer weiteren aktuellen Studie konnte kein Zusammenhang zwischen dem Fleischkonsum und dem Risiko eines Schlaganfalls festgestellt werden (Preis et al. 2010). Schließlich weisen einige Veröffentlichungen sogar darauf hin, dass der moderate Verzehr von magerem rotem Fleisch – vor allem Rindfleisch von Weidevieh – gut für ein gesundes Herz und die Gesundheit überhaupt ist und beim Schutz vor Krebs hilft (Daley et al. 2010).

Das qualitativ beste Fleisch gibt es auf dem Bauernmarkt oder direkt beim Bauern. Falls Sie kein Fleisch von Weidevieh aus Ihrer Region finden können, gehen Sie zum Metzger Ihres Vertrauens.

Geflügel und Eier

Geflügel ist eine exzellente Quelle für Aminosäuren (vor allem Tryptophan) und das B-Vitamin Niacin. Außerdem enthält Geflügelfleisch Vitamin B$_6$ und Selen. Das Fleisch von freilaufenden Hühnern, die sich ihr Futter auch selbst suchen können, enthält mehr Omega-3-Fettsäuren als das von Hühnern, die nur mit Getreide gefüttert wurden, und ist daher besser für den Verzehr geeignet – Gleiches gilt für die Eier. Bio-Geflügel und Bio-Eier sind die nächstbeste Wahl.

Ebenso wie rotes Fleisch haben Eier einen schlechten Ruf und viele Menschen fragen mich, ob es in Ordnung ist, Eier – vor allem Eigelb – zu essen. Eier sind ein gesunder und wichtiger Bestandteil einer auf unverfälschten und vollwertigen Lebensmitteln basierenden Ernährung. Aktuelle Studien deuten darauf hin, dass sie auch nicht zu Herzerkrankungen beitragen (Jones, 2009; Ruxton, 2010). Eier sind eine hervorragende Quelle für günstiges, hochwertiges Protein und enthalten Selen, Jod und die Vitamine A und D. Das Eigelb ist eine wunderbare Quelle für Cholin, welches für ein gesundes Gehirn eine wichtige Rolle spielt. Cholin ist ein Bestandteil von Lecithin, einer Gruppe von Substanzen im Eigelb, welche bei der Fettverdauung hilfreich sind. Allerdings sollte man nicht vergessen, dass Lebensmittelunverträglichkeiten gegen Eier weit verbreitet sind (siehe Kapitel 4). Denken Sie auch daran, dass für die Aufnahme von 20–30 g Protein (einer ausreichenden Portion Protein für eine Mahlzeit) etwa drei mittelgroße Eier verzehrt werden müssen.

Fisch und Meeresfrüchte

Fisch und Meeresfrüchte sind eine großartige Quelle für Aminosäuren, Omega-3-Fettsäuren, Zink, Jod, Eisen, Kalzium, Selen sowie die Vitamine B$_{12}$, A und D, von denen viele bei psychischen Störungen helfen. Da Zinkmangel bei einigen Menschen einen großen Einfluss auf die Angststörungen hat (siehe Kapitel 8) kann der Verzehr von Meeresfrüchten hilfreich sein. Austern enthalten besonders viel Zink, und Miesmuscheln, Muscheln und Krabben weisen auch gute Zink-Werte auf.

Die zu Beginn des Kapitels besprochenen Studien aus Australien, Spanien und Großbritannien (Jacka, Pasco, Mykletun, Williams, Nicholson et al., 2010; Sanchez-Villegas et al., 2009; Akbaraly et al., 2009) haben alle ergeben, dass sich Fisch in der Ernährung positiv auf die psychische Verfassung auswirkt. Eine weitere Studie (Tanskanen et al., 2001) ergab, dass in Ländern, in denen viel Meeresfrüchte verzehrt werden, weniger häufig Depressionen auftreten. In Anbetracht des Zusammenhangs zwischen Angststörungen und Depressionen ist es also durchaus möglich, dass der Konsum von Fisch und Meeresfrüchten das Auftreten von Angstattacken und Beklemmungen reduzieren könnte. In vielen Studien wurde untersucht, wie sich die Einnahme von für Omega-3-Fettsäuren als Nahrungsergänzungsmittel auf die psychische Gesundheit auswirkt. In einigen wurde eine Verbesserung der Stimmung festgestellt (z. B. Haag, 2003), in anderen Studien konnten aber keine Vorteile nachgewiesen werden (z. B. Stahl et al., 2008). Ich empfehle Ihnen Fisch zu essen, darunter auch fetthaltigen Fisch wie Lachs oder Sardinen, und nur dann zusätzlich Fischöl einzunehmen, wenn Sie wissen, dass Ihre Werte für Omega-3-Fettsäuren gering sind. (Mehr zu essenziellen Fettsäuren in Kapitel 8).

Wie immer gilt, dass Qualität sehr wichtig ist. Fisch aus Wildfang ist die beste Wahl, denn Fisch aus Aquakulturen enthält unter Umständen Antibiotika und künstliche Farbstoffe. Außerdem wurde in einer Tierstudie ein Zusammenhang zwischen Fisch aus Aquakulturen und einem erhöhten Risiko für Diabetes festgestellt (Ruzzin et al., 2010). Unter Salzwasserfischen aus Wildfang sind Pazifischer Heilbutt und Kabeljau eine gute Wahl. Unter Süßwasserfischen sind Forellen eine gute Wahl. Essen Sie ab und an auch Fische mit hohem Fettanteil, wie Alaska-Seelachs, Kohlenfisch und Sardinen, da diese exzellente Werte an Omega-3-Fettsäuren haben. An den Geschmack von Sardinen aus der Konserve mag man sich gewöhnen müssen, doch sie haben hervorragende Eigenschaften und sind praktisch, wenn man unterwegs ist. In der Regel bin ich zwar gegen Lebensmittel aus der Dose, im Fall von Lachs, Sardinen, Muscheln, Austern und (seltener) Thunfisch halte ich solche Konserven aber für eine gute Option. Eine Bemerkung noch zum Thunfisch: Genießen Sie diesen nur in Maßen und achten dabei darauf, dass der Fisch auf Quecksilber getestet wurde.

Generell sollten Sie in Olivenöl oder in Wasser konservierten Fisch wählen (nicht in Baumwollsaatöl) und darauf achten, dass Sie nur Meeresfrüchte kaufen, die aus sauberen, wilden Gewässern stammen, da sich Giftstoffe tendenziell darin sammeln.

Viele Studien bestätigen, dass die Vorteile des (gemäßigten) Fischverzehrs einige der Risiken einer Belastung mit Giftstoffen überwiegen. Es gibt Hinweise darauf, dass das natürlich in bestimmten Fischarten und Meeresfrüchten vorkommende Selen Schutz vor Quecksilber-Toxizität bieten könnte (Ralston and Raymond, 2010). Kleinere wilde Fische sind die beste Wahl, da sich in Fisch aus Aquakulturen, Meeresfrüchten und großen Fischen wie Schwertfisch, Hai und Kalifornischem Heilbutt Quecksilber und polychlorierte Biphenyle (PCBs) ansammeln können. Vor allem Kinder, schwangere oder stillende Frauen und alle mit gesundheitlichen Problemen – ob psychisch oder physisch – sollten diese also am besten vermeiden. Da Sie dieses Buch lesen, weil Sie Hilfe bei der Bewältigung von Angststörungen suchen, trifft das auch auf Sie zu.

Gute Informationen zu sicherem und umweltfreundlichem Fisch und Meeresfrüchten finden Sie auf der Webseite on Greenpeace unter: https://www.greenpeace.de/presse/publikationen/einkaufsratgeber-fisch. Wenn Sie das Glück haben, nahe am Meer zu wohnen, kaufen Sie frischen Fisch am besten vor Ort auf dem Fischmarkt. Ansonsten kaufen Sie frischen oder gefrorenen Fisch vom Fischhändler.

Tierische Proteinquellen: Rotes Fleisch (z. B. Rind, Lamm und Wild) von Weidevieh, Geflügel und Eier aus Freilandhaltung, Fisch aus Wildfang (z. B. Seezunge, Lachs und Sardinen) und Meeresfrüchte (z. B. Garnelen, Muscheln und Austern). Außerdem Molke-Proteinpulver (dieses wird zwar aus Milch gewonnen und es handelt sich streng genommen nicht um ein unverfälschtes, vollwertiges Lebensmittel, da es sich um eine

konzentrierte Quelle für qualitativ hochwertiges Protein handelt, wird es hier trotzdem genannt).
Wie viel davon essen: Täglich sollten Sie 85–115 g hochwertiges Protein zu sich nehmen. Eine Handvoll der oben genannten Zutaten versorgt Sie mit 20–30 g Protein. Drei Eier entsprechen einer Portion Protein, d. h. sie enthalten 20–30 g Protein. Eine Portion Molke sollte ebenfalls 20–30 g Protein entsprechen. Essen Sie 2- bis 3-mal die Woche Fisch.

FRISCHES GEMÜSE MIT GERINGEM STÄRKEGEHALT ESSEN

Gemüse ist ein wichtiger Bestandteil der vollwertigen Ernährung, der sich in den vier im Laufe dieses Kapitels erwähnten Studien (Jacka, Pasco, Mykletun, Williams, Hodge et al., 2010; Jacka, Pasco, Mykletun, Williams, Nicholson et al., 2010; Sanchez-Villegas et al., 2009; Akbaraly et al., 2009) als positiv für die geistige Verfassung herausgestellt hat. Es versorgt uns mit Mineralstoffen wie Kalzium, Magnesium, Mangan, Kalium und Zink, vielen B-Vitaminen, sowie Antioxidantien, wie z. B. Vitamin A, C, E und K. Viele dieser Nährstoffe spielen eine wichtige Rolle für unsere geistige und emotionale Verfassung. Zusätzlich schützen uns die Antioxidantien aus Gemüse (und Obst) vor verstärktem oxidativem Stress (also dem übermäßigen Vorhandensein freier Radikale), der häufig mit affektiven Störungen in Verbindung steht (Tsaluchidu et al., 2008). Gemüse sollte möglichst nicht gekocht werden, da durch diese Zubereitungsmethode viele Nährstoffe ausgewaschen werden. Wenn Sie Gemüse kochen, sollten Sie das Kochwasser also möglichst in einer Suppe, Sauce oder Brühe weiterverarbeiten.

Frisches, regionales oder selbst angebautes Gemüse mit Bio-Qualität und ohne Pestizide hat in der Regel eine höhere Nährstoffdichte und schmeckt häufig auch besser (Davis, 2009). Außerdem tut man mit dieser Art der Ernährung auch der Umwelt etwas Gutes, da keine synthetischen Chemikalien in die Natur gelangen. In Studien unter Landarbeitern hat sich ein Zusammenhang zwischen dem Kontakt mit Pestiziden und kognitiven sowie psychischen Problemen gezeigt – darunter Angststörungen und Depressionen (Mearns, Dunn und Lees-Haley, 1994). Eine weitere Studie hat ergeben, dass selbst geringe Pestizidrückstände in konventionell angebautem Obst und Gemüse bei Kindern zu einem erhöhten Risiko der Entwicklung einer Aufmerksamkeitsstörung oder Hyperaktivität führen (Bouchard et al., 2010). Es ist zu hoffen, dass weitere Studien zu den Auswirkungen von Pestiziden auf das Nervensystem durchgeführt werden. Die *Environmental Working Group*, eine Non-Profit-Organisation aus Amerika, die sich für den Schutz der Umwelt und ein gesünderes Umfeld für die Menschen einsetzt, gibt regelmäßig eine Broschüre mit Informationen für Konsumenten heraus, in denen die „Dirty Dozen" (das „dreckige Dutzend") und die „Clean Fifteen" (die „sauberen Fünfzehn") vorgestellt werden (2010). In Deutschland finden Sie über das *Bundesamt für Verbraucherschutz* Informationen über Pestizidrückstände auf Lebensmitteln.

Zu dem „dreckigen Dutzend" gehören konventionell angebaute Obst- und Gemüsesorten, die mit hoher Wahrscheinlichkeit pestizidbelastet sind. Die „Clean Fifteen" hingegen sind die Sorten, bei denen die Wahrscheinlichkeit einer Pestizidbelastung am geringsten ist. Bio-Qualität ist immer die bessere Wahl für die Gesundheit und die Umwelt – vor allem beim Einkauf des „Dirty Dozen": Äpfel, Paprika, Blaubeeren, Sellerie, Kirschen, Trauben, Grünkohl oder Blattkohl, Nektarinen, Pfirsiche, Kartoffeln, Spinat und Erdbeeren.

Da die „Clean Fifteen" die geringsten Pestizidrückstände aufweisen, müssen sie nicht unbedingt Bio-Qualität sein: Spargel, Avocados, Kohl, Cantaloupemelonen, Auberginen, Grapefruit, Honigmelonen, Kiwis, Mangos, Zwiebeln, Ananas, Mais, Erbsen, Süßkartoffeln und Wassermelone.

Gemüse mit geringem Stärkegehalt: Artischocken, Spargel, Avocado, Paprika, Pak Choi, Klettenwurzel, Möhren, Sellerie, Gemüse aus der Familie der Kreuzblütengewächse (z. B. Brokkoli, Rosenkohl, Weißkohl und Blumenkohl), Gurken, Daikon-Rettich, Aubergine, Fenchel, Knoblauch, Ingwer, Grüne Bohnen, Blattgemüse und Salat (z. B. Rucola, Rote-Bete-Blätter, Mangold, Blattkohl, Grünkohl, Kopfsalat, Senfkohl, Brennnessel und Spinat), Pilze, Zwiebeln, Petersilie, Radieschen, Erbsen, Sommerkürbisse (z. B. Drehhals-/Krummhalskürbis, Patisson und Zucchini), Tomaten, Weiße Rüben und Wasserkastanien.

Wie viel davon essen: Täglich möglichst mindestens vier Portionen Gemüse mit geringem Stärkegehalt essen, am besten mehr. Eine Portion entspricht einer Handvoll gegartem Gemüse bzw. der doppelten Menge bel rohem Blattgemüse und Salat.

FRISCHES OBST ESSEN

Frisches Obst gehört ebenfalls zu der vollwertigen Ernährung, die sich bei affektiven Störungen als vorteilhaft erwiesen hat (Jacka, Pasco, Mykletun, Williams, Hodge et al., 2010; Jacka, Pasco, Mykletun, Williams, Nicholson et al., 2010; Sanchez-Villegas et al., 2009; Akbaraly et al. 2009). Was den Nährwert betrifft, haben Früchte ähnliche Vorteile wie Gemüse (siehe oben), im Hinblick auf die Pestizidbelastung gibt es entsprechend jedoch ähnliche Bedenken. Halten Sie sich also an die Empfehlungen der *Environmental Working Group* oder des *Bundesamtes für Verbraucherschutz*, was das „Dirty Dozen" und die „Clean Fifteen" betrifft.

Frisches Obst: Äpfel, Aprikosen, Bananen, Brombeeren, Blaubeeren, Cantaloupemelonen, Kirschen, Cranberries, Feigen, Grapefruit, Trauben, Honigmelonen, Kiwis, Zitronen, Mangos, Melonen, Nektarinen, Orangen, Papayas, Pfirsiche, Birnen, Ananas, Pflaumen, Himbeeren, Erdbeeren, Mandarinen und Wassermelonen.

Wie viel davon essen: Zwei bis vier Portionen täglich (von den tropischen Früchten mit hohem Zuckergehalt weniger). Eine Portion entspricht etwa dem Äquivalent von einem kleinen Apfel oder ½ Handvoll Beeren. Denken Sie daran, dass Sie den Verzehr von Obst einige Zeit einschränken bzw. ganz darauf verzichten müssen, falls Sie Probleme mit einer Candida-Infektion haben.

Über mehrere Jahrzehnte hinweg hatte Fett in der Ernährung einen schlechten Ruf – allerdings vollkommen unbegründet. Fette sind wichtig für die Funktion des Nervensystems, einen gesunden Hormonspiegel und viele physiologische Prozesse. Unser Körper braucht gute Fette und wir sollten nicht versuchen, diese Fette ganz zu vermeiden oder nur eingeschränkt zu verzehren.

Viele Studien bestätigen die emotionalen und körperlichen Vorteile des Verzehrs einer angemessenen Menge guter Fette. In einer Studie, in der eine Gruppe von Teilnehmern, die 41 % ihrer Kalorien über Fette aufnahmen, mit einer zweiten Gruppe verglichen wurde, die 25 % ihrer Kalorien über Fette aufnahmen, wurden in der Gruppe, die mehr Fett konsumierten, weniger Probleme mit Angststörungen, weniger Emotionen wie Wut und allgemein eine bessere Stimmung beobachtet, während es keine Unterschiede gab, was den Cholesterinwert im Allgemeinen, LDL (das sogenannte schlechte Cholesterin) und die Triglyceride betraf (Wells et al., 1998). In einer Untersuchung der Beziehung zwischen diätischen Fetten und Herzerkrankungen (Ramsden et al., 2009) stellte sich heraus, dass die Qualität von Fetten wichtiger war als die Quantität. Die Autoren dieser Studie vermuten, dass Transfette und pflanzliche Fette problematisch seien, während gesättigte Fette (inklusive Kokosfett) keinen Risikofaktor für Herzerkrankungen darstellen. Olivenöl, ein wichtiger Bestandteil der mediterranen Ernährung und für seine vielen gesundheitlichen Vorteile bekannt, zeigte in aktuellen Tierversuchen eine Angstzustände lindernde Wirkung (Pitozzi et al., 2010). Ein weiteres wichtiges Argument für den ausreichenden Konsum von Fett ist, dass es dem Körper dabei hilft, Karotenoide (z. B. Beta-Karotin) aus grünem Salat und Gemüse aufzunehmen (Brown et al., 2004). Joseph Pizzorno, ein bedeutender Naturheilkundler, weist auf die Effektivität von Leinsamenöl bei der Behandlung von Menschen mit Agoraphobie (der Angst vor einer Panikattacke in einer Situation, aus der man nicht entkommen kann, oder in einer Situation, wo es peinlich sein könnte, die sich häufig in der Vermeidung großer offener Plätze, öffentlicher Räume und Menschenmengen zeigt) und den Zeichen für einen Fettsäuremangel (z. B. trockene Haut, Schuppen, brüchige Fingernägel und Nervenstörungen) hin (Pizzorno und Murray, 2000).

Da in den vergangenen Jahrzehnten der Trend dahin ging, eher fettarm zu essen, sind eventuell ein paar Tipps vonnöten, wie man mehr gutes Fett konsumieren kann. Zum Beispiel kann man Kokosmilch mit vollem Fettgehalt unter einen Smoothie oder die Sauce für ein Thai-Curry mischen, als Dessert über frisches Obst gießen oder für Eis am Stiel zusammen mit frischem Obst pürieren und die Masse in entsprechenden Formen einfrieren. Dafür kann man frische Kokosmilch oder ein Produkt aus der Dose (im Supermarkt meistens im Regal mit asiatischen Zutaten) verwenden. Kokosbutter und Kokosöl (in Bio-Läden) und ungesüßte Kokosflocken sind ebenfalls empfehlenswert. Kokosöl verträgt (ebenso wie Kokosbutter/-fett) höhere Temperaturen als andere Ölsorten (z. B. Olivenöl) und ist daher gut zum Kochen geeignet.

Olivenöl schmeckt hervorragend zu Salat und Gemüse und hilft bei der Aufnahme von Nährstoffen. Olivenöl und Essig oder frisch gepresster Zitronensaft ergeben ein leckeres Salatdressing und gegartes Getreide schmeckt wunderbar, wenn man es einfach mit etwas Olivenöl anmacht. Kaufen Sie möglichst kalt gepresstes Olivenöl in Bio-Qualität, abgefüllt in einer dunklen Flasche (das gilt auch für alle anderen Sorten Öl).

Zerlassene Butter schmeckt – selbstverständlich – ganz wunderbar auf gegartem Gemüse. Bei Laktose-Unverträglichkeit ist Ghee (geklärte Butter) eine gute Alternative, da Ghee weder Kasein noch Laktose enthält, also die Bestandteile der Milch, welche in der Regel die Probleme verursachen.

Leinsamenöl, das weniger stabil ist als die anderen guten Fette, sollte man nicht erhitzen; es kann aber über warmes Essen geträufelt werden. Es sollte im Kühlschrank aufbewahrt werden und muss unbedingt in einer undurchsichtigen Flasche abgepackt sein, da es sehr lichtempfindlich ist. Frisch gemahlene Leinsamen (die ebenfalls im Kühlschrank aufbewahrt werden müssen) schmecken in Smoothies und auf Salaten hervorragend.

Avocados schmecken großartig in Salaten und Dips, ebenso wie Nüsse, Kerne und Samen. Nüsse sollten vor dem Verzehr am besten eingeweicht werden, um von Natur aus darin enthaltene Enzym-Inhibitoren zu neutralisieren und die Verdauung und Aufnahme der Nährstoffe zu unterstützen. Kürbiskerne, die einen höheren Proteingehalt als viele andere Kerne und Samen haben, sind gute Lieferanten für Tryptophan, Zink, Eisen, Omega-3-Fettsäuren, Kalzium und B-Vitamine. Die Kürbiskerne zunächst sechs Stunden einweichen, gut abtropfen lassen, nach Belieben würzen (z. B. mit Meersalz, Pfeffer, Kurkuma und Ingwer) und dann rösten. Das ist nicht nur ein köstlicher Snack – es hilft auch bei der Kontrolle des Blutzuckerspiegels und ist einer meiner Lieblingshappen für mehr Ausgeglichenheit. Ein wichtiger Hinweis zu Nüssen, Kernen und Samen: Kaufen Sie keine bereits gerösteten Produkte, denn diese enthalten unter Umständen schädliche ranzige Fette.

Wenn Sie die anderen Richtlinien aus diesem Kapitel befolgen, nehmen Sie über den Verzehr von Fleisch, Geflügel, Eiern, Fisch und Milchprodukten selbstverständlich auch zusätzliche gesunde Fette auf (sowohl Omega-3-Fettsäuren als auch gesättigte Fette). Milchprodukte mit natürlichem Fettgehalt, wie z. B. griechischer Joghurt und Hüttenkäse, sind gute Lieferanten gesunder Fette, ebenso wie die Haut von Hähnchenfleisch und das Fleisch von Weidevieh.

Gute Fettquellen: Oliven und Olivenöl, Butter und Ghee, Kokosöl und andere Kokosnussprodukte, Avocados, Leinsamen und Leinöl, andere Kerne und Samen (Sonnenblumenkerne, Sesamsamen und Kürbiskerne), Nüsse (z. B. Mandelkerne, Paranüsse, Cashewkerne und Walnüsse).

Wie viel davon essen: Mit jeder Mahlzeit und mit jedem Snack sollte etwas gesundes Fett aufgenommen werden. Täglich mindestens 50 g gutes Fett (am besten mehr) und etwa 30 g Nüsse, Kerne und Samen. Und denken Sie daran, dass Sie eventuell mehr benötigen – vor allem dann, wenn Sie nur geringe Mengen an Kohlenhydraten konsumieren.

Trinken Sie mindestens 2 Liter gefiltertes Wasser täglich – oder mehr, wenn Sie Sport treiben oder sehr aktiv sind. Trinken Sie zusätzlich mit Zitronen- oder Orangenscheiben oder einem Schuss Cranberrysaft aromatisiertes Wasser oder koffeinfreien Kräutertee, z. B. Pfefferminztee, Kamillentee, Ingwer-Zitronen-Tee, Süßholztee und Orangentee. Weitere gute Getränkealternativen sind Brühe, Kokoswasser, frisch gepresster Gemüsesaft sowie fermentierte Getränke wie Kombucha (ein fermentierter Tee) oder Wasserkefir (hat alle Vorteile von gewöhnlichem Kefir, enthält aber keine Milch!). Morgens als Erstes eine Tasse heißes Wasser zu trinken (einfach so oder mit einem Schuss Zitronensaft oder einer Scheibe frischem Ingwer) schmeckt nicht nur gut und wirkt stimulierend, sondern ist auch ein ayurvedisches Mittel zur Unterstützung von Leber und Verdauung.

Hülsenfrüchte sind eine gute Quelle für Proteine und Kohlenhydrate und haben außerdem einen hohen Anteil gesunder Ballaststoffe. Mit der Verdauung von Hülsenfrüchten haben viele Menschen allerdings unterschiedlich ausgeprägte Schwierigkeiten. Durch das Einweichen der Hülsenfrüchte über Nacht und eine Zubereitung zusammen mit Algen (vor allem Kombu) werden sie leichter verdaulich. Auch gesprosst sind sie besser verdaulich. Wenn Sie diese Methoden ausprobieren und trotzdem Probleme mit der Verdauung haben, ist eine Eliminationsdiät angebracht. Da häufig Unverträglichkeiten vorliegen, sind Hülsenfrüchte aus der dritten Anti-Angst-Diät (siehe oben) ausgeschlossen, ebenso wie stärkehaltiges Gemüse und Getreide. Um herauszufinden, was Ihnen guttut, müssen Sie experimentieren. (Weitere Informationen dazu finden Sie im Abschnitt über die GAPS-Diät in Kapitel 4).

Wie dem auch sei, ich empfehle generell, industriell verarbeitete Sojaprodukte zu meiden. Soja ist nicht nur ein häufiger Auslöser von Allergien oder Unverträglichkeiten, sondern auch außerordentlich schwer zu verdauen. Darüber hinaus können Sojaprodukte die

Schilddrüsenfunktion drosseln und sich auf das Fortpflanzungssystem auswirken. Selbst wenn Sie Sojaprodukte vertragen, empfehle ich Ihnen, den Konsum auf geringe Mengen fermentierter Sojaprodukte in Form von Miso und ohne Weizen produzierte Tamari, sowie ab und an eine Portion Tofu oder Tempeh (jeweils Bio-Qualität) zu beschränken. Falls Sie sich nicht sicher sind, ob Sie Sojaprodukte vertragen, sollten Sie versuchen, das über eine Soja-Eliminationsdiät herauszufinden.

Hülsenfrüchte: Schwarze Bohnen, Augenbohnen, Kichererbsen (und Hummus), Linsen, Pinto-Bohnen, Palerbsen und weitere.
Wie viel davon essen: Möglichst mehrmals die Woche eine kleine Handvoll gegarter Kichererbsen essen – es sei denn, Sie vertragen keine Hülsenfrüchte.

Frisches, stärkehaltiges Gemüse essen

Die meiste Menschen vertragen stärkehaltiges Gemüse gut, einige haben jedoch auch Schwierigkeiten damit. Daher werden stärkehaltige Gemüsesorten in der dritten Anti-Angst-Diät ausgeschlossen. Um herauszufinden, ob stärkehaltiges Gemüse für Sie infrage kommt, werden Sie experimentieren müssen. (Auch hierzu finden Sie weitere Informationen im Abschnitt über die GAPS-Diät in Kapitel 4).

Wenn Sie stärkehaltiges Gemüse vertragen, versuchen Sie mindestens eine Portion täglich zu essen. Es kann durch Getreide ersetzt werden (oder umgekehrt).

Was den Einkauf und die Zubereitung betrifft, gelten viele der Richtlinien, die auch für stärkearme Gemüsesorten gelten. Wann immer möglich, sollten Sie regionales, saisonales Gemüse aus Bio-Anbau wählen und es dämpfen oder backen (statt es zu kochen) – mit Ausnahme von Gerichten wie Suppen und Eintöpfen, wo die Kochflüssigkeit Teil des Gerichts ist. Träufeln Sie zum Servieren etwas zerlassene Butter oder Öl über das gegarte Gemüse, um die Nährstoffaufnahme zu erhöhen und die Auswirkungen auf den Blutzuckerspiegel zu reduzieren.

Stärkehaltiges Gemüse: Rote Bete, Mais, Erbsen, Süßkartoffeln, Weiße Rüben und Winterkürbisse (z. B. Butternusskürbis und Gartenkürbis). **Wie viel davon essen:** Täglich möglichst mindestens eine Portion (das entspricht etwa einer guten Handvoll) gegartes stärkehaltiges Gemüse zu essen – es sei denn, Sie müssen stärkehaltiges Gemüse vermeiden.

GLUTENFREIES VOLLKORNGETREIDE ESSEN

Ebenso wie für Hülsenfrüchte und stärkehaltiges Gemüse gilt, dass die meisten Menschen glutenfreies Vollkorngetreide vertragen und nur wenige Probleme damit haben. Daher muss im Rahmen der dritten Anti-Angst-Diät auch auf glutenfreies Vollkorngetreide verzichtet werden, bzw. auf Getreide überhaupt. Ob Sie glutenfreies Getreide vertragen, werden Sie selbst herausfinden müssen. (Siehe Kapitel 4).

Wenn Sie glutenfreies Vollkorngetreide vertragen, sollten Sie täglich mindestens eine Portion essen. Diese kann durch stärkehaltiges Gemüse oder Gluten enthaltendes Getreide ersetzt werden.

Vollkorn- und Wildreis sind gute Lieferanten von Ballaststoffen und B-Vitaminen. Quinoa ist leicht verdaulich, hat den höchsten Proteingehalt vergleichbarer Getreidesorten und gibt am meisten Energie. Achten Sie bei der Zubereitung von Quinoa aber darauf, die Körner vor dem Kochen sorgfältig abzuspülen. Die Zubereitung von Quinoa, Hirse und Amaranth ähnelt der von Reis, geht aber schneller als die Zubereitung der meisten anderen Sorten Vollkorngetreide. Frischer Mais gehört zwar in die Kategorie stärkehaltiges Gemüse, die Eigenschaften von getrocknetem Mais sind denen von Getreide jedoch ähnlicher. Daher sind Maistortillas und Brot aus Maismehl für Menschen mit einer Glutenunverträglichkeit unter Umständen eine gute Alternative zu entsprechenden Gluten enthaltenen Lebensmitteln. Für alle Getreidesorten gilt, dass sie durch das Einweichen oder Keimen leichter verdaulich werden. Wenn möglich, sollte Getreide mindestens acht Stunden vor der Zubereitung eingeweicht werden. Für den morgendlichen Haferbrei sollten die Haferflocken bzw. der geschrotete Hafer über Nacht eingeweicht werden – dann ist der Brei am nächsten Morgen auch schneller gar.

Glutenfreies Vollkorngetreide: Amaranth, brauner Reis (und andere Sorten Vollkornreis), Buchweizen, Mais, Hirse, Quinoa und Wildreis – jeweils am besten eingeweicht oder gekeimt. Hafer enthält ebenfalls kein Gluten, wer aber unter Zöliakie oder einer ernsthaften Glutenunverträglichkeit leidet, sollte nur zertifiziert glutenfreie Haferprodukte verwenden, da es bei der Verarbeitung und dem Transport leicht zu einer Kreuzkontamination kommen kann.
Wie viel davon essen: Täglich möglichst mindestens eine Portion gegartes glutenfreies Vollkorngetreide essen. Eine Portion entspricht einer kleinen Handvoll.

Milchprodukte konsumieren

Milchprodukte sind eine gute Quelle für Proteine und Fett (vorausgesetzt, Sie vermeiden Magermilchprodukte). Außerdem enthalten sie viel Tryptophan, welches wichtige Vorteile für die geistige und emotionale Verfassung hat (siehe dazu Kapitel 8). Obwohl viele Menschen Milchprodukte vertragen, sind Schwierigkeiten damit weit verbreitet. Daher muss in zwei der Anti-Angst-Diäten auf Milchprodukte verzichtet werden. Ich empfehle Ihnen, eine zweiwöchige Milchprodukt-Eliminationsdiät durchzuführen – selbst dann, wenn Sie nicht davon ausgehen, dass Sie ein Problem mit Milchprodukten haben. Ein paar Formen von Milchprodukten sind weniger problematisch, besonders Molke, Ghee (geklärte Butter) und, für manche Menschen, fermentierte oder rohe Milchprodukte aus Schaf- oder Ziegenmilch.

Fermentierte Milchprodukte wie Joghurt und Kefir sind besonders zu empfehlen. Sie sind nicht nur besser verdaulich, sondern auch reich an probiotischen und anderen gesunden Bakterien. Rohe Milchprodukte sind häufig besser verdaulich als pasteurisierte oder homogenisierte Milchprodukte. Allerdings ist der Konsum von Rohmilchprodukten umstritten, informieren Sie sich also am besten selbst genauer darüber und treffen Sie dann Ihre eigene Entscheidung. Es könnte sein, dass Sie Milchprodukte aus Ziegen- oder Schafmilch besser verdauen können als Kuhmilchprodukte. Sie müssen selbst experimentieren und herausfinden, was Ihnen guttut. Probieren Sie auch Hüttenkäse und Hartkäse.

Und vielleicht vertragen Sie Milchprodukte auch gut, wenn Sie diese im Rotationsprinzip zu sich nehmen, d. h. immer nur etwa alle drei Tage von den Milchprodukten essen, die Sie vertragen.

Die Milchprodukte, die Sie zu sich nehmen, sollten möglichst alle von Weidevieh (ob Kühe, Schafe oder Ziegen) stammen, das nicht mit Antibiotika oder Hormonen behandelt wurde. Die nächstbeste Wahl ist immer Bio. Falls Sie keine Bio-Milchprodukte finden können, halten sie zumindest nach Milch Ausschau, die von Kühen stammt, die keine Wachstumshormone (Rinder-Somatotropin) verabreicht bekommen haben.

Milchprodukte: Milch, Käse, Joghurt und Kefir von Weidevieh (Kühen, Schafen oder Ziegen), sowie Butter, Ghee und Molke.

Wie viel davon essen: Wer Milchprodukte verträgt, sollte versuchen, so viel zu konsumieren, wie er oder sie verträgt und es zum empfohlenen täglichen Protein-Pensum zählen. Was Molke angeht, können 20–30 g täglich unter Smoothies oder andere Zubereitungen gemischt werden.

Vollkorngetreide essen, das Gluten enthält

In Anbetracht dessen, dass Gluten enthaltende Getreidesorten aus drei der vier Anti-Angst-Diäten ausgeschlossen werden, passt Gluten enthaltendes Getreide besser in den nächsten Abschnitt dieses Kapitels: „Lebensmittel, die es zu vermeiden gilt.“

Meiner Erfahrung nach gibt es häufig einen Zusammenhang zwischen dem Verzehr von Gluten und psychischen Störungen und daher empfehle ich, bei Gluten vorsichtig zu sein. Versuchen Sie es mit einer zweiwöchigen Gluten-Eliminationsdiät (wie in Kapitel 4 beschrieben), selbst wenn Sie glauben, dass Sie keine Schwierigkeiten mit Gluten haben.

Falls Sie Gluten vertragen, versuchen Sie täglich mindestens eine Portion Weizen, Roggen oder Gerste zu sich zu nehmen. Denken Sie dabei daran, dass die entsprechenden Portionen durch stärkehaltiges Gemüse und glutenfreies Getreide ersetzt werden können.

Auch wenn Gluten für Sie kein Problem ist, wird das entsprechende Getreide durch das Einweichen, Sprossen oder Fermentieren besser verdaulich und sein Nährwert wird gesteigert. Genießen Sie das Getreide also am besten in Form von Sauerteigbrot, Vollkornbrot mit Sprossen oder Crackern aus gesprossten Getreide. Und vermeiden Sie auf jeden Fall industriell verarbeitete und raffinierte Getreideprodukte und daraus zubereitete Lebensmittel wie Weißbrot und kommerzielle Kekse und Kuchen.

> **Vollkorngetreide mit Gluten:** Vollkornweizen, Roggen und Gerste – am besten eingeweicht, gesprosst oder fermentiert (z. B. in Form von Sauerteig).
>
> **Wie viel davon essen:** Wenn keine Glutenunverträglichkeit vorliegt, sollte täglich mindestens eine Portion Vollkorngetreide konsumiert werden. Eine Portion entspricht etwa einer kleinen Handvoll gegartem Vollkorngetreide.

Lebensmittel, die es zu vermeiden gilt

Je nachdem, für welche Diät Sie sich entscheiden und abhängig von der einzigartigen individuellen Kombination natürlicher chemischer Verbindungen in Ihrem Körper müssen Sie eventuell auf Gluten, Milchprodukte und gegebenenfalls sogar glutenfreies Getreide, stärkehaltiges Gemüse oder Hülsenfrüchte verzichten – oder auf eine Kombination einiger oder aller dieser Lebensmittelgruppen. „Leere" Lebensmittel zu vermeiden ist für alle Anti-Angst-Diäten absolut wichtig.

GLUTEN, MILCHPRODUKTE UND GETREIDEPRODUKTE

Der Grund dafür, Gluten enthaltende Getreidesorten (Weizen, Roggen und Gerste) sowie Milchprodukte aus der Ernährung auszuschließen ist, dass diese Lebensmittelgruppen häufig Unverträglichkeiten verursachen und damit auch eine Reihe von Problemen auslösen können, die sich gegebenenfalls auf Angststörungen auswirken. In selteneren

Fällen sind alle Getreidesorten problematisch, ebenso wie stärkehaltiges Gemüse oder Hülsenfrüchte. Wie bereits in diesem Kapitel erwähnt, müssen Sie selbst experimentieren, um herauszufinden, was Ihnen guttut. Wie genau, wird detailliert in Kapitel 4 beschrieben.

„LEERE" LEBENSMITTEL VERMEIDEN

Mit „leeren Lebensmitteln" sind Lebensmittel gemeint, denen es an Nährstoffen fehlt. Ein weiterer Nachteil dieser Lebensmittel ist, dass sie häufig schädliche Substanzen enthalten, die zu Angststörungen beitragen können. Einige dieser leeren Lebensmittel werden in späteren Kapiteln detaillierter besprochen: bestimmte Formen Zucker (sowie künstliche Süßungsmittel) in Kapitel 2, Koffein und Alkohol in Kapitel 3. Leere Lebensmittel haben in keiner der Anti-Angst-Diäten etwas zu suchen – und auch in keiner anderen vollwertigen, gesunden Ernährung.

Schlechte Fette. Transfette und gehärtete Fette, die über industrielle Prozesse hergestellt werden, werden vom Körper nicht erkannt und sind daher an sich bereits schädlich. Diese Fette sollten auf jeden Fall vermieden werden. Transfette werden mit einem erhöhten Risiko für Depressionen in Verbindung gebracht (Sanchez-Villegas, 2011). Sie kommen häufig in Margarine und einer ganzen Reihe industriell verarbeiteter Lebensmittel vor, darunter in Kaffeeweißer und in Backwaren. Zwar wurden pflanzliche Fette häufig als besonders gesund angepriesen, viele sind aber instabil und daher zum Kochen nicht geeignet. Mit der Ausnahme von Olivenöl empfehle ich Ihnen, dass Sie sich von pflanzlichen Ölen wie Rapsöl, Maiskeimöl und Sojaöl fernhalten, sowie von Ölen, die wärmebehandelt und desodoriert wurden. Gleiches gilt für fertige Salatdressings, die solche Öle enthalten. Im Zuge einer Anti-Angst-Diät werden Sie hoffentlich keine industriell verarbeiteten Lebensmittel zu sich nehmen, falls Sie gelegentlich aber solche Produkte kaufen, sollten Sie sicherstellen, dass diese keine der oben genannten schlechten Fette enthalten.

Industriell verarbeitete Lebensmittel. Wie bereits erwähnt haben diese Lebensmittel keinen Platz in einer gesunden Ernährung – vor allem nicht in einer Anti-Angst-Diät. Vermeiden Sie abgepackte Lebensmittel und Fertiggerichte, die Zusatzstoffe, Konservierungsstoffe, künstliche Lebensmittelfarbe und Aromen wie Mononatriumglutamat (Natriumglutamat) und seine vielen Erscheinungsformen enthalten, darunter hydrolisiertes Protein, autolysierten Hefeextrakt und Natrium-Kaseinat. Die üblichen Verdächtigen sind Dosen- und Instant-Suppen, Käseaufstrich, Frühstücksflocken und TK-Fertiggerichte. Verzichten Sie auch auf Energieriegel, die häufig eine Menge Sojaprotein, Zucker und meistens auch Weizen enthalten. Die meisten Konserven, Aufschnitt und Wurst, Fast Food und Würzmittel fallen in diese Kategorie. Wenn Sie unverfälschte, vollwertige Lebensmittel statt industriell verarbeitete Produkte kaufen, kann nichts schiefgehen.

Gentechnisch veränderte Lebensmittel. (GVO, gentechnisch Veränderte Organismen). Ein Großteil der in den USA angebauten Mais-, Soja- und Rapspflanzen aus konventioneller Landwirtschaft ist gentechnisch verändert. Daher ist es wahrscheinlich, dass industriell verarbeitete Lebensmittel, die diese Zutaten enthalten, gentechnisch verändert sind. Warum sollten gentechnisch veränderte Lebensmittel vermieden werden? Zum jetzigen Zeitpunkt wissen wir einfach noch nichts über die langfristigen Auswirkungen auf die Gesundheit. Allerdings zeigten sich bei vorläufigen Tierversuchen schädliche Auswirkungen, sodass besorgte Wissenschaftler nach weiteren Studien verlangen (de Vendômois et al., 2010). Leider müssen in den USA Lebensmittel, die gentechnisch veränderte Zutaten enthalten, nicht gekennzeichnet werden. Die einzige Möglichkeit sicherzugehen, dass man keine GVO isst, ist also der Verzehr von unverfälschten (nicht industriell verarbeiteten), vollwertigen Zutaten – am besten in Bio-Qualität. Für Deutschland gilt: Gentechnisch veränderte Organismen (GVO), sowie Lebensmittel und Futtermittel, die aus GVO bestehen, diese enthalten oder daraus hergestellt werden, müssen nach der EU-Verordnung (EG) Nr. 1830/2003 gekennzeichnet werden. Von der Kennzeichnungspflicht ausgenommen sind Produkte, die von Tieren stammen, die mit gentechnisch veränderten Futtermitteln gefüttert wurden und auch Lebensmittel, die zufällige oder technisch unvermeidbare Spuren von GVO oder daraus hergestelltem Material bis zu einem Anteil von höchstens 0,9 Prozent enthalten. In letzterem Fall müssen die betroffenen Unternehmer nachweisen, dass sie geeignete Schritte unternommen haben, um das Vorhandensein von Verunreinigungen mit GVO zu vermeiden. Gleiches gilt für den Umgang mit Futtermitteln. Aktuelle Informationen zu GVOs in Lebensmitteln finden Sie auf der Webseite des *Bundesamtes für Verbraucherschutz und Lebensmittelsicherheit (BVL)* unter https://www.bvl.bund.de/DE/01_Lebensmittel/03_Verbraucher/02_KennzeichnungLM/04_gvLM/gentechnik_Kennzeichnung_node.html.

Koffein vermeiden. Dieses Thema wird in Kapitel 3 ausführlich behandelt. Knapp zusammengefasst gilt: Vermieden werden sollten Kaffee (selbst entkoffeiniert), Tee (mit Ausnahme koffeinfreier Kräutertee und Grüntee), möglichst Schokolade (Zartbitterschokolade ist in Ordnung) sowie Lebensmittel und Getränke, die Koffein enthalten.

Zucker, künstliche Süßungsmittel und Limonade vermeiden. Dieses Thema wird in Kapitel 2 ausführlich behandelt. Kurz gesagt: Es sollten alle Formen von zusätzlichem und verstecktem Zucker vermieden werden, z. B. Maissirup, Isosirup (Isomeratzucker), Glukose, Maltose und so weiter. Künstliche Süßungsmittel wie Aspartam, Saccharin und Sucralose, Limonaden und „Light"-Getränke, sowie Süßigkeiten, Torten und anderes süßes Gebäck sollten ebenfalls vermieden werden.

Leere Lebensmittel: Schlechte Fette, industriell verarbeitete Lebensmittel (vor allem solche mit künstlichen Zusatzstoffen, Konservierungsmitteln und Aromastoffen), gentechnisch veränderte Lebensmittel, Koffein, Zucker, künstliche Süßungsmittel oder Limonaden.
Wie viel davon essen: Nichts – niemals.

Zusätzliche Lebensmittel essen

In meiner direkten Arbeit mit meinen Patienten ist mein erstes Ziel, ihnen die Grundlagen einer unverfälschten, vollwertigen Ernährung mit qualitativ hochwertigen Lebensmitteln zu vermitteln, wie ich sie in diesem Kapitel kurz vorgestellt habe. Sobald wir die richtige Ernährung für einen Patienten festgelegt haben, fühlt der Betreffende in der Regel eine Linderung ihrer Angststörung. Zu diesem Zeitpunkt führe ich die zusätzlichen, vorteilhaften Lebensmittel ein, die oben genannt wurden: Innereien, fermentierte Lebensmittel, Brühen, Kräuter, gesprosste Bohnen und Samen, rohköstlicher Apfelessig, Algen und Miso. Falls Ihnen davon etwas zusagt, nehmen Sie die betreffenden Lebensmittel ruhig in Ihre Ernährung auf. Die anderen können Sie erst mal für später im Hinterkopf behalten.

Innereien. In vielen Kulturen gelten Innereien mit ihrer hohen Nährstoffdichte und den heilenden Eigenschaften als wertvolle Nahrungsmittel. Leber ist eine hervorragende Quelle für Vitamin A, Vitamin B_{12}, Folsäure, weitere B-Vitamine und, selbstverständlich, auch für Eisen und Proteine. Falls Sie unangenehme Erinnerungen an Rinderleber haben, probieren Sie mal Hähnchen- oder Lammleber, die jeweils einen milderen Geschmack haben. Leber kann tiefgefroren, geraspelt und dann unter die Masse für Speisen wie Hackbraten gemischt werden. Weitere Optionen sind Leberpastete, Rinderherz oder Nierchen. Falls Sie dazu bereit sind, Innereien in Ihre Ernährung zu integrieren, versuchen Sie mindestens eine Portion (etwa 90 g) pro Woche zu essen, alternativ zu einer anderen Portion Proteine.

Fermentierte Lebensmittel. Ein weiteres traditionelles Lebensmittel mit einer langen und ehrwürdigen Geschichte sind fermentierte Lebensmittel. Fermentierte Lebensmittel enthalten Enzyme und probiotische Bakterienkulturen, die zu einer gesunden Darmflora und so zu einer gesunden Verdauung beitragen. Einige fermentierte Lebensmittel sind wohl bekannt, wie z. B. Joghurt und Sauerkraut. Andere erscheinen gegebenenfalls etwas exotischer, z. B. Kefir (auch Wasserkefir), Kimchi (ein asiatisches Gericht aus eingelegtem Gemüse) und Kombucha (fermentierter Tee). Dank der enormen Vorteile probiotischer Bakterien für die Gesundheit sind immer mehr fermentierte Lebensmittel erhältlich. Salsa oder Salatdressings, die fermentierte Zutaten enthalten, sind z. B. in der Kühltheke im Bio-Supermarkt erhältlich, können aber auch selbst zubereitet werden. Die meisten dieser Lebensmittel werden in der Regel in kleineren Mengen verzehrt, als Würzmittel. Es ist eine gute Idee, sie in die tägliche Ernährung zu integrieren.

Brühen. Hausgemachte Knochen- und Gemüsebrühen sind unglaublich nahrhaft und reich an Mineralstoffen. Sie helfen bei der Verdauung, wirken heilend auf den Verdauungstrakt und stärken das Immunsystem. Die Zubereitung von Knochenbrühe ist ganz einfach: Einen großen Suppentopf zu drei Vierteln mit Wasser füllen und die Knochen eines Huhns (alternativ Rinderknochen) und 2 Esslöffel Apfelessig zufügen, um die Extraktion der Mineralstoffe aus den Knochen zu unterstützen. Das Ganze abgedeckt auf niedriger Stufe 8–10 Stunden (für Hühnerknochen) oder 16–20 Stunden (für Rinderknochen) sanft köcheln lassen. Die Zubereitung im Schongarer ist eine weitere Möglichkeit. Die Brühe in Eintöpfen und Suppen oder als Garflüssigkeit für die Zubereitung von Vollkornreis oder anderem Vollkorngetreide verwenden oder einfach so trinken. Versuchen Sie ein paarmal in der Woche Brühe zu konsumieren.

Frische Kräuter und Gewürze machen einen großen Unterschied im Geschmack aus und tragen sehr zum Genuss bei. Außerdem bringen sie viele medizinische Vorteile mit sich, z. B. wirken sie verdauungsfördernd (Minze und Ingwer) und helfen beim Schutz vor Krebs (Kurkuma und Rosmarin). Verwenden Sie Knoblauch, Ingwer, Petersilie und Koriander großzügig. Frische Kräuter sind die beste Option, getrocknete Kräuter sind aber auch in Ordnung. Ich empfehle außerdem, qualitativ hochwertiges, nicht-raffiniertes Salz zu verwenden, z. B. keltisches Meersalz oder Himalayasalz – bis zu 1 Teelöffel täglich. Es hebt den Geschmack, versorgt den Körper mit wichtigen Spurenelementen, unterstützt die Verdauung und regt den Appetit an.

Gesprosste Bohnen und Samen haben eine hohe Nährstoffdichte, sind eine großartige Quelle für Enzyme und eine relativ gute Quelle für pflanzliches Protein. Die Sprossen selbst zu ziehen ist ganz einfach, vor allem Alfalfa-, Mungbohnen-, Linsen- und Brokkolisamen keimen gut. Genießen Sie die Sprossen auf Salaten oder mischen Sie sie kurz vor dem Servieren unter ein Stir-Fry.

Rohköstlicher Apfelessig. Der schon lange als Heilmittel geschätzte Apfelessig enthält eine Reihe von Vitaminen und Mineralstoffen, fördert eine gute Verdauung und stabile Blutzuckerwerte. Für ein Salatdressing einfach mit Olivenöl mischen oder 1 Teelöffel Apfelessig unter ein großes Glas Wasser (etwa 250 ml) mischen und einfach so trinken.

Algen sind reich an Mineralstoffen, darunter Jod, Eisen und Magnesium. Möglicherweise schützen sie sogar vor Krebs (Yang et al., 2010). Mischen Sie Dulse, Kombu oder Seetang z. B. unter Eintöpfe und Gerichte mit Hülsenfrüchten. Nori, die Alge, die für Sushi verwendet wird, ist ein großartiger Snack und kann statt Tortillas für die Zubereitung von Wraps verwendet werden.

Miso. Diese Paste aus fermentierten Sojabohnen hat alle Vorteile von fermentierten Lebensmitteln und schützt möglicherweise außerdem vor Krebs- und Herzerkrankungen (Murooka und Yamshita, 2008). Miso ist eines der wenigen Sojaprodukte, die ich empfehle. Falls Sie Sojaprodukte nicht vertragen oder sie aus anderen Gründen vermeiden möchten, können Sie sich auch nach Miso-Paste aus Reis, Gerste und anderen Hülsenfrüchten umschauen. Achten Sie dabei darauf, dass es sich um ein Bio-Produkt in Rohkostqualität handelt. Erhitzen Sie Miso-Paste nicht, denn das zerstört die gesunden Enzyme. Um alle Vorteile von Miso-Paste optimal zu nutzen, rührt man ganz einfach 1 Esslöffel mit ein klein wenig Wasser glatt und mischt das Ganze kurz vor dem Servieren unter eine Suppe oder einen Eintopf.

Zusammenfassung der empfohlenen Mengen und Kombinationen für den täglichen Verzehr

Im Allgemeinen werden Sie im Zuge der von mir empfohlenen Ernährung zu jeder Mahlzeit und zu jedem Snack Proteine, Fette und Kohlenhydrate essen. Die Mengen von Proteinen und Fetten sind dabei moderat. Die Menge von Kohlenhydraten ist im Vergleich zu der typischen westlichen Ernährung eher niedrig.

Der Anteil von Kohlenhydraten in der dritten Anti-Angst-Diät ist sehr niedrig, daher müssen hier mehr Proteine und Fette konsumiert werden. Bei den Empfehlungen zu den Mengen, die Sie täglich zu sich nehmen sollten, handelt es sich lediglich um Richtlinien, die Ihnen dabei helfen sollen, die optimale persönliche Anti-Angst-Diät zu finden. Bitte gewöhnen Sie sich nicht an, genaue Mengen abzuwiegen oder Kalorien zu zählen. Sehen Sie die genannten Mengen einfach als Orientierungshilfe und passen Sie diese an Ihre persönlichen Erfahrungen und Ihren individuellen Nährstoffbedarf an. Ein ausgewogener Teller zum Mittag- oder Abendessen könnte zum Beispiel so aussehen:

Ein Viertel des Tellers könnte ein Stück gegrilltes Lamm- oder Rindfleisch oder Fisch sein.

Ein Viertel des Tellers könnte eine Süßkartoffel (stärkehaltiges Gemüse) mit zerlassener Butter (etwas Fett) oder Vollkornreis (Getreide) mit Olivenöl (etwas Fett) sein.

Die Hälfte des Tellers könnte mit gedämpftem Brokkoli, Blumenkohl und Spargel (Gemüse mit geringem Stärkeanteil) versehen sein, beträufelt mit etwas zerlassener Butter oder Olivenöl (mehr Fett).

Zu der Mahlzeit könnten Sie noch ein paar Esslöffel Sauerkraut (ein zusätzliches Lebensmittel) und Salat (Blattgemüse mit geringem Stärkeanteil) mit Mungbohnensprossen (ein weiteres zusätzliches Lebensmittel), in Spalten geschnittene Avocado (mehr Fett), Sesamsamen (mehr Fett) und ein hausgemachtes Dressing aus Olivenöl (mehr Fett), Apfelessig (ein weiteres zusätzliches Lebensmittel) und frische Kräuter (ein weiteres zusätzliches Lebensmittel) essen. Als Nachtisch kommt frisches oder gebackenes Obst infrage, serviert mit Kokosmilch oder frischer Sahne (mehr Fett).

Rezepte und weitere Informationen

Zu Beginn Ihrer Ernährungsumstellung brauchen Sie vielleicht ein paar neue Kochbücher und Informationsquellen, die Sie bei Ihrer Anti-Angst-Diät unterstützen. Hier ein paar Bücher, die ich Ihnen für den Anfang empfehlen kann:

* *The New Whole Foods Encyclopedia* (1999) von Rebecca Wood ist eine großartige Ressource für die Auswahl und Zubereitung von Gemüse, Obst, Getreide und Kräutern.

* *Julia's Kitchen Wisdom* (2009) von Julia Child ist ein großartiges kleines Buch, das in die Grundlagen des Kochens einführt. Wenn Sie so weit sind, können Sie auch ein paar ihrer anspruchsvolleren Kochbücher ausprobieren.

* *The Bold Vegetarian: 150 Innovative International Recipes* (1995) von Bharti Kirchner. Vegetarische Kochbücher sind eine großartige Ressource für diejenigen, die nicht viel Erfahrung bei der Zubereitung von Gemüse haben. Das gilt auch für dieses Buch.

* *Das Vermächtnis unserer Nahrung* (2016) von Sally Fallon. Dieses Buch enthält Rezepte für viele traditionelle Fleisch-, Fisch-, Geflügel- und Gemüsegerichte sowie Informationen zum Einweichen von Getreide, Ziehen von Keimsprossen, zu fermentierten Lebensmitteln und zu vielem mehr.

* *Cooking to Heal: Nutrition and Cooking Class for Autism* (2010) von Julie Matthews. Dieses Rezeptbuch mit vierstündiger DVD deckt glutenfreie, laktosefreie und getreidefreie Ernährungsformen ab und enthält Rezepte für traditionelle Brühen, fermentierte Lebensmittel und mehr. Julie und ich haben zusammengearbeitet und festgestellt, dass es viele Überschneidungen gibt, was die ernährungsspezifische Behandlung von Autismus und psychischen Störungen gibt. Lassen Sie sich also nicht von dem Titel abschrecken.

Für Rezepte gilt immer (also auch für die Rezepte aus den genannten Kochbüchern), dass Sie sie Ihren geschmacklichen Vorlieben und ernährungsspezifischen Bedürfnissen anpassen müssen. Hier ein paar spezifische Richtlinien: Ersetzen Sie Rapsöl und andere weniger gesunde Öle durch Olivenöl, Butter oder Kokosfett. Ersetzen Sie Weizenmehl durch eine glutenfreie Option. Verwenden Sie weizenfreie Tamari statt Sojasauce. Ersetzen Sie Tofu durch rotes Fleisch, Geflügel oder Fisch. Und selbstverständlich sollten Sie alle Rezepte ignorieren, die künstliche Süßungsmittel, industriell verarbeitete oder raffinierte Zutaten, raffinierten Zucker oder übermäßige Mengen an natürlichen Süßungsmitteln enthalten.

Abschließend

Es ist wirklich nicht schwer, sich so zu ernähren, wie ich es in diesem Kapitel ausgeführt habe. Es geht in erster Linie darum, sich auf die Grundlagen zurückzubesinnen. Und obwohl jede Veränderung am Anfang nicht unbedingt leichtfällt, vor allem, wenn es ums Essen geht, werden Sie sich schneller besser fühlen, als Sie es sich jetzt vorstellen können, und auf dem besten Weg sein, Ihre Angststörung hinter sich zu lassen. Dies ist eine sehr große Motivation, die es Ihnen ermöglicht, sich an eine gesunde Diät zu halten. Als Bonus werden Sie sich wahrscheinlich insgesamt besser und gesünder fühlen. Genießen Sie es herauszufinden, welche Diät Ihnen hilft.

Mir ist bewusst, dass in diesem Kapitel eine Menge Informationen enthalten waren. In der Folge kommen daher einige Zusammenfassungen, die Ihnen helfen sollen, Ihre ganz persönliche Anti-Angst-Diät zu finden.

Erlaubte Lebensmittel in der Anti-Angst-Diät

* Unverfälschte, vollwertige und abwechslungsreiche Lebensmittel
* Qualitativ-hochwertige Quelle für tierisches Protein
* Mehrmals die Woche Fisch
* Gute Fette
* Gemüse und Obst aus Bio-Anbau, in allen Farben des Regenbogens
* Kohlenhydrate aus Obst, Gemüse und Getreide (wenn Sie es vertragen)
* Proteine, Kohlenhydrate und gute Fette zu jeder Mahlzeit und den meisten Snacks

* Täglich Frühstück, mit Proteinen
* Drei Mahlzeiten und zwei Snacks täglich
* Viel reines Wasser
* Auf die individuellen, biochemischen Bedürfnisse achten und die Ernährung entsprechend anpassen

Zusätzliche Lebensmittel im Zuge der Anti-Angst-Diät

* Innereien
* Fermentierte Lebensmittel
* Brühen
* Kräuter und Gewürze
* Weitere nährstoffreiche Lebensmittel: Molke, Sprossen, Apfelessig in Rohkostqualität, Algen und Miso-Paste

Folgende Lebensmittel im Rahmen einer Anti-Angst-Diät nur mit Vorsicht genießen

* Gluten enthaltendes Getreide (wenn keine Unverträglichkeit vorliegt); möglichst einweichen, Sprossen ziehen oder fermentiert genießen
* Milchprodukte (wenn keine Unverträglichkeit vorliegt), am besten aus Rohmilch und Bio-Qualität
* Glutenfreies Getreide, Hülsenfrüchte und stärkehaltiges Gemüse

Folgende Lebensmittel im Rahmen einer Anti-Angst-Diät vermeiden

* Schlechte Fette
* Industriell verarbeitete Lebensmittel, vor allem solche mit künstlichen Zusatzstoffen, Konservierungsmitteln, Farbstoffen und Aromastoffen
* Kaffee und andere Koffeinquellen
* Zucker, künstliche Süßungsmittel und Limonaden
* Lebensmittel, die gentechnisch veränderte Zutaten enthalten

KAPITEL 2

ZUCKER VERMEIDEN UND SCHWANKUNGEN DES BLUT-ZUCKERSPIEGELS VERHINDERN

Der Verzehr von Zucker und anderen raffinierten, industriell verarbeiteten Kohlenhydraten und die daraus resultierenden exzessiven Schwankungen des Blutzuckerspiegels können zu Angststörungen beitragen. Diese problematischen Zutaten zu reduzieren oder darauf zu verzichten führt häufig zu einer Reduktion von Beklemmungen, Nervosität, Reizbarkeit und den Gefühlen von Stress und Überforderung, manchmal verschwinden diese Beschwerden auch vollständig. Außerdem hilft es gegen Schwächegefühle zwischen den oder beim Auslassen von Mahlzeiten.

Zunächst schauen wir uns raffinierten Zucker und industriell verarbeitete Lebensmittel mit hohem Zuckergehalt an und beschäftigen uns damit, warum sie schlecht für die psychische Verfassung und die allgemeine Gesundheit sind. Dann beschäftigen wir uns mit stabilem Blutzucker und damit, wie ein niedriger Blutzuckerspiegel die Symptome von Angststörungen hervorrufen kann (was wiederum erklärt, warum eine Stabilisierung des Blutzuckerspiegels bereits einen großen Unterschied machen kann). Die Kontrolle des Blutzuckerspiegels ist für viele meiner

Patienten (ob sie unter Angststörungen leiden oder nicht) ein bedeutender Faktor, da ein stabiler Blutzuckerspiegel zu einer allgemein besseren Laune beiträgt, zu mehr Energie, Konzentration und besserem Schlaf und den Heißhunger auf bestimmte Lebensmittel (z. B. Süßigkeiten) reduziert.

Ein unkontrollierter Blutzuckerspiegel hingegen kann einen Teufelskreis verursachen. Wenn der Blutzuckerspiegel sinkt, verspürt man ein stärkeres Verlangen nach bestimmten Lebensmitteln (oft Heißhunger auf Süßes) und isst gegebenenfalls mehr Zucker. Das führt zu einem raschen Anstieg des Blutzuckerspiegels, der jedoch bald und abrupt wieder abfällt. Dazu kommt, dass der Nährstoffverlust des Körpers größer wird, je mehr Zucker man isst, sodass die Kontrolle des Blutzuckerspiegels immer schwieriger wird. Diese Achterbahnfahrt wird von Angstgefühlen und Stimmungsschwankungen begleitet.

Da Schwankungen des Blutzuckerspiegels die Nebennieren zur Produktion großer Mengen Kortisol anregen, setzen sie die Nebennieren unter Stress – ein weiterer Teufelskreis, da gestresste Nebennieren eine verschlechterte Kontrolle des Blutzuckerspiegels bedeuten. (Weitere Informationen zu den Nebennieren in Kapitel 8).

Fragebogen zum Zuckerkonsum

Der erste Schritt, um festzustellen, ob der Blutzuckerspiegel eine Rolle bei der Angststörung spielt, ist herauszufinden, ob Sie zu viel Zucker konsumieren oder gegebenenfalls sogar süchtig nach Zucker sind. Dieser Fragenkatalog wird Ihnen dabei helfen. Kreuzen Sie alle Aussagen an, die auf Sie zutreffen. „Andere Süßungsmittel" sind: brauner Zucker, Honig, Ahornsirup, Dattelzucker, künstliche Süßungsmittel, Xylitol, Stevia, Fructose, Agavendicksaft usw. (eine ausführlichere Liste folgt weiter unten in diesem Kapitel).

❑ Schmecken Sie Ihr Essen oder Ihre Getränke mit Zucker oder anderen Süßungsmitteln ab?

❑ Essen Sie industriell verarbeitete Lebensmittel, Süßigkeiten, Kekse oder Kuchen, die Zucker oder andere Süßungsmittel enthalten?

- ❏ Trinken Sie Limonade, Light-Getränke, Sportgetränke oder Fruchtsaft?
- ❏ Essen Sie im Anschluss an eine Mahlzeit gerne noch was Süßes oder sind Sie insgesamt eine Naschkatze?
- ❏ Ersetzen Sie Zucker mit den gleichen Mengen angeblich gesünderer Süßungsmittel wie Honig, Ahornsirup oder Agavendicksaft?
- ❏ Verwenden Sie Xylitol, Stevia oder künstliche Süßungsmittel (Sucralose, Aspartam usw.)?
- ❏ Essen Sie große Mengen Obst (täglich zehn Portionen oder mehr?)
- ❏ Essen Sie zwischendurch gerne Trockenfrüchte?
- ❏ Neigen Sie dazu, es mit süßen Lebensmitteln zu übertreiben, d. h. essen Sie z. B. eine komplette Packung Kekse statt nur ein oder zwei Stück, oder eine ganze Tafel Schokolade, statt nur einen kleinen Riegel davon?
- ❏ Essen Sie täglich „weiße Lebensmittel" wie Weißbrot, Weißmehlprodukte, helle Nudeln, weißen Reis?
- ❏ Haben Sie das Gefühl, etwas Süßes essen zu müssen, um sich glücklich, ausgeglichen, getröstet oder vital zu fühlen?
- ❏ Kostet es Sie Selbstüberwindung, Zucker zu vermeiden, und fehlt Ihnen dann etwas?

Wenn Sie mehr als drei Aussagen mit Ja beantwortet haben, konsumieren Sie unter Umständen zu viel Zucker und andere Süßungsmittel. Eventuell sind Sie sogar süchtig nach Zucker.

Die schädlichen Auswirkungen von Zucker und Süßungsmitteln

Es kann recht schwer sein, auf Zucker und Süßungsmittel zu verzichten. Lassen Sie uns daher einen Blick darauf werfen, wie der Verzehr von Zucker Angststörungen begünstigt, um für etwas mehr Motivation zu sorgen. Außerdem möchte ich auf ein paar weitere gesundheitliche Probleme eingehen, die mit Zucker in Verbindung gebracht werden, um Ihnen dabei zu helfen, auf Kurs zu bleiben.

Blutzuckerspiegel und Angststörungen. Um alle Körperzellen mit Energie zu beliefern, vor allem die Gehirnzellen, braucht der Körper Glukose. Es ist jedoch sehr wichtig, dass der Blutzuckerspiegel möglichst ausgeglichen bleibt. Der Verzehr von raffiniertem Zucker, Limonade, den meisten Süßungsmitteln (darunter auch Honig und Ahornsirup) und raffinierten Kohlenhydraten führt zu einem raschen Anstieg des Blutzuckerspiegels, gefolgt vom raschen Abfall. Und das trägt zu Beklemmungen, Nervosität und Reizbarkeit bei. Fürs Erste werde ich es bei diesem kurzen Überblick belassen, da das Thema weiter unten in diesem Kapitel noch genauer behandelt wird.

Zucker, erhöhte Laktatwerte und Angststörungen. Zucker und Alkohol können zu erhöhten Laktatwerten im Blut führen, die wiederum Angst, Beklemmungen und Panikattacken auslösen können. Wenn Sie unter Angststörungen leiden, könnte es sein, dass Sie besonders empfindlich auf Laktat reagieren (Maddock, Carter, and Gietzen, 1991). Weitere Faktoren, die zu einem Anstieg der Laktatwerte führen können, sind Koffein, Lebensmittelunverträglichkeiten, geringe Blutwerte von Niacin und den Vitaminen B_6 und B_1 oder Mangel an Kalzium und Magnesium (Murray und Pizzorno, 1998).

Zucker und Angststörungen und Depressionen. Teenager an der privaten High School von Appleton (Wisconsin, USA) waren angespannt, müde, gereizt, depressiv und schwer erziehbar. Im Jahr 1997 half Barbara Stitt, Expertin für Ernährung und Verhaltensstörungen, ein neues Ernährungsprogramm in der Schule umzusetzen, das auf vollwertigen Lebensmitteln basierte, ohne Zucker und Junk Food. Zu Trinken gab es Wasser statt Limonade. Laune, Verhalten und schulische Leistungen der Teenager verbesserten sich dramatisch (Stitt, 2002). In unserer E-Mail-Korrespondenz teilte Barbara mir mit, dass das gesündere Ernährungsprogramm daraufhin im gesamten Schulbezirk (15000

Schüler) übernommen wurde, unter anderem mit dem dramatischen Ergebnis, dass die Anzahl der Schulabbrecher auf lediglich 16 pro Jahr zurückging – im Vergleich zu durchschnittlich 450 Schülern in den vorausgegangenen Jahren. Und nur das Essen war verändert worden. Darüber hinaus zeigte sich in einer Studie, die sich mit dem Zuckerkonsum in sechs Ländern beschäftigte (Westover und Marangell, 2002), eine starke Wechselbeziehung zwischen einem höheren Zuckerkonsum und einem erhöhten Auftreten von Depressionen. Da es eine Verbindung zwischen Angststörungen und Depressionen gibt, ist es möglich, dass diese Ergebnisse auch für die Behandlung von Angststörungen von Bedeutung sein könnten.

Raffinierter Zucker und Nährstoffmangel. Raffinierter Zucker und Süßungsmittel sind schädlich, da sie keine Nährstoffe enthalten, lediglich Kohlenhydrate für die Energie. Während der Raffination gehen Mineralstoffe wie Chrom, Mangan, Zink und Magnesium verloren. Unser Körper muss daher auf die entsprechenden Mineralstoffreserven zurückgreifen, und auch auf die Reserven von B-Vitaminen und Kalzium, um den Zucker verdauen zu könne. Das führt zur Reduktion der betreffenden Nährstoffspeicher. Viele dieser Nährstoffe sind jedoch sehr wichtig, um gegen Angststörungen und Depressionen vorzubeugen. Wenn man sich an süßen Lebensmitteln satt isst, ist ein weiteres Problem, dass man keinen Appetit auf Lebensmittel mit hoher Nährstoffdichte mehr hat. Denken Sie mal darüber nach: Sie kommen ausgehungert von der Arbeit und essen ein Stück Kuchen – vielleicht auch zwei Stücke. Haben Sie danach noch Lust auf Abendessen?

Giftiges Quecksilber und Bedenken zu gentechnisch veränderten Lebensmitteln. Isosirup (Isomerose) gehört zu den Hauptzutaten in den meisten industriell verarbeiteten Lebensmitteln, und in Proben dieses Süßungsmittels wurden Spuren von Quecksilber entdeckt, einem giftigen Metall, welches das Nervensystem schädigt (Dufault et al., 2009). Welche Auswirkungen der Verzehr von Isosirup und anderen aus gentechnisch verändertem Mais hergestellten Süßungsmitteln langfristig hat, ist zwar noch nicht bekannt, am sichersten ist es aber, darauf zu verzichten.

Weitere schädliche Auswirkungen von Zucker und anderen Süßungsmitteln auf die Gesundheit. Zu den offensichtlichen Konsequenzen des übermäßigen Konsums von Zucker gehören verdorbene Zähne, Diabetes und Fettleibigkeit. Einige Studien weisen auch auf einen Zusammenhang zwischen dem Verzehr von Fructose und Herzerkrankungen hin (Stanhope und Havel, 2010). Der Verzehr von Zucker hat auch Auswirkungen auf das Immunsystem (Sanchez et al., 1973), Aufmerksamkeitsstörungen und Hyperaktivität (Schnoll, Burshteyn und Cea-Aravena, 2003), Arthritis (Darlington, Ramsey und Mansfield, 1986) und Krebs (Lajous et al., 2008). In Tierversuchen hat sich außerdem herausgestellt, dass eine Ernährung mit hohem Glukosegehalt die Produktion von Verdauungsenzymen beeinträchtigt (Du, Shi und Le, 2010) und Zucker fördert Candida-Wucherungen (Crook 1997).

Zucker und Süßungsmittel definiert

Die unterschiedlichen Arten von Zucker und Süßungsmitteln zu kennen und über ihre Vorteile und negativen Auswirkungen Bescheid zu wissen, ist wichtig, daher sollten Sie sich die folgende Tabelle genau ansehen. Die meisten aufgeführten Posten wirken sich auf den Blutzuckerspiegel aus und können die Lust auf Süßes sogar steigern. Zu viel Süßes zu essen, einschließlich Obst, ist nicht gesund. Auch wenn Sie glauben, dass Sie gesunde Süßungsmittel verwenden, raffinierten weißen Zucker z. B. durch Dattelzucker oder Honig ersetzen, haben Sie wahrscheinlich trotzdem ein Problem mit dem Zuckerkonsum, wenn Sie die betreffenden Lebensmittel häufig essen. Eine moderate Menge frisches Obst sollte Ihr Verlangen nach Süßem idealerweise stillen.

Zucker und Süßungsmittel

	Vorteile	negative Auswirkungen/ Nachteile	Auswirkungen auf den Blutzuckerspiegel?	Verzehr in Ordnung?
Ganze Früchte	· natürlich süß · enthält Ballaststoffe · nährstoffreich	· bei Candida-Infektionen unter Umständen problematisch	ja, wenn es alleine verzehrt wird	großartig
Trockenfrüchte	· natürlich süß · enthalten Ballaststoffe · nährstoffreich	· bei Candida-Infektionen unter Umständen problematisch · man isst schnell zu viel davon	ja, wenn sie alleine verzehrt werden	in kleinen Mengen
Honig, Ahornsirup, Melasse	· Nährstoffe nicht entzogen	· bei Candida-Infektionen unter Umständen problematisch	ja, wenn sie alleine verzehrt werden	in kleinen Mengen
Dattelzucker, dehydrierter Rohrzuckersaft	· Nährstoffe nicht entzogen	· bei Candida-Infektionen unter Umständen problematisch	ja, wenn er alleine verzehrt wird	in kleinen Mengen
Stevia	· keine	· unangenehmer Nachgeschmack	nein	in kleinen Mengen
Xylitol	· nicht schlecht für die Zähne	· kann Durchfall verursachen	nein	in kleinen Mengen
Zartbitterschokolade	· senkt den Blutdruck und den Blutfettgehalt · verbessert die Insulinresistenz · schützt gegen Krebs	· der darin enthaltene Zucker kann Probleme bei Candida-Infektionen verursachen · man isst schnell zu viel · enthält Koffein	ja, wenn sie alleine gegessen wird	in kleinen Mengen

	Vorteile	negative Auswirkungen/ Nachteile	Auswirkungen auf den Blutzuckerspiegel?	Verzehr in Ordnung?
Fruchtsaft	· nährstoffreich	· Zuckergehalt zu hoch · zu wenig Ballaststoffe · bei Candida-Infektionen unter Umständen problematisch	ja	in Ordnung, wenn sehr verdünnt und nicht zu häufig getrunken
Agavendicksaft	· keine	· lässt die Triglyceridwerte ansteigen · trägt zu Herzerkrankungen und Diabetes bei	ja	nein
Raffinierter Zucker, industriell verarbeitete Kohlenhydrate	· keine	· Entzug von Nährstoffen · Gewichtszunahme · Herzerkrankungen	ja	nein
Maissirup, industriell verarbeitete Kohlenhydrate	· keine	· Verunreinigung mit giftigem Quecksilber · Herzerkrankungem	ja	nein
Limonade, Energy-drinks	· keine	· Entzug von Nährstoffen · Gewichtszunahme · Herzerkrankungen	ja	nein
Künstliche Süßungsmittel	· keine	· Giftigkeit · Gewichtszunahme	nein	nein

Was Zucker enthält

Zucker ist in der Regel in allen industriell verarbeiteten Lebensmitteln und Fertiggerichten enthalten. Bonbons, Kekse, Backwaren und Schokolade sind offensichtliche Zuckerquellen und stark in unser kulturelles Leben eingebunden: Pralinen zum Valentinstag, Schokoladenhasen und weitere Süßigkeiten zu Ostern, Süßigkeiten zum amerikanischen Unabhängigkeitstag am 4. Juli, viel zu viele Süßigkeiten zu Halloween, Pies (gedeckter Obstkuchen) an Thanksgiving und noch mehr Pies an Weihnachten. An Geburtstagen in der Schule und zum Ausstand im Büro gibt es Kuchen. Und Kekse, Donuts, Eiscreme und weitere süße Sachen gönnt man sich vielleicht auch einfach mal so, oder damit man sich besser fühlt. Vielleicht möchte man seinen Lieben mit Süßem etwas Gutes tun und umgekehrt.

Limonade und andere gesüßte Drinks sind die größte Quelle zusätzlichen Zuckers in der amerikanischen Ernährung (Johnson et al., 2009). Die *Harvard School of Public Health (Department of Nutrition)* hat 2009 einen Leitfaden herausgebracht, den man aus dem Internet herunterladen kann und der aufzeigt, wie viel Zucker – zugefügter und natürlich vorkommender – in Limonade, isotonischen Getränken und anderen industriell gefertigten Getränken (auch Fruchtsäften) enthalten ist. Einige der schlimmsten Missetäter enthalten in einer 340-ml-Portion mehr als 50 g Zucker; das entspricht etwa 10 Teelöffel Zucker. Selbst Fruchtsäfte mit 100 % Fruchtgehalt können hohe Mengen Zucker enthalten, man sollte sie also besser nicht regelmäßig trinken und wenn doch, dann am besten mit Wasser verdünnt: 1 Teil Fruchtsaft, 8 Teile Wasser. Wer alle diese Getränke vermeidet, reduziert seinen Zuckerkonsum drastisch. Gute Alternativen sind eisgekühltes gefiltertes Wasser mit einem Spritzer frisch gepresstem Zitronen- oder Limettensaft oder ungesüßtem Cranberrysaft. Gefiltertes Wasser mit ein paar Orangenscheiben oder ein paar frischen, zerdrückten Erdbeeren ist auch eine köstliche Option, ebenso wie heiße oder gekühlte Kräutertees (Minze, Süßholz oder Ingwer), Grüntee, fermentierte Getränke wie Kombucha oder Wasserkefir (laktosefrei) und Kaffeeersatz.

Weniger offensichtlich, aber sehr weit verbreitet ist die Zugabe von Zucker und anderen Süßungsmitteln in der industriellen und kommerziellen Lebensmittelproduktion. Ich empfehle Ihnen, sich mal in Ihrer Speisekammer umzuschauen: Ketchup, fertige Salatdressings, Erdnussbutter, Fertiggerichte, Instantsuppen und auch Produkte, die Fleisch enthalten. Wer industriell verarbeitete Lebensmittel isst oder auswärts essen geht, nimmt zusätzlichen Zucker zu sich, in der Regel in Form von Isosirup. Wer sich vollwertig von unverfälschten Lebensmitteln ernährt, nimmt hingegen keine dieser zusätzlichen Zucker und Süßungsmittel zu sich.

Falls Sie Fertiggerichte oder andere industriell verarbeitete Lebensmittel kaufen, lesen Sie sich die Verpackung sorgfältig durch. Die folgenden Zutaten sind mit Zucker gleichzusetzen. Wenn unter den ersten fünf Posten der Zutatenliste eine oder mehrere dieser Zutaten genannt werden, hat das entsprechende Lebensmittel einen hohen Zuckergehalt.

* Agavendicksaft
* Ahornsirup
* brauner Zucker
* dehydrierter Rohrzuckersaft
* Dextrin
* Dextrose
* Dextrose
* Fruchtsaftkonzentrat
* Fructose
* Gerstenmalz
* Honig
* Invertzucker
* Isomalt

* Isosirup (auch Isoglucose-Sirup, Isomeratzucker, Isomerose, Isozucker)
* Lactose
* Maissirup
* Maltodextrin
* Maltose
* Malzsirup
* Melasse
* Reissirup
* Rohrzucker
* Saccharose
* Sirup
* Sucrose
* Turbinadozucker
* Xylose

Abgepackte Lebensmittel enthalten unter Umständen Zutaten, die man für „gesunde" Zucker halten könnte, z. B. Fruchtsaft, Ahornsirup oder

Honig. Es handelt sich dabei dennoch um Zucker, der sich einmal verdaut ebenfalls auf den Blutzuckerspiegel auswirkt. Heutzutage wird Agavendicksaft häufig als „gesunde" Alternative zu Zucker angepriesen. Ich kann ihn nicht empfehlen. Er ist stark verarbeitet und besteht vor allem aus Fructose, lässt also potenziell die Triglycerid-Werte ansteigen und trägt zu Herzerkrankungen und Diabetes bei (Stanhope und Havel, 2010).

Raffinierte Getreideprodukte wie Weißmehl und weißer (geschälter) Reis sind ebenfalls problematisch. Da sie nur wenige Ballaststoffe enthalten, sind sie schneller verdaut als andere komplexe Kohlenhydrate und die darin enthaltenen natürlichen Zucker gehen schneller in den Blutstrom über, sodass sie den Blutzuckerspiegel genauso beeinflussen wie raffinierter Zucker. Raffinierte Getreideprodukte enthalten außerdem weniger Nährstoffe wie Vitamin E und die B-Vitamine. Raffiniertes Getreide wird häufig verarbeitet; nicht nur in Weißbrot – auch in Nudeln, vielen Tortillas und selbst in vielen Broten, die als „Vollkorn" angepriesen werden.

Künstliche Süßungsmittel

Ersetzen Sie Zucker nicht mit künstlichen Süßungsmitteln wie Acesulfam-K, Aspartam, Neotam, Saccharin und Sucralose. Tatsächlich können diese nämlich zur Gewichtszunahme führen, da sie den Appetit steigern. Und weil sie sehr süß sind, fördern sie auch den Heißhunger auf Süßes (Yang, 2010). Da es sich nicht um unverfälschte Lebensmittel handelt, reagieren manche Menschen empfindlich darauf und erleben Gegenreaktionen des Körpers. Aspartam verursacht zum Beispiel Kopfschmerzen, Schlaflosigkeit, Schwindel, allgemeines Unwohlsein und kann bei Menschen mit psychischen Störungen Depressionen und Nervosität verstärken (Bradstock et al., 1986; Humphries, Pretorius und Naudé, 2008). Weitere Informationen zu den schädliche Auswirkungen von künstlichen Süßungsmitteln, Glutamat (MSG) und anderen Lebensmittelzusatzstoffen finden Sie in dem Buch *Excitotoxins: The Taste that Kills* (1997) von Russel Blaylock.

Alternativen zu ungesundem Zucker und künstlichen Süßungsmitteln

Statt Zucker und künstlich gesüßten Lebensmitteln sollten Sie gesundes Bio-Obst und süßes, stärkehaltiges Gemüse wie Süßkartoffeln verwenden. Gewürze wie Zimt und Süßholz helfen auch dabei, das Verlangen nach Süßem zu stillen. Die einzigen Optionen zum Süßen, die ich als einigermaßen gesund einstufen würde, sind roher Honig, Ahornsirup, Melasse, hausgemachtes Apfelmus oder frisch gepresster Obstsaft. Aber auch diese Zutaten sollten nur in sehr kleinen Mengen verwendet werden, nicht als eins-zu-eins Zuckerersatz, da sie sich auf den Blutzuckerspiegel auswirken. Denken Sie auch daran, dass Honig manchmal von Bienen stammt, die mit Zucker gefüttert wurden – informieren Sie sich also genau darüber, welchen Honig Sie kaufen und vermeiden Sie diese Art. Trockenfrüchte sind scheinbar zwar eine gute Alternative, haben aber einen hohen natürlichen Zuckergehalt, sodass man schnell zu viel Zucker gegessen hat.

Im Jahr 2009 hat die *American Heart Association* eine Presseerklärung zu den negativen Auswirkungen von Zucker herausgegeben, zusammen mit Richtlinien zum Zuckerkonsum (Johnson et al., 2009). Als Höchstmenge werden 6 Teelöffel zusätzlicher Zucker pro Tag für Frauen und 9 Teelöffel pro Tag für Männer empfohlen. Auch die Deutsche Gesellschaft für Ernährung empfiehlt 6 Teelöffel pro Tag nicht zu überschreiten (Quelle: WHO-Guideline (2015): Sugars intake for adults and children, *Deutsche Gesellschaft für Ernährung e. V.*). Im Gegensatz zu dem aktuellen Durchschnitt von 22 Teelöffeln Zucker pro Tag ist das zwar schon eine große Verbesserung, meine Empfehlung ist jedoch, zugefügten Zucker ganz zu vermeiden oder den Konsum auf 2–3 Teelöffel höchstens einzuschränken, in Form von Honig, Ahornsirup oder Melasse. Es gibt zwei Süßungsmittel, die den Blutzuckerspiegel nicht beeinflussen: Xylitol (ein Zuckeralkohol) und Stevia (pflanzlich). Allerdings empfehle ich Ihnen, diese Süßungsmittel – wenn überhaupt – nur sparsam zu verwenden. Da sie süß sind, fördern sie die Lust auf Süßes und das Verlangen nach Zucker. Ein weiterer Nachteil ist, dass Zuckeralkohol Durchfall verursachen kann.

Da Schokolade so beliebt ist und heutzutage wegen ihrer angeblichen gesundheitlichen Vorteile so gelobt wird, muss dunkle Schokolade (Zartbitterschokolade) hier extra erwähnt werden. Schokolade verbessert die Stimmung und löst Glücksgefühle aus (Macht und Dettmer, 2006). Zartbitterschokolade hat tatsächlich gesundheitliche Vorteile. Es hat sich herausgestellt, dass einmoderater Konsum den Blutdruck senkt, ebenso die Fettwerte im Blut, dass Zartbitterschokolade entzündungshemmende Eigenschaften hat und gegen Insulinresistenz (eine eingeschränkte Sensitivität des Körpers gegenüber Insulin) hilft – alles Eigenschaften, die zur Herzgesundheit beitragen könnten (Corti et al., 2010). Zartbitterschokolade schützt möglicherweise auch vor Krebs (Maskarinec, 2009). Die große Frage ist aber, ob Sie es schaffen, nur ein einziges Stück zu essen. Gelingt Ihnen das nicht, müssen Sie herausfinden, woran das liegt. Wenn Sie sich zu viel Schokolade gönnen, um sich etwas Gutes zu tun, um zur Ruhe zu kommen oder um die Stimmung zu verbessern, lesen Sie sich die Informationen zur Biochemie des Gehirns in Kapitel 6 genau durch, um herauszufinden, woher das Verlangen kommen könnte. Übrigens enthält Schokolade auch Koffein und könnte Migräne verursachen. Zartbitterschokolade mit mindestens 70 % Kakaobestandteilen ist die beste Wahl, da sie weniger Zucker und mehr Kakao enthält. Kakao ist reich an Antioxidantien und Flavonoiden (eine Klasse pflanzenbasierter Verbindungen, die offenbar ähnliche Vorteile haben wie Antioxidantien).

Wenn Sie eine Angststörung in den Griff bekommen wollen, ist es absolut unverzichtbar, dass Sie Zucker vollständig vermeiden. Das bedeutet, dass Sie unter keine Speise und unter kein Getränk Zucker mischen sollten, auch nicht sparsam. Das bedeutet auch, dass Sie keinen Kuchen, keine Bonbons und keine anderen Süßigkeiten, keine zuckerhaltigen oder gesüßten Getränke, keine industriell verarbeiteten Lebensmittel und keine künstlichen Süßungsmittel konsumieren sollten. Essen Sie stattdessen unverfälschte Lebensmittel und achten Sie darauf, sich so zu ernähren, dass ihr Blutzuckerspiegel stabil bleibt. (Wie das geht, erkläre ich im nächsten Abschnitt).

Idealerweise sollten Sie kein Verlangen haben zu naschen. Und Sie sollten sich nicht nach dem nächsten „gesunden" Süßungsmittel umschauen, das auf den Markt kommt. Falls dies jedoch der Fall ist, ist das ein Zeichen dafür, dass Sie Ihre Ernährung umstellen müssen und dass eventuell ein Nährstoffmangel vorliegt, das Verhältnis der natürlichen chemischen Verbindungen in Ihrem Körper unausgewogen ist, Sie unter einer Abhängigkeit (siehe Kapitel 6) oder Candida-Infektion (siehe Kapitel 5) leiden. Dabei spielt es keine Rolle, ob Sie auf „gesunde" Süßungsmittel, auf Zucker oder auf industriell verarbeitete Lebensmittel Heißhunger haben.

Schwankungen des Blutzuckerspiegels vermeiden

In seinem Buch *Nutrition and Mental Illness* (1987) betonte der Arzt und Biochemiker Carl Pfeiffer die Bedeutung eines ausgeglichenen Blutzuckerspiegels. Damit das Gehirn funktioniert, muss es mit Glukose versorgt werden. Wenn es die benötigte Glukose nicht erhält, wird man eventuell unter den vielen emotionalen und körperlichen Zeichen einer Unterzuckerung leiden – darunter auch Angststörungen und Depressionen (Harp und Fox, 1990).

Fragebogen zu niedrigem Blutzucker

Dieser Fragebogen soll Ihnen dabei helfen herauszufinden, ob Sie eventuell unter niedrigem Blutzucker leiden. Kreuzen Sie im Folgenden die Symptome an, die Sie täglich erfahren:
- ❑ Nervosität oder Angstzustände/Beklemmungen
- ❑ Stress und ein Gefühl der Überforderung
- ❑ Phobien und Ängste
- ❑ Reizbarkeit und Erregung
- ❑ Depression oder Stimmungsschwankungen
- ❑ Ein schwaches/zittriges Gefühl zwischen den Mahlzeiten oder wenn eine Mahlzeit ausgelassen wird

- ❏ Schlechte Erinnerung und Konzentration
- ❏ Müdigkeit
- ❏ Sich nach dem Essen generell besser fühlen
- ❏ Intensives Verlangen nach Süßem
- ❏ Verlangen nach Kohlenhydraten oder Alkohol
- ❏ Einen Kaffee benötigen, um morgens in den Schwung zu kommen oder Energie zu behalten
- ❏ Schlaflosigkeit oder nächtliches Aufwachen

Falls Sie mehr als drei Punkte angekreuzt haben, ist es möglich, dass Sie unter niedrigem Blutzucker leiden. Wenn die Symptome häufig drei oder fünf Stunden nach dem Essen auftauchen, ist es besonders wahrscheinlich, dass eine Unterzuckerung dafür verantwortlich ist. Dieser Fragebogen beruht auf meiner Erfahrung in der Arbeit mit vielen Patienten und auf den Informationen aus *Nutrition und Mental Illness* (1987) von Carl Pfeiffer sowie *Textbook of Natural Medicine* (2000) von Joseph Pizzorno und Michael Murray.

Vorteile eines kontrollierten Blutzuckerspiegels

Mit einem stabilen Blutzuckerspiegel fühlt man sich geerdet, hat weniger Beklemmungen und fühlt sich nicht so leicht überfordert und gestresst. Mit hoher Wahrscheinlichkeit hat man auch weniger oder keinen Heißhunger auf Süßes mehr. Der kann zwar noch auftreten, hängt dann aber vermutlich mit einer andersartigen Unausgewogenheit der natürlichen chemischen Verbindungen im Gehirn (siehe Kapitel 6) oder einem Candida-Befall (siehe Kapitel 6) zusammen, nicht mit Schwankungen des Blutzuckers.

Niedriger Blutzucker ist ein kontrovers diskutiertes Thema und man ist sich nicht generell darüber einig, wie tief der Blutzucker sinken kann, bevor er als abnormal gilt. Es wird sogar infrage gestellt, ob Symptome wie die aus dem vorangegangenen Fragebogen durch Blutzuckerschwankungen verursacht werden. Also seien Sie nicht überrascht, wenn Ihr Arzt nicht davon überzeugt ist, dass Ihre Angststörung mit Ihrem niedrigen Blutzuckerspiegel zusammenhängen könnte. Ganzheitliche Mediziner erkennen den Zusammenhang jedoch an und ziehen die Stabilisierung des Blutzuckerspiegels immer in ihre Behandlungsweise ein. In *Anxiety: Orthomolecular Diagnosis and Treatment* (2006) schreibt der auf Neurologie spezialisierte Naturheilkundler Jonathan Prousky, dass es sehr wichtig ist, diesen Zusammenhang mit in Betracht zu ziehen, wenn man unter Angststörungen leidet.

Bis zu zwanzig Millionen Amerikaner leiden unter einem zu niedrigen Blutzuckerspiegel (Hypoglykämie). Reaktive Hypoglykämie ist die am weitesten verbreitete Form: In der Regel tritt die Unterzuckerung drei bis fünf Stunden nach dem Verzehr von Zucker oder Lebensmitteln mit einem hohen Gehalt an Kohlenhydraten ein (Pizzorno and Murray 2000). Auch Alkohol kann bei Hypoglykämie eine Rolle spielen. Viele Alkoholiker neigen stärker zu abnormalen Schwankungen des Blutzuckerspiegels, durch die Angstzustände, Zittrigkeit, Müdigkeit und ein gesteigertes Verlangen nach Alkohol oder Zucker hervorgerufen werden (Ketcham und Mueller, 1983).

Einfache Veränderungen der Ernährungsgewohnheiten zur besseren Kontrolle des Blutzuckerspiegels

Falls der vorausgegangene Fragebogen darauf hindeutet, dass niedriger Blutzucker für Sie ein Problem sein könnte, versuchen Sie Ihre Ernährung so umzustellen wie im Folgenden beschrieben. Das ist recht einfach und Sie werden überrascht sein, wie viel besser Sie sich fühlen, nachdem Sie diese Veränderungen vorgenommen haben. Ich möchte Sie auch dazu ermutigen, ein Ernährungsprotokoll zu führen (Beispiel-Formular siehe Anhang 2). Indem Sie aufschreiben, was Sie essen, wann Sie essen und wie Sie sich hinterher fühlen, werden Sie ein besseres Verständnis für Ihre Situation entwickeln. Wenn Sie bemerken, dass Sie sich zittrig und nervös fühlen, wenn Sie eine Zeit lang nichts gegessen haben, müssen Sie vielleicht häufiger essen. Anfangs müssen Sie vielleicht sogar alle zwei oder drei Stunden etwas essen.

Vermeiden Sie Zucker, industriell verarbeitete Lebensmittel und „weiße Lebensmittel". Es sollte selbstverständlich sein: Vermeiden Sie Junk

Food, raffinierten Zucker, alle weißen Lebensmittel (Weißmehl, weißen Reis, Weißbrot, usw.), industriell verarbeitete Lebensmittel, Limonade und gezuckerte Getränke sowie Alkohol. Sich an die Empfehlungen vom Anfang dieses Kapitels und die Ratschläge aus Kapitel 1 zu halten, ist der erste Schritt zur Stabilisierung des Blutzuckerspiegels. Konzentrieren Sie sich auf unverfälschte, vollwertige Lebensmittel, wählen Sie nicht-raffinierte, komplexe Kohlenhydrate (z. b. Vollkornreis) und achten Sie darauf, auch Lebensmittel mit hohem Ballaststoffgehalt (z. b. Hülsenfrüchte und Gemüse) in Ihre Ernährung zu integrieren.

Essen Sie ausreichend Protein. Bei meinen Angstpatienten betone ich immer wieder, wie wichtig es ist, dass sie ausreichend Proteine zu sich nehmen. Wir alle haben einzigartige Bedürfnisse, eine gute Faustregel für einen stabilen Blutzuckerspiegel und einen optimalen geistigen Gesundheitszustand ist es aber, zu jeder Mahlzeit mindestens 85–110 g qualitativ hochwertiges Protein zu essen. Das entspricht etwa einer knappen Handvoll entsprechender Lebensmittel. Für mehr Details siehe die Richtlinien zum Proteinverzehr in Kapitel 1.

Frühstücken und Proteine zum Frühstück essen. Am zweitwichtigsten ist es, täglich zu frühstücken, innerhalb einer Stunde nach dem Aufwachen, und dabei auf jeden Fall auch Proteine wie Eier, Fisch, Hähnchen oder Joghurt zu sich zu nehmen. Vermeiden Sie industriell verarbeitete, abgepackte Frühstücksflocken und essen Sie stattdessen z. b. unverfälschte Haferflocken, geschroteten Buchweizen oder anderes Vollkorngetreide, das Sie gut vertragen. Dazu ergänzend Nüsse, Kerne, Kokosnuss, Butter oder Kefir oder einen Löffel Molke- oder Reisproteinpulver. Auch Smoothies sind ein gutes Frühstück, vor allem, wenn Sie morgens keinen großen Appetit haben.

Ein gutes Rezept beinhaltet gefiltertes Wasser als Grundlage, 60 ml Kokosmilch mit natürlichem Fettgehalt, Obst (z. b. Bio-Himbeeren oder Bio-Heidelbeeren) und mindestens 20 g Molke- oder Reisproteinpulver. Einfach pürieren und genießen. Weitere optionale Zutaten für Ihren Smoothie sind frisch entsaftetes grünes Gemüse oder ein Gemüsepulver, Joghurt oder Kefir, Nussbutter und frisch geschrotete Leinsamen.

Kaffeetrinker sollten auf jeden Fall zuerst etwas essen, da Kaffee den Appetit reduziert. (Allerdings empfehle ich Ihnen, Koffein ganz zu vermeiden, wie ich in Kapitel 3 ausführe).

Essen Sie mindestens drei Mahlzeiten und zwei Snacks täglich. Essen Sie mindestens drei gute Mahlzeiten am Tag sowie zwei hochwertige Snacks und achten Sie darauf, bei jeder Mahlzeit und zu den meisten Snacks ausreichend Protein, Fett und Kohlenhydrate zu sich zu nehmen, damit der Blutzuckerspiegel stabil bleibt. Zur Erinnerung: Fleisch, Geflügel, Eier und Milchprodukte sind gute Proteinquellen. Butter, Olivenöl, Avocado und Kokosnuss versorgen uns mit gesundem Fett. Vollkornreis oder stärkehaltiges Gemüse wie Süßkartoffeln oder Möhren versorgen uns mit Kohlenhydraten, genauso wie Obst. Mit diesen Zutaten als Grundbausteine können Sie eine große Auswahl an Gerichten zubereiten: Brathähnchen mit Haut (eine Fettquelle) und Gemüse; ein großer gemischter Salat mit Blattsalaten, Gemüse, Avocado und Fisch; ein Eintopf mit Rindfleisch und viel Gemüse, serviert mit Vollkornreis und beträufelt mit Olivenöl. Hier ein paar Snack-Ideen: ein hart gekochtes Ei, Vollkorn- oder Reiscracker und Hummus, Dörrfleisch (aus Freilandhaltung), Obst und ein paar Nüsse, Vollkorncracker und Käse, rohe Möhren- oder Gemüsestäbchen mit Frischkäse. Wer zu Unterzuckerung neigt, sollte immer ein paar Nüsse als Notfall-Snack dabei haben.

Betthupferl. Wer nachts unruhig und hungrig aufwacht, hat eventuell ein Problem mit nächtlicher Unterzuckerung. Vor dem Zubettgehen einen leichten Snack zu essen, könnte da hilfreich sein. Versuchen Sie unterschiedliche Lebensmittel-Kombinationen, um herauszufinden, was Ihnen am besten hilft. Probieren Sie es z. B. mit einer halben Banane (Bananen enthalten Tryptophan, das schlaffördernd wirkt), einfach so oder mit 1 Esslöffel Nussbutter (z. B. Mandelbutter) oder Tahini. Ein weiterer guter Snack vor dem Schlafengehen wäre ein kleines Stück Käse oder ein klein wenig Obst (z. B. eine Scheibe Apfel) – oder Käse und Obst zusammen. Schlafprobleme können abgesehen von niedrigem Blutzucker viele andere Ursachen haben, ein gesundes Betthupferl ist aber einen Versuch wert. Weitere Ursachen des nächtlichen Aufwachens sind hohe Cortisolwerte (im Abschnitt zu den Nebennieren in Kapitel 8 behandelt), Lebensmittelunverträglichkeiten (siehe Kapitel 4), Koffein (siehe Kapitel 3), geringe Serotoninwerte, geringe Aminobuttersäure-Werte (siehe Kapitel 6) oder Verdauungsprobleme (siehe Kapitel 5).

Nahrungsergänzungsmittel

Wenn die Veränderung der Ernährungsgewohnheiten nicht ausreicht, um die Schwankungen des Blutzuckerspiegels unter Kontrolle zu bekommen, gibt es zwei Nahrungsergänzungsmittel, die helfen können: Chrom (ein Mineralstoff) und Glutamin (eine Aminosäure).

Chrom. Da Chrom eine fundamentale Rolle bei der Kontrolle des Blutzuckerspiegels spielt, kann es auch zur Linderung der Symptome reaktiver Hyperglykämie beitragen (Anderson et al., 1987). Es wirkt, indem es die Aktivität von Insulin steigert, des Hormons, das den Transfer von Glukose aus dem Blutstrom in die Zellen kontrolliert, wo es als Energie genutzt wird. Das ist unter anderem auch eine Erklärung dafür, dass Chrom bei einer stark zuckerhaltigen Ernährung verbraucht wird. Chrom hilft auch bei der Steigerung der Werte des Neurotransmitters Serotonin und es wurde beobachtet, dass Chrom atypische Depressionen (mit einem gesteigertem Appetit und einer Gewichtszunahme) lindern kann (Davidson et al., 2003). Chrom könnte auch Angststörungen lindern, die mit niedrigen Serotoninwerten zusammenhängen. Achten Sie darauf, dass Ihr Multivitamin-Nahrungsergänzungsmittel mindestens 200 µg Chrom enthält. Falls Sie unter starken Blutzuckerschwankungen leiden, nehmen Sie zusätzliches Chrom ein, um die Werte zu stabilisieren. Zusätzlich 200 µg Chrom zu den Mahlzeiten ist häufig hilfreich. .

Glutamin. Die Aminosäure Glutamin versorgt das Gehirn mit Kraftstoff bzw. Energie, wenn der Blutzuckerspiegel zu weit sinkt, reduziert das Verlangen nach Zucker, Kohlenhydraten und Alkohol und verbessert den Glukosestoffwechsel (Braverman, 2003). Versuchen Sie es damit, zwei- oder dreimal täglich zwischen den Mahlzeiten 500–1500 mg einzunehmen. (Aber bitte lesen Sie zunächst die allgemeinen Vorsichtsmaßnahmen zur Einnahme von Aminosäuren-Nahrungsergänzungsmitteln in Kapitel 6). Für eine schnelle Wirkung die Kapseln öffnen, das Pulver direkt auf die Zunge geben und dort langsam zergehen lassen (Ross, 2004). Ich habe beobachtet, dass dies bei vielen meiner Patienten sehr effektiv ist. Glutamin ist für den Verdauungsapparat ebenfalls sehr heilsam (Miller, 1999), bringt also zusätzliche Vorteile mit sich, wenn Sie Probleme mit der Verdauung haben (siehe Kapitel 5) oder Ihr Verdauungsapparat durch Lebensmittelunverträglichkeiten geschädigt wurde (siehe Kapitel 4).

Wer unter einer bipolaren Störung leidet, sollte kein Glutamin einnehmen, da es eine manische Episode auslösen könnte (Mebane, 1984).

Theresas Geschichte

Theresa beschrieb ihr Verlangen nach Zucker als „einen beinahe teuflischen Antrieb, Zucker und alles Süße zu essen." Die Veränderung ihrer Ernährungsgewohnheiten und der Versuch, den Blutzuckerspiegel unter Kontrolle zu bekommen, indem sie die richtigen Lebensmittel zur richtigen Zeit aß, reichten nicht aus, um dieses Verlangen loszuwerden. Aber sie fand heraus, dass die Einnahme von Glutamin zu den Zeiten, in denen sie Lust auf etwas Süßes verspürte, zu einer Veränderung führte. Den Inhalt einer 500 mg Kapsel direkt auf die Zunge zu geben war wirksamer als das Schlucken der Kapsel. Wir hatten die gleiche Unterhaltung, die ich mit allen Patienten führe, die lieber etwas Süßes essen würden, als den Inhalt einer Glutamin-Kapsel auf ihre Zunge zu streuen. Ich sagte ihr: „Wenn Sie Lust auf etwas Süßes verspüren, sagen Sie sich einfach, dass Sie dem Verlangen nachgeben werden, aber halten Sie trotzdem Ihre Ernährungsberaterin bei Laune, indem Sie das Glutamin nehmen. Sie werden überrascht sein, dass das Verlangen komplett verschwinden wird." Theresa war positiv überrascht, als sie herausfand, dass es tatsächlich funktionierte. Kürzlich schrieb sie mir, um von ein paar anderen Veränderungen zu berichten, die ausschlaggebend für ihre Genesung waren: „... Bewegung, besserer Schlaf, Meditation und positive Affirmationen. Dazu Beharrlichkeit, die Unwilligkeit, aufzugeben, und ein tiefes Verlangen, diesen lebenslangen Feind zu bezwingen."

Wie schnell mit Verbesserungen gerechnet werden kann

Für viele meiner Patienten reicht eine gesunde Ernährung, wie sie in Kapitel 1 beschrieben ist, die Umsetzung der in diesem Kapitel beschriebenen Veränderungen und der Verzicht auf Koffein (siehe Kapitel 3) aus, um eine komplette Kehrtwende bei den Angststörungen einzuleiten – häufig innerhalb einer Woche oder weniger. Außerdem verspüren sie häufig einen Energieschub, haben seltener Verlangen nach Süßem, schlafen besser, sind insgesamt gesünder und fühlen sich wohler.

Falls Sie süchtig nach Zucker oder Kohlenhydraten sind und nicht davon loskommen

Falls Sie alle Empfehlungen aus diesem Kapitel ausprobiert haben und Zucker immer noch nicht aufgeben können, sind Sie vielleicht süchtig. Zucker, ebenso wie raffinierte Lebensmittel und fettige Lebensmittel, können abhängig machen wie Alkohol und Tabak. (Ifland et al., 2009). Solche Lebensmittel-Abhängigkeiten werden oft mit einem gesteigerten Risiko für Depressionen, Angstzuständen, Gewichtszunahmen und Drogenmissbrauch in Verbindung gebracht (Corwin und Grigson, 2009).

Wenn Sie süchtig nach Zucker oder anderen Süßungsmitteln sind und nicht aufhören können, davon zu essen, obwohl Sie wissen, dass das ungesund ist und Sie sich vielleicht auch gar nicht so gut fühlen, wenn Sie davon gegessen haben, bedeutet das nicht, dass Sie ein Versager oder ein schwacher Mensch sind oder dass es Ihnen an Willenskraft fehlen würde. Falls Sie sich ausgegrenzt fühlen, wenn Sie sich vom Zucker fernhalten, falls Sie sich getrieben fühlen, Zucker zu essen, oder falls Sie zwischen gesundem Essverhalten und dem übermäßigen Genuss von Zucker hin und her schwanken, ist es unter Umständen hilfreich, sich mit den zugrunde liegenden Ursachen zu befassen, um so das Verlangen nach Süßem und die Zucker-Abhängigkeit zu besiegen.

Eine Lösung liegt in einer ausgeglichenen Zusammensetzung der natürlichen chemischen Verbindungen in unserem Gehirn. Kapitel 6 wird Ihnen dabei helfen herauszufinden, ob bei Ihnen ein chemisches Ungleichgewicht der Neurotransmitter vorliegt und Sie Zucker vielleicht verwenden, um Ihre Stimmung oder ihren körperlichen Zustand zu verändern. (Substanzen auf diese Art zu einzusetzen wird häufig als *Selbstmedikation* bezeichnet). Zum Beispiel haben Sie vielleicht geringe Aminobuttersäure-Werte (was dazu führt, dass Sie mehr Zucker essen, um Stress und Angstzustände zu mindern) oder geringe Serotoninwerte (sodass Sie nachmittags und abends das Verlangen nach Süßem haben und Zucker essen, um Ihre Laune zu verbessern), geringe Katecholaminwerte (und essen Zucker, um mehr Energie zu bekommen) oder niedrige Endorphinwerte (sodass Sie die Neigung haben, mehr zu essen, um sich zu trösten). Wenn Sie diese Ungleichgewichte korrigieren, wird das Verlangen nach Süßem geringer und irgendwann ganz verschwinden, zusammen mit allen psychischen Problemen, die mit defizitären Neurotransmittern zusammenhängen – auch die Angststörungen. *The Diet Cure* (2011) ist eine hervorragende Quelle für Informationen über ein Neurotransmitter-Ungleichgewicht und Verlangen nach Süßem.

Eine weitere Lösung liegt gegebenenfalls darin, sich mit der Heilung von Candida-Infektionen und Dysbiosen (siehe Kapitel 5) zu befassen. Beides kann intensives Verlangen nach Zucker verursachen, da sowohl der Pilz Candida albicans als auch „schlechte" Darmbakterien sich von Zucker ernähren. Falls sich Ihr Verlangen vor allem auf Kekse, Kuchen oder Brot richtet, könnte eine Glutenunverträglichkeit zugrunde liegen (siehe Kapitel 4). Schauen Sie sich auch den Abschnitt zu gesunden Nebennieren in Kapitel 8 genauer an, da die Kontrolle des Blutzuckerspiegels und die Funktion der Nebennieren eng miteinander verwoben sind.

KAPITEL 3

AUF KOFFEIN, ALKOHOL UND NIKOTIN VERZICHTEN

Manche Menschen reagieren empfindlich auf Koffein, mit Nebenwirkungen wie gesteigerten Ängsten, gesteigerter Nervosität und Schlafproblemen. Selbst wenn Sie sich nach dem Konsum von Koffein nicht unruhig fühlen, würde ich Ihnen empfehlen, sich der Nachteile bewusst zu werden und darauf zu verzichten. Auch zwischen dem Konsum von Alkohol und Nikotin und Angststörungen besteht ein Zusammenhang. Da diese Substanzen sowohl die Stimmung als auch die Physiologie verändern, greifen die Menschen darauf zurück, um ihre Stimmung zu verändern (wie bereits in Kapitel 2 erwähnt, siehe Selbstmedikation). Doch alle diese Substanzen haben deutliche Nachteile und richten letztendlich in der Regel mehr Schaden an, als dass sie nutzbringend sind, sowohl was Angststörungen betrifft als auch in Bezug auf Gesundheit und Wohlbefinden im Allgemeinen. Bei allen dreien – Koffein, Alkohol und Nikotin – handelt es sich um bewusstseinsverändernde Drogen, die das Gehirn schädigen können (Hymann, 2009). Wenn Sie Koffein, Alkohol oder Nikotin konsumieren, möchte ich Ihnen nahelegen, dieses Kapitel durchzuarbeiten und Veränderungen vorzunehmen.

Kaffee und Koffein

Im Jahr 2009 berichtete die *National Coffee Association*, dass knapp über 50 % der Erwachsenen in den USA Kaffee trinken. Weltweit gehört Kaffee zu den am häufigsten konsumierten Getränken und Energydrinks mit hohem Koffeingehalt (die außerdem eine Menge Zucker enthalten) werden immer beliebter.

Koffein ist zwar legal, es handelt sich jedoch um ein Aufputschmittel. Es lässt das Herz schneller schlagen, steigert die Durchblutung, hebt die Körpertemperatur und den Blutzuckerspiegel und wirkt harntreibend. Wer aufhört, Koffein zu konsumieren, erlebt häufig Entzugserscheinungen. Koffein wird oft zur Selbstmedikation eingesetzt und die Menschen passen den Koffeinkonsum ihren Bedürfnissen an. Wie bei den meisten anderen Drogen entwickelt sich mit der Zeit eine Toleranz, sodass man mehr benötigt, um den gleichen energiespendenden Effekt zu erzielen.

Die ungünstige Doppelung von Koffein und Zucker in Energydrinks und gesüßtem Kaffee hat noch größere Auswirkungen auf den Körper. Weitere Zutaten, die dem Kaffee zugefügt werden, sind ebenfalls problematisch. Synthetische Kaffeeweißer enthalten z. B. viele künstliche Zutaten. Sojamilch ist zu einer beliebten Alternative für Milch in Getränken wie Latte Macchiato geworden, allerdings bringen Sojaprodukte eine ganze Reihe eigener Probleme mit sich, wie in Kapitel 1 ausgeführt. Außer in Kaffee und Energydrinks kommt Koffein auch in schwarzem Tee, vielen Limonaden, Maté Tee, Guarana, bestimmten Medikamenten (Diätpillen und in Schmerzmitteln wie Excedrin) sowie, in kleineren Mengen, in grünem und weißem Tee vor. Selbst entkoffeinierter Kaffee enthält etwas Koffein. Koffein kommt in allen Sorten Schokolade und Kakao vor (bis auf weiße Schokolade) – je dunkler die Schokolade ist, umso mehr Koffein enthält sie.

KOFFEIN UND ANGSTSTÖRUNGEN

Viele Menschen haben selbst erlebt, dass der Koffeinkonsum Angststörungen verschlimmern kann, und aus der Wissenschaft gibt es sichere Hinweise, die diesen Zusammenhang bestätigen. Zum Beispiel kann der chronische und starke Konsum von Koffein Angststörungen verstärken und unter Umständen zur verstärkten Einnahme von Beruhigungsmitteln führen (Clementz und Dailey, 1988). Ebenso wie Zucker kann Koffein zu höheren Laktatwerten im Blut führen. Wenn man auf die Ansammlung von Laktat empfindlich reagiert, neigt man unter Umständen auch stärker zu Angstzuständen und Panikattacken (Pizzorno und Murray, 2000). Menschen mit einer Panikstörung oder sozialer Phobie scheinen empfindlicher auf die angstauslösenden Auswirkungen von Koffein zu reagieren (Lara, 2010).

Die Nebenwirkungen von übermäßigem Koffeinkonsum sind zahlreich und gut dokumentiert: erhöhter Herzschlag, Ruhelosigkeit, Angstzustände, Depression, Tremores, Schlafstörungen, übermäßiges Wasserlassen und Übelkeit (MedlinePlus, 2009). Als übermäßiger Konsum gelten zehn Tassen Kaffee à 230 ml pro Tag – eine Menge, die meiner Erfahrung nach durchaus weit verbreitet ist. Für einige Menschen kann allerdings schon viel weniger – auch wenn es sich nur um ein paar Schlückchen handelt – ähnliche Auswirkungen haben (Clementz und Dailey, 1988). Darüber hinaus kann ein Koffeinentzug paradoxerweise die Symptome von Angststörungen nachahmen (Greden, 1974). Viele Menschen erleben Entzugserscheinungen, wenn sie den Koffeinkonsum aussetzen (Juliano und Griffiths, 2004). Zu den Symptomen gehören zum Beispiel Kopfschmerzen, Müdigkeit, verminderte Energie und Konzentrationsfähigkeit, Schläfrigkeit, depressive Stimmung, Reizbarkeit und sogar grippeähnliche Symptome, Übelkeit und steife Muskeln.

In einer Studie, in der Menschen mit Panikstörungen und Agoraphobie mit gesunden Teilnehmern verglichen wurden, erlebten diejenigen, die unter Panikstörungen litten, nach dem Konsum von Koffein einen Anstieg von Symptomen wie Nervosität, Angst, Übelkeit, Herzrasen und Tremores und konstatierten, sich ähnlich zu fühlen wie bei einer Panikattacke (Charney, Heninger und Jatlow 1985). Die Kontrollgruppe erlebte diese Auswirkungen nicht. Eine weitere Studie (Bruce und Lader 1989) untersuchte vier Männer und zwei Frauen mit generalisierter Angststörung und Panikstörung, von denen keine/r in medizinischer oder psychotherapeutischen Behandlung war. Alle konsumierten Koffein, zwischen 1 ½ und 3 ½ Tassen Kaffee am Tag. Sie hörten auf Kaffee zu trinken, und innerhalb einer Woche waren die Angstsymptome verschwunden. Bei vielen meiner Patienten habe ich ähnliche Resultate beobachtet. Manchmal ist es die einzige Veränderung, die Menschen, die unter einer Angststörung leiden, vornehmen müssen. Einen Versuch ist es ganz sicher wert.

Weitere Gründe, die dafür sprechen, auf Koffein zu verzichten

Kaffee-Anhänger zitieren gerne Studien, die besagen, dass Koffein Energie verleiht, die Laune anhebt und das Wahrnehmungsvermögen verbessert, das Risiko für Schlaganfälle senkt und sogar den Ausbruch von Alzheimer hinauszögert. Ich empfehle Ihnen einfach, mehr fetthaltigen Fisch (z. B. Lachs) und viel Gemüse und Obst zu verzehren. Das bringt die gleichen Vorteile, ohne die folgenden Nebenwirkungen:

* Koffein kann zu Schlafunterbrechungen führen, vor allem dann, wenn es innerhalb weniger Stunden vor dem Zubettgehen konsumiert wird. Das liegt an seinem stimulierenden Effekt und daran, dass es dem Körper Serotonin und Melatonin entzieht (Ross, 2002), welche einen geruhsamen Schlaf fördern. Das führt dazu, dass man mit hoher Wahrscheinlichkeit mehr Koffein benötigt, um am nächsten Tag in die Gänge zu kommen. Und da Koffein harntreibend wirkt, muss man nachts vermutlich öfter auf die Toilette, was den Schlaf ebenfalls beeinträchtigt.

* Koffein kann ein PMS verschlimmern (Clementz und Dailey, 1988) und dazu führen, dass die Brüste besonders schmerzempfindlich sind.

* Koffein entzieht dem Körper B-Vitamine, Vitamin C, Kalium, Magnesium, Kalzium und Zink.

* Koffein führt dazu, dass die Nebennieren mehr Epinephrin und Norepinephrin produzieren. Mit der Zeit werden die Nebennieren dadurch geschwächt (Levi, 1967).

* Tierversuche haben ergeben, dass Koffein zu erhöhten Werten von Testosteron und Estradiol führt (Celec und Behuliak, 2010), was wiederum ein Hormonungleichgewicht verursachen kann.

Ich habe viele Patienten, die sehr gesundheitsbewusst sind und niemals auf die Idee kommen würden, Limonade zu trinken, denen es aber schwerfällt, auch nur in Erwägung zu ziehen, auf Kaffee zu verzichten. Viele sehen dem Verzicht zögerlich entgegen, da Kaffee ihnen in der Regel einen Energieschub gibt, sie den Geschmack und das Aroma genießen, genau so wie das Ritual des Kaffeekochens. Das verändert sich jedoch, sobald sie merken, dass sie weniger oder überhaupt keine Ängste und Sorgen verspüren, wenn sie einmal damit aufgehört haben.

Falls es Ihnen ähnlich schwerfällt, Koffein aufzugeben, sollten Sie sich zunächst damit beschäftigen, warum Sie es als Aufputschmittel benötigen. Es kann mehrere Gründe für ein ständiges Gefühl der Müdigkeit geben: Lebensmittelunverträglichkeiten (Kapitel 4), niedrige Katecholaminwerte (Kapitel 6), eine Nebennierenschwäche, eine Schilddrüsenunterfunktion, eine Anämie oder einfach zu wenig Schlaf (mehr zu all diesen Punkten in Kapitel 8). Wenn Sie ohne Ihre morgendliche Tasse Kaffee nicht funktionieren oder Koffein benötigen, um produktiv durch den Tag zu kommen, dann ist es wichtig, dass Sie herausfinden, was die Grundursache Ihrer Müdigkeit ist.

Seien Sie gewarnt: Das Aufhören kann sehr hart sein, aber ich habe ein paar Vorschläge, die es Ihnen erleichtern werden. Wenn Sie aufhören, nehmen Sie zusätzliches Vitamin C ein (mindestens 1000 mg dreimal am Tag). Wenn Sie Anzeichen für niedrige Katecholaminwerte haben, z. B. Depression mit Lethargie, wenig Energie, mangelnde Konzentration, geringe Motivation und Verlangen nach Zucker und Koffein verspüren, nehmen Sie dreimal täglich 500–1000 mg Tyrosin ein: morgens gleich nach dem Aufstehen, in der Mitte des Vormittags und in der Mitte des Nachmittags. Wenn Sie sich für die Einnahme von Tyrosin entscheiden, lesen Sie sich bitte die allgemeinen Vorsichtsmaßnahmen zur Einnahme von Aminosäuren in Kapitel 6 genau durch.

Sie können entweder einen kalten Entzug machen und von heute auf morgen komplett auf Koffein verzichten, oder den Konsum über eine Woche hinweg immer weiter reduzieren. Dabei ist es hilfreich, alternative Getränke zur Hand zu haben. Statt Kaffee oder schwarzem Tee können Sie köstliche Kräutertees (z. B. Süßholz, Zitrone-Ingwer und Minze) versuchen, magnesiumreiches Carob und Rotbuschtee (ein Kräutertee aus Südafrika, der anscheinend die gleichen gesundheitlichen Vorteile hat wie Grüntee). Statt Limonade trinken Sie am besten gefiltertes Wasser, fermentierte Getränke wie Kombucha und Eistee auf Kräuterteebasis.

Wenn Koffein bei Ihnen keine Ängste oder Sorge auslöst, ihren Schlaf nicht beeinträchtigt und Sie nicht unter Nebennierenschwäche leiden, möchten Sie ungeachtet der anderen Nebenwirkungen vielleicht weiter Kaffee trinken. Wenn dem so ist, ist es trotzdem keine schlechte Idee, ihn nur moderat und gelegentlich zu konsumieren. Außerdem sollten Sie darauf achten, nur Bio-Kaffee zu trinken, da Kaffee aus konventionellem Anbau stark mit Pestiziden gespritzt wird. Wenn Sie sich für entkoffeinierten Kaffee entscheiden, sollten Sie sich bewusst sein, dass geringe Mengen Koffein darin zurückbleiben. Wählen Sie einen entkoffeinierten Kaffee, bei dem das Koffein durch die Behandlung mit heißem Wasser entfernt wurde, nicht mit Lösungsmitteln, da bei letzterem Prozess häufig potenziell giftige Chemikalien eingesetzt werden. Wenn Sie morgens Kaffee trinken, trinken Sie ihn erst nach dem Frühstück, damit er nicht Ihren Appetit hemmt. Und ziehen Sie Grüntee als gesündere Alternative zu Kaffee in Betracht.

Dees Geschichte

Als Dee das erste Mal zu mir kam, war sie ängstlich, depressiv und sehr müde. Außerdem litt sie unter einem PMS. Sie trank damals acht bis zehn Tassen Kaffee täglich, nur um den Tag zu überstehen. Wir identifizierten einige der Hauptgründe für ihre Müdigkeit und ergriffen entsprechende Gegenmaßnahmen: Den schlecht kontrollierten Blutzuckerspiegel konnte sie über den Verzehr gesunder Snacks regeln und gegen ihre Anämie nahm sie Eisen-Nahrungsergänzungsmittel ein. Außerdem begann sie Aminosäuren als Nahrungsergänzungsmittel (siehe Kapitel 6) einzunehmen: GABA gegen Angstzustände, Tyrosin gegen Energielosigkeit und 5-Hydroxytryptophan (5-HTP) gegen ihre Niedergeschlagenheit. Innerhalb weniger Wochen fühlte sie sich schon besser und kam ohne Kaffee zurecht – so gut, dass sie ein paar Wochen später die Energie hatte, zwei Tage lang Frühjahrsputz in ihrem ganzen Haus zu machen.

Die Ursachen für ihre Müdigkeit zu identifizieren und zu behandeln erlaubte es Dee, sehr gut ohne Kaffee zurechtzukommen. Als sie aufhörte Kaffee zu trinken, bemerkte sie einen Rückgang ihrer Angstgefühle und Sorgen, profitierte dabei aber auch von den beruhigenden Auswirkungen von GABA und 5-HTP als Nahrungsergänzungsmittel. Darüber hinaus fühlte sie sich optimistischer, schlief besser und verspürte weniger Verlangen nach Zucker. Später, als sie beschlossen hatte, es ab und an mal mit einer Tasse Kaffee zu versuchen, bemerkte sie, dass danach die Angstgefühle zurückkehrten. Das machte es ihr leichter, sich von Kaffee fernzuhalten.

Alkohol

Alkohol trägt nachweislich zu gesteigerten Angstgefühlen und Sorgen bei (Monteiro, Schuckit und Irwin, 1990), sollte also vermieden werden, wenn man unter Angststörungen leidet. Alkohol verursacht außerdem Nährstoffmangel, der häufig zu postprandialer Hypoglykämie führt, und kann Reaktionen verursachen, die denen von Lebensmittelunverträglichkeiten ähnlich sind – und die alle zur Verschlimmerung einer Angststörung führen können. Darüber hinaus ist es sehr wahrscheinlich, dass man Alkohol schlecht verträgt, wenn man unter Kryptopyrrolurie (siehe Kapitel 7) oder Histaminmangel (siehe Kapitel 4) leidet, oder wenn es in der Familie eine Vorgeschichte von Alkoholismus gibt.

Nährstoffmangel durch Alkoholkonsum

Alkohol kann aus zwei Gründen einen Nährstoffmangel verursachen, zum einen wegen der Auswirkungen des Alkohols auf den Körper und zum anderen, weil man gegebenenfalls Mahlzeiten auslässt, wenn man trinkt. Viele der Nährstoffe, an denen es deswegen mangelt, sind wichtig, um Angstgefühle und Sorgen zu vermeiden (Pizzorno und Murray, 2000): Zink, Vitamin C, Magnesium, Fettsäuren, Antioxidantien und die Stress vermeidenden B-Vitamine wie Vitamin B_6 (Pyridoxin), B_1 (Thiamin) und Folsäure. Alkoholkonsum wirkt sich negativ auf den Tryptophan-Stoffwechsel aus (Tryptophan ist ein Vorgänger von Serotonin, einem wichtigen Neurotransmitter) und führt zu geringeren Serotoninwerten, was mit Wut und sogar Gewalt in Verbindung gebracht wurde (Badawy, 2003), und was zu Angstgefühlen, Depressionen, Schlafproblemen und Verlangen nach Süßem führen könnte.

Alkohol und niedriger Blutzucker

Alkohol verursacht postprandiale Hypoglykämie (ein Abfall des Blutzuckers direkt und bis zu zwölf Stunden nach dem Essen), was wiederum ein Verlangen nach Zucker oder noch mehr Alkohol hervorruft. Allerdings werden Zucker und Alkohol die Situation nur verschlimmern und zu Symptomen von niedrigem Blutzucker führen, wie Angstgefühlen und Sorgen, Schwindel, Kopfschmerzen und Erschöpfung. (Siehe Kapitel 2 für mehr Informationen zu niedrigem Blutzucker).

Alkoholintoleranz

Manche Menschen reagieren empfindlich auf bestimmte Zutaten, z. B. Sulfite in Wein oder Weizen, Roggen, Gerste oder Mais in Bier und Destillaten (Vally und Thompson, 2003). Zu typischen Reaktionen gehören respiratorische Symptome wie Asthma oder Niesen, Kopfschmerzen oder Juckreiz. Diese Reaktionen können sich außerdem auf den Schlaf auswirken, was potenziell zu Angstgefühlen und Sorgen, Depressionen und Alkoholmissbrauch führt (Nathan, 2007). Die Informationen zu Nahrungsmittelunverträglichkeiten in Kapitel 4 sollen Ihnen dabei helfen herauszufinden, wo genau das Problem liegt und was Sie dagegen tun können.

Um vom Trinken loszukommen, geht man vor wie bei jeder anderen Sucht. Dabei ist sehr wichtig, für ein ausgewogenes Verhältnis der natürlichen chemischen Verbindungen im Gehirn zu sorgen. Aminosäuren können hier sehr hilfreich sein. Das ist das Thema in Kapitel 6, daher werde ich hier nicht voll ins Detail gehen. Nur ein kurzer Überblick: Die Aminosäure Glutamin ist besonders hilfreich, wenn man aufhören möchte, Alkohol zu trinken, da sie das Verlangen zu trinken reduziert und auch bei der Stabilisierung des Blutzuckerspiegels hilfreich ist. Darüber hinaus hat Glutamin eine heilsame Wirkung auf das Verdauungssystem, das einiges ertragen muss, wenn man Alkohol konsumiert. Wenn man trinkt, um die Laune zu verbessern, könnte die Einnahme von Tryptophan oder 5-HTP hilfreich sein. Wenn man trinkt, um mehr Energie zu bekommen, hilft unter Umständen Tyrosin. Und falls man zur Beruhigung trinkt, könnte GABA hilfreich sein. Auch die Aminosäure Taurin als Nahrungsergänzungsmittel könnte hilfreich sein, da es Alkoholentzugserscheinungen verhindert und den Schaden, den der Alkohol der Leber zugefügt hat, reduziert (Braverman, 2003). Menschen, die unter Depressionen leiden, haben oft Taurinmangel, und da es so beruhigend wirkt, kann es auch bei Angststörungen helfen, die häufig mit Depressionen und Abhängigkeiten koexistieren.

Nikotin

Die schädlichen Auswirkungen des Rauchens sind bekannt und es wird viel darüber berichtet. Kurz gesagt, es steigert die Menge der schädlichen reaktiven Moleküle (freie Radikale) im Körper und verursacht Krebs, Emphyseme und Herzerkrankungen. Außerdem erhöht es die Herzfrequenz und den Blutdruck. Einige Raucher sind reizbarer und können sich schlechter konzentrieren. Rauchen und Passivrauchen entziehen dem Körper Vitamin C, Vitamin E, Folsäure und Vitamin B$_1$. Und da Rauchen außerdem den Appetit hemmt und die Geschmacksnerven beeinflusst, führt es häufig zu weiterem Nährstoffmangel.

Nikotin und Angststörungen

Eine Studie unter jugendlichen Rauchern (Goodwin, Lewinsohn und Seeley, 2005) ergab ein höheres Risiko für Panikattacken und Panikstörungen der Teilnehmer im frühen Erwachsenenalter. Zwar kann das Rauchen Gefühle von Angst und Sorgen temporär erleichtern, es führt langfristig aber zu erhöhter Nervosität und Erregung, die häufig jedoch wieder verschwinden, wenn die betroffene Person mit dem Rauchen aufhört. In einer Studie (West und Hajek, 1997) zeigte sich ein deutlicher Rückgang der Angstgefühle bereits in der ersten Woche der Abstinenz.

Wie man mit dem Rauchen aufhört

Ebenso wie beim Trinken ist es sehr wichtig, für eine ausgewogene Kombination der natürlichen chemischen Verbindungen im Gehirn zu sorgen, wenn man mit dem Rauchen aufhören will. In Kapitel 6 finden Sie alle Informationen dazu, wie Aminosäuren Ihnen dabei helfen können, mit dem Rauchen aufzuhören. Die Einnahme von Aminosäuren-Nahrungsergänzungsmitteln in Verbindung mit einer Hypnotherapie oder einer imaginativen Psychotherapie (Wynd, 2005) ist häufig die effektivste Herangehensweise.

Wie schnell mit Verbesserungen gerechnet werden kann

Auf Koffein, Alkohol und Nikotin zu verzichten, kann häufig schon innerhalb einer Woche zur Reduktion der Angstgefühle und Sorgen führen und außerdem den Schlaf und die allgemeine Stimmung verbessern. Und wenn man für die Ausgewogenheit der natürlichen che-

mischen Verbindungen im Gehirn sorgt und etwas gegen den Nährstoffmangel tut, wird man nicht bloß das eine Verlangen (nach Koffein,
Alkohol oder Nikotin) durch ein anderes (z. B. nach Zucker oder Kohlenhydraten) ersetzen.

KAPITEL 4

UMGANG MIT GLUTEN–
UND ANDEREN LEBENSMITTEL–
UNVERTRÄGLICHKEITEN

Lebensmittelunverträglichkeiten können über körperliche Symptome hinaus Auswirkungen haben, unter anderem wichtige chemische Verbindungen in Gehirn aus dem Gleichgewicht bringen (Pfeiffer, 1987), was wiederum zu Angstgefühlen, Phobien, Depression, Reizbarkeit und Stimmungsschwankungen führt. Lebensmittelunverträglichkeiten mit derartigen Auswirkungen werden auch als „zerebrale Allergien" bezeichnet (ibid. Rippere, 1984).

Während Substanzen wie Zucker, Koffein und Alkohol sich mit hoher Wahrscheinlichkeit auf Stimmung und Verhalten auswirken, haben Lebensmittelunverträglichkeiten ähnliche Auswirkungen auf anfällige Menschen, bei denen sie zur Steigerung von Angstgefühlen, Sorgen und anderen psychischen Symptomen zu führen, ebenso zu schnellerem Herzschlag (King, 1984). Dieses Kapitel wird Ihnen dabei helfen herauszufinden, ob das auch auf Sie zutrifft. Die Begriffe „Lebensmittelunverträglichkeit" und „Lebensmittelintoleranz" werden oft austauschbar verwendet. Zur Vereinfachung verwende ich in diesem Kapitel den Begriff „Lebensmittelunverträglichkeit".

Fragebogen zu Lebensmittelunverträglichkeiten

Dieser Fragebogen wird Ihnen dabei helfen herauszufinden, ob Lebensmittelunverträglichkeiten zu Ihrer Angststörung beitragen oder andere emotionale oder körperliche Symptome (z. B. Verdauungsprobleme) verursachen könnten. Kreuzen Sie alle der folgenden Zeichen und Symptome an, die regelmäßig auf Sie zutreffen:

Teil 1: Zeichen und Symptome
- ❑ Sorgen, Angst, Panikattacken oder soziale Phobien
- ❑ Depressionen
- ❑ Täglich übermäßige Stimmungsschwankungen oder eine bipolare Störung
- ❑ Vorliebe für bestimmte Lebensmittel, die am liebsten täglich verzehrt werden, zum Beispiel Brot, Pasta, Käse oder Eiscreme
- ❑ Erschöpfung oder Schläfrigkeit, vor allem nach dem Essen
- ❑ Asthma, verstopfte Nase, Postnasal-Drip-Syndrom (Schleim läuft an der hinteren Nase herab und tropft in den Rachen) oder Heuschnupfen
- ❑ Unverträglichkeit gegenüber Lebensmittelfarben und Lebensmittelzusatzstoffen, die sich in Symptomen wie Ausschlag oder Kopfschmerzen manifestiert
- ❑ Schlaflosigkeit
- ❑ Verdauungsprobleme wie Blähungen, Völlegefühl, Verstopfung oder Durchfall
- ❑ Migräne oder chronische Kopfschmerzen
- ❑ Ausschlag, Ekzem, Dermatitis oder Schuppenflechte
- ❑ Häufig Schnupfen und Infektionen

Teil 2: Befunde
- ❑ Eisenmangelanämie oder geringe Ferritinwerte
- ❑ Mangel an anderen Nährstoffen, vor allem niedrige Vitamin-D-Werte
- ❑ Gewichtszunahme ist nicht möglich
- ❑ Vorgeschichte von Koliken als Kind

- ☐ Zöliakie, Weizen- oder Glutenunverträglichkeit oder bekannte Probleme mit dem Verzehr von Weizen oder Milchprodukten
- ☐ Familienmitglieder ersten Grades (Mutter, Vater, Schwester, Bruder, Sohn oder Tochter), die unter Zöliakie oder Glutenunverträglichkeit leiden
- ☐ Typ-1-Diabetes oder Autoimmunthyreopathie
- ☐ Familienmitglieder ersten Grades, die unter Typ-1-Diabetes oder Autoimmunthyreopathie leiden
- ☐ Hohe Histaminwerte oder saisonale umweltbedingte Allergien
- ☐ Niedrige Histaminwerte oder bekannte Lebensmittelunverträglichkeiten
- ☐ Kryptopyrrolurie (siehe Kapitel 7)
- ☐ Osteopenie, Osteoporose oder häufige Knochenbrüche
- ☐ Unfruchtbarkeit, eine Vorgeschichte von Fehlgeburten oder Geburt eines Babys mit geringem Geburtsgewicht
- ☐ Epilepsie
- ☐ Fibromyalgie oder eine neuromuskuläre Erkrankung wie Ataxie
- ☐ Autismus-Spektrum-Störung oder Lernbehinderungen, darunter Aufmerksamkeitsdefizitstörungen oder Aufmerksamkeitsdefizit-/Hyperaktivitätsstörung
- ☐ Schizophrenie oder abnormale Gedanken

Wenn Sie in jedem Abschnitt fünf oder mehr Punkte angekreuzt haben, empfehle ich Ihnen, dieses Kapitel dafür zu nutzen herauszufinden, ob Lebensmittelunverträglichkeiten eine Rolle bei Ihrer Angststörung spielen könnten. Gegebenenfalls ist es auch lohnenswert, sich auf Zöliakie testen zu lassen. Zumindest sollten Sie die Eliminationsdiäten machen oder sich an einen Ernährungsberater wenden, der Sie bei diesem Prozess begleiten kann.

Dieser Fragebogen basiert auf meinen klinischen Erfahrungen in der Arbeit mit Patienten mit psychischen Störungen, Lebensmittelunverträglichkeiten und Zöliakie sowie auf Informationen aus den Büchern *Nutrition and Mental Illness* (1987) von Carl Pfeiffer, *Digestive Wellness* (2004) von Elizabeth Lipski und *Dangerous Grains* (2002) von James Braly und Ron Hoggan.

Warum bestimmte Lebensmittel die Stimmung beeinflussen können

Bestimmte problematische Lebensmittel können auf unterschiedliche Art und Weise zu Angstgefühlen und Sorgen beitragen, zum Beispiel über Entzündungen und körperlichen Stress durch die Produktion von Antikörpern. Ein weiterer möglicher Mechanismus hängt mit Histamin zusammen, einem chemischen Stoff, der an der Immunantwort beteiligt ist und außerdem als Neurotransmitter fungiert. Unausgeglichene Histaminwerte stehen häufig mit Allergien oder Unverträglichkeiten in Verbindung, sowohl gegenüber Lebensmitteln als auch gegen Allergene aus der Umwelt wie Pollen, Hautschuppen oder Schimmel (Pfeiffer, 1987; Jackson et al., 1998).

Eine Glutenunverträglichkeit kann die Verfügbarkeit von Tryptophan einschränken und dadurch zu einem Rückgang der Serotoninwerte führen (Pynnönen et al., 2005). (Mehr über den Zusammenhang von Serotonin und Angststörungen in Kapitel 6). Ein weiterer möglicher Mechanismus sind indirekte Auswirkungen gastrointestinaler Schäden durch den Verzehr problematischer Lebensmittel, die zu einer Malabsorption von Nährstoffen führen (Hallert et al., 2009). Ein weiterer Mechanismus ist der Effekt, dass man bestimmte Lebensmittel besonders gerne verzehrt, weil diese ein körperliches Hochgefühl auslösen (Pfeiffer, 1987), welches durch Gluteomorphine verursacht wird (das sind opiatähnliche Verbindungen, die während der Verdauung der Gliadin-Komponente des Glutenproteins produziert werden). Gluteomorphine machen süchtig und die Entzugserscheinungen können sich ebenso schlimm anfühlen wie die eines Drogenentzugs. Wenn man Gluten konsumiert, fühlt man sich zunächst großartig, wird bald darauf aber ein ernsthaftes Tief erfahren, welches sich in Angstgefühlen und Sorgen, Depression, Stimmungsschwankungen, Erschöpfung und anderen Symptomen äußern kann.

Im Zuge meiner Arbeit mit Angstpatienten beobachte ich, dass Gluten enthaltende Lebensmittel bei Angststörungen und anderen psychischen Problemen besonders häufig eine Rolle spielen. Gluten kommt vor allem in Weizen, Roggen und Gerste vor. Und auch in Hafer sind manchmal Spuren von Gluten enthalten, da das Getreide bei der Verarbeitung oder beim Transport kontaminiert wird. Seltener haben die Menschen Schwierigkeiten mit einer großen Bandbreite verschiedener Kohlenhydrate, einschließlich aller Getreide und stärkehaltiger Gemüsesorten. Milchprodukte tragen zwar nicht direkt zu psychischen Problemen bei, wer Probleme mit Gluten hat, hat wegen der Schäden am Verdauungstrakt aber häufig auch Probleme mit Milchprodukten. In diesem Kapitel behandele ich vor allem das Thema Gluten und gehe nur oberflächlich auf Milchprodukte und andere problematische Lebensmittel ein. Denken Sie aber daran, dass wir aus biochemischer Sicht alle einzigartig sind und daher fast alle Lebensmittel individuell Probleme verursachen könnten – körperlich, emotional oder sowohl als auch. Ich werde erklären, wie Sie die Lebensmittel identifizieren können, die Sie persönlich nicht vertragen.

Wenn Sie herausfinden, dass bei Ihnen Unverträglichkeiten gegen bestimmte Lebensmittel vorliegen, ist es am besten, die betreffenden Lebensmittel mindestens drei Monate zu vermeiden. Danach können Sie diese langsam und eines nach dem anderen wieder in Ihre Ernährung integrieren und genau beobachten, wie Sie sich nach der jeweiligen Wiedereinführung fühlen. Einige Lebensmittel könnten für Sie immer problematisch sein, andere Lebensmittel können Sie unter Umständen aber auf Rotationsbasis – etwa alle zwei oder drei Tage – essen. Es ist durchaus möglich, dass man eine Unverträglichkeit gegenüber Lebensmitteln entwickelt, die man tagtäglich isst. Sorgen Sie also für Vielfalt und Abwechslung, vor allem bei den Lebensmitteln, gegen die Sie eine Unverträglichkeit hatten.

Zöliakie (eine Variante von Glutenunverträglichkeit) ist eine Autoimmunerkrankung, die durch die Reaktion auf Gluten ausgelöst wird, die einen besonderen Hinweis verdient: Falls Sie positiv auf Zöliakie getestet werden, müssen Sie Gluten ein Leben lang vermeiden, denn das ist bisher die einzige effektive Behandlungsmöglichkeit. Zöliakie wird mit vielen ernsthaften gesundheitlichen Problemen in Verbindung gebracht, darunter Gelenkrheumatismus, Fibromyalgie, Dermatitis herpetiformis, Ekzem, Epilepsie, Darmkrebs und Schilddrüsenstörungen (Braly und Hoggan, 2002). Auch wurde bei denjenigen, deren Zöliakie nicht behandelt wurde, ein verringerter Blutfluss zu bestimmten Bereichen des Gehirns festgestellt (Addolorato et al., 2004). Das könnte sich auf Angststörungen, Depression und kognitive Funktionen (wie Konzentrationsfähigkeit) auswirken. Wenn man unter Zöliakie leidet und weiterhin Gluten isst, wird sich das auf die Lebensqualität auswirken und die Lebensdauer potenziell verkürzen (Corrao et al., 2001). Selbst wenn bei Ihnen keine Zöliakie diagnostiziert wurde, Sie sich aber besser fühlen, wenn Sie kein Gluten essen, sollten Sie es meiner Meinung nach vermeiden, um mögliche langfristige gesundheitliche Konsequenzen zu vermeiden.

Falls Sie feststellen, dass Sie unter Lebensmittelunverträglichkeiten leiden, beachten Sie auch, dass eine Störung der Nebennierenfunktion das Problem verschlimmern kann. Lebensmittelunverträglichkeiten bedeuten eine zusätzliche Belastung für die Nebennieren. Lesen Sie sich also auf jeden Fall den Abschnitt zu den Nebennieren in Kapitel 8 durch. Und da Lebensmittelunverträglichkeiten auch das Verdauungssystem schädigen können, lesen Sie sich Kapitel 5 ebenfalls sorgfältig durch. Zur Verdeutlichung, wie sehr diese Systeme miteinander verwoben sind: Über Lebensmittelunverträglichkeiten im Verdauungssystem verursachte Schäden enden gegebenenfalls in einem Nährstoffmangel. Daher sind Kapitel 7 und 8 eventuell auch für Sie relevant.

Echte Lebensmittelallergien

Verzögert auftretende Lebensmittelunverträglichkeiten (siehe nächster Abschnitt) sind häufiger die Ursache psychischer Probleme als echte Lebensmittelallergien. Da echte Lebensmittelallergien (immunologisch vermittelte Reaktionen) bekannter sind, bespreche ich diese zuerst. Bei echten Lebensmittelallergien wird durch das betreffende Nahrungsmittel im Körper die Produktion des Antikörpers IgE (Immunoglobulin E) ausgelöst. Innerhalb weniger Minuten nach dem Verzehr des Nahrungsmittels ist ein Effekt zu spüren. Bei einer echten Meeresfrüchteallergie zieht sich ein paar Minuten nach dem Verzehr von Meeresfrüchten z. B. der Hals zusammen, die Augen werden wässrig, jucken und manchmal kann es sogar zu einem Asthmaanfall oder einem anaphylaktischen

Schock kommen. Von echten Lebensmittelallergien ist nur ein kleiner Teil der Bevölkerung betroffen. Weizen, Meeresfrüchte, Eier, Kuhmilch, Nüsse, Soja und weißer Fisch gehören zu den Lebensmitteln, die besonders häufig allergische Reaktionen auslösen (Lipski, 2004). Falls Sie eine IgE-Allergie gegen bestimmte Lebensmittel haben, müssen Sie diese betreffenden Lebensmittel auf unbegrenzte Zeit vermeiden.

Lebensmittelunverträglichkeiten oder verzögert auftretende Reaktionen

Bei verzögert auftretenden Reaktionen auf Lebensmittel dauert es ein paar Stunden bis zu ein paar Tage, bis Symptome auftreten, was es schwer macht, das oder die verantwortlichen Lebensmittel zu identifizieren (Lipski, 2004). Der Körper reagiert, indem er einen Antikörper produziert, der als IgG (Immunglobulin G) bekannt ist.

In *Digestive Wellness* schreibt Ernährungsberaterin Elizabeth Lipski (2004), dass 24 % der amerikanischen Erwachsenen angeben, verzögert auftretende Reaktionen auf Lebensmittel oder Umwelteinflüsse zu haben. Sie ist der Meinung, dass diese Unverträglichkeiten häufig auf das sogenannte Leaky-Gut-Syndrom zurückgehen, einen Befund, der durch Schäden in der Darmschleimhaut gekennzeichnet ist, durch die unverdaute Lebensmittelpartikel durch die Darmwand in das Blut gelangen. Dort reagiert das Immunsystem wie auf fremde, schädliche Substanzen und produziert Antikörper, um die als fremd eingestuften Stoffe zu neutralisieren. Wenn Sie feststellen, dass Sie auf eine große Anzahl an Lebensmitteln empfindlich reagieren, ist die Wahrscheinlichkeit groß, dass Sie unter dem Leaky-Gut-Syndrom leiden.

Im Gegensatz zu echten Lebensmittelallergien können Unverträglichkeiten gegen fast alle Lebensmittel auftauchen. Zu den Lebensmitteln, die am häufigsten verzögert auftretende Reaktionen verursachen, gehören Weizen, Milchprodukte, Eier, Rindfleisch, Zitrusfrüchte und Schweinefleisch. Diese sind für 80 % aller Lebensmittelunverträglichkeiten verantwortlich. Es überrascht mich nicht, dass Rindfleisch häufig ein Problem ist, Lammfleisch hingegen nicht. Lammfleisch stammt fast immer von Weidetieren, während Rindfleisch häufig von Stallvieh stammt, das mit Mais gefüttert wurde. Ich vermute, dass der Mais die Ursache sein könnte, da Mais genauso wie Soja, Nüsse, Schokolade und Rohrzucker zu den Lebensmitteln gehört, die häufig Probleme verursachen (Pizzorno und Murray, 2000). Mir sind auch problematische Fälle begegnet, die durch Unverträglichkeiten gegen Nachtschattengewächse (Tomaten, Kartoffeln, Auberginen und Paprika), ganze Lebensmittelgruppen (etwa Nüsse im Allgemeinen) oder Lebensmittel mit hohem Oxalatgehalt (darunter viele Sorten grünes Blattgemüse, Nüsse und Obst, sowie Weizen, Soja, Kakao, schwarzer Tee, Schokolade und einige Gemüsesorten) verursacht wurden.

Eine Lebensmittelunverträglichkeit kann sich in vielen unterschiedlichen Symptomen manifestieren. Nach meiner Erfahrung sind die Top-5 der am häufigsten auftretenden Symptome: Verdauungsprobleme, Depression und Angstgefühle, Energielosigkeit, gesteigertes Verlangen nach bestimmten Lebensmitteln, Schlafprobleme. Viele meiner Patienten mit einer Glutenunverträglichkeit litten unter breit gefächerten Symptomen, darunter Stimmungsschwankungen, Angespanntheit, Ängsten, Depressionen, Kopfschmerzen, verstopften Nasen, Völlegefühl, Blähungen, Verdauungsstörungen, Sodbrennen, Schlaflosigkeit, Hautproblemen, Muskel- und Gelenkschmerzen und Erschöpfung.

Probleme mit Gluten

Einige Menschen reagieren empfindlich auf ein Protein namens Gliadin, ein Bestandteil von Gluten, das in Weizen, Gerste, Roggen und unterschiedlichen Formen von Weizen oder Weizenhybriden wie Dinkel, Kamut und Triticale vorkommt. Hafer enthält eigentlich kein Gluten, wird aus einer glutenfreien Ernährung trotzdem manchmal ausgeschlossen, da es bei der Verarbeitung zu einer Kontamination mit Gluten kommen kann. Stattdessen enthält Hafer Avenin, das die meisten Menschen vertragen können – sogar viele Zöliakie-Patienten.

In diesem Fall ist es absolut wichtig, garantiert glutenfreie Haferprodukte zu finden.

Wenn man hört, dass jemand Probleme mit Gluten hat, denkt man
wahrscheinlich zuerst an Verdauungsprobleme wie Durchfall oder Verstopfung, Magenschmerzen, Blähungen und Völlegefühl. Das sind auch
typische Probleme, die durch Gluten verursacht werden. Allerdings
kann Gluten noch viel mehr auslösen als nur Verdauungsprobleme.

Gluten, Angststörungen und andere psychische Probleme

Ich habe bei so vielen meiner Patienten erlebt, dass sich ihr psychischer
Zustand dramatisch verbessert, sobald sie auf Gluten verzichten, dass
ich meinen Patienten mit Angststörungen oder anderen psychischen
Störungen immer empfehle, Gluten aus ihrer Ernährung zu verbannen. Das kann dazu führen, dass die Symptome einer Angststörung
unter Umständen vollständig verschwinden – vor allem bei Menschen,
denen die Medikamente gegen Angststörungen nicht helfen oder die
keine einnehmen (Potocko und Hozyasz, 2002). Klinische Erfahrungen
und gezielte Studien bestätigen den Zusammenhang zwischen Gluten
und Angststörungen (Addolorato et al., 2008), Depression (Pynnönen
et al., 2005) und sogar Schizophrenie (Kalaydjian et al., 2006). Viele
der Studien zu psychischen Störungen haben sich dabei auf Zöliakie
konzentriert. Doch wenn die Symptome psychischer oder körperlicher
Probleme verschwinden, wenn man auf Gluten verzichtet – auch, wenn
man nicht unter Zöliakie leidet – macht der Verzicht Sinn.

Lindas Geschichte

Linda, eine Lehrerin Ende vierzig, litt sowohl unter psychischen als auch
unter Verdauungsproblemen. Als sie begann GABA, Tryptophan und ein
paar grundlegende Nahrungsergänzungsmittel wie Multivitamine, Zink
und Vitamin B6 zu sich zu nehmen, wurden Ängste und Sorgen weniger,
verschwanden allerdings nicht vollständig. Von Anfang an empfahl ich
Linda, auf Gluten zu verzichten, aber sie sträubte sich monatelang dagegen, weil sie Pizza liebte und überzeugt war, dass ihre selbst gemachte
Vollkornteig-Pizza gesund sei.

Die Monate vergingen und die Symptome blieben. Schließlich willigte Linda ein, es mit dem Verzicht auf Gluten zu versuchen. Groß war ihre Verwunderung, als die Symptome ihrer Angststörung daraufhin komplett verschwanden, ebenso wie ihr Problem mit einer Verstopfung, das sie ein Leben lang begleitet hatte. Wenn sie aus Versehen etwas aß, das Gluten enthielt, merkte sie es sofort – sie fühlte sich nervös und aufgedunsen und häufig endete das Ganze in einer Verstopfung. Da sie immer noch sehr gerne Pizza isst, informierte sie sich zu glutenfreien Teigalternativen und experimentierte ein wenig. So kann sie ihre Pizza jetzt wieder genießen – und fühlt sich hinterher großartig.

Gluten und das Verdauungssystem

Eine Glutenunverträglichkeit kann zu Verdauungsproblemen wie Blähungen, Völlegefühl, Verstopfung oder Durchfall führen. Wenn Sie außer der Angststörung auch Probleme mit der Verdauung haben, ist es wahrscheinlich, dass Ihre Darmschleimhaut geschädigt ist und Zeit braucht, um zu heilen. Aufgrund der Schäden könnte es außerdem sein, dass Sie unter Nährstoffmangel leiden, darunter an niedrigen Werten der B-Vitamine, Vitamin A, D, E und K und Eisen (was zu Anämie führen könnte), sowie Tryptophan (Ross, 2004). Einige dieser Defizite könnten zu den Symptomen der Angststörung beitragen. In einer Studie stellte sich heraus, dass sich Menschen mit Zöliakie insgesamt besser fühlten, wenn sie sechs Monate lang täglich 800 µg Folsäure, 500 µg Vitamin B_{12} (Cyanocobalamin) und nur 3 mg Vitamin B_6 supplementierten, was auch gegen Angstzustände und Depressionen half (Hallert et al., 2009). Knochenbrühe ist sehr heilsam für den Magen-Darm-Trakt, ebenso wie Glutamin, Vitamin C und Aloe Vera. Weitere Informationen dazu, wie Sie Ihr Verdauungssystem unterstützen können, finden Sie in Kapitel 5.

Testen, ob eine Glutenunverträglichkeit vorliegt

Ob Gluten für Sie ein Problem ist, können Sie mithilfe spezifischer Tests feststellen. Auch eine Eliminationsdiät kann Klarheit bringen. Dafür wird zwei Wochen lang auf das potenziell problematische Lebensmittel verzichtet, um zu sehen, ob die Symptome verschwinden. Danach wird es wieder in die Ernährung integriert, um zu sehen, ob die Symptome wieder auftauchen. Sie sollten in Erwähnung ziehen, beides zu tun. Die Testergebnisse Schwarz auf Weiß zu lesen ist zwar extrem hilfreich, die Tests sind aber nicht immer schlüssig und weisen manchmal nicht auf vorhandene Unverträglichkeiten hin. Verbesserungen, die eintreten, wenn man im Rahmen einer Eliminationsdiät auf das problematische Lebensmittel verzichtet (und wie viel schlechter man sich fühlt, wenn man wieder davon isst ...), sind eine großartige Motivation zur langfristigen Umstellung der Ernährungsgewohnheiten.

Zweiwöchige Gluten-Eliminationsdiät

Der Gedanke an eine Eliminationsdiät wirkt unter Umständen abschreckend auf Sie. Aber denken Sie daran, dass zwei Wochen eine recht kurze Zeitspanne sind, um auf ein bestimmtes Lebensmittel zu verzichten, und dass die Ergebnisse dieses Versuchs Ihnen eventuell dabei helfen werden, eine Reihe von psychischen, Verdauungs- und anderen gesundheitlichen Problemen zu lösen.

1. Essen Sie zwei Wochen lang keine Gluten enthaltenden Lebensmittel. Dies ist die Ausschlussphase (auch: Entzugsphase). Zur Erinnerung: Zu Gluten enthaltenden Lebensmitteln gehört alles, was Weizen, Roggen, Gerste, Dinkel, Kamut oder Triticale enthält. Und da Hafer bei der Verarbeitung häufig mit Gluten kontaminiert wird, muss auch auf Lebensmittel verzichtet werden, die Hafer oder Haferprodukte enthalten. Garantiert glutenfreie Haferprodukte können gekauft werden, aber ich empfehle Ihnen, während der zweiwöchigen Ausschlussphase darauf zu verzichten. Während dieser Ausschlussphase ist es am besten,

hausgemachte vollwertige Lebensmittel zu essen, da industriell verarbeitete Lebensmittel häufig Gluten enthalten, in Form von Zutaten wie hydrolisiertem Protein, texturisiertem Soja und unzähligen anderen Derivaten aus Weizen, Roggen und Gerste (z. B. Gerstenmalz und modifizierte Stärke). Gluten ist in den meisten Sojasaucen und natürlichen Würzmitteln, in Rotwein, Bier und vielen anderen fermentierten Getränken enthalten. Weniger offensichtliche Quellen sind der Kleber auf Briefumschlägen sowie Füllmittel in Medikamenten und Nahrungsergänzungsmitteln.

2. Beobachten Sie während dieser zwei Wochen alle Symptome, die mit Angststörungen, Depressionen, Energiemangel, verminderter Konzentrationsfähigkeit, Völlegefühl, Blähungen und Verstopfung zusammenhängen und schreiben Sie alle Veränderungen auf. Verwenden Sie das *Protokoll über Essen, Stimmung, Energie, Verlangen nach bestimmten Lebensmitteln und Schlaf* (Anhang 2), um festzuhalten und zu überwachen, was und wann Sie essen, wie Sie sich vor dem Essen fühlen (müde, hungrig, ausgehungert, trostbedürftig, usw.), wie Sie sich nach dem Essen fühlen (müde, glücklich, zufrieden, getröstet, energiegeladen, usw.) und wie Ihre Verdauung ist.

3. Essen Sie am 15. Tag zum Frühstück und zum Mittagessen etwas, das Gluten enthält (das ist die Testphase). Die folgenden drei Tage verzichten Sie dann wieder auf Lebensmittel, die Gluten enthalten. Wenn Sie Brot essen möchten, empfehle ich Ihnen für die Testphase hefefreies Brot, da Hefe potenziell ebenfalls Probleme verursachen kann und daher die Ergebnisse des Versuchs verfälschen könnte. Versuchen Sie es zum Beispiel mit hefefreien Pfannkuchen oder einem Muffin zum Frühstück und Pasta zum Mittagessen.

4. Beobachten Sie im Laufe der nächsten drei Tage, ob ihr Körper oder ihre Psyche negativ reagieren, denn so lange kann es dauern, bis sich durch Nahrungsmittelunverträglichkeiten ausgelöste Reaktionen zeigen. Achten Sie auf gesteigerte Angstzustände, Launenhaftigkeit, Depression, Reizbarkeit, Erschöpfung, Kon-

zentrationsschwierigkeiten, Völlegefühl, Blähungen, Veränderungen des Stuhlgangs oder das Auftreten starker Schmerzen.

Wenn sie in diesen drei Tagen der Testphase verstärkte Symptome verspüren, reagieren Sie wahrscheinlich empfindlich auf Gluten. Dabei könnte es sich um eine Allergie, eine Unverträglichkeit oder sogar um Zöliakie handeln. Über weitere Tests (siehe unten) lässt sich das genauer herausfinden. Vielleicht haben Sie auch keine weiteren Symptome. In diesem Fall ist Gluten vielleicht kein Problem für Sie. Wenn Sie sich nicht sicher sind, können Sie zwei weitere Wochen auf Gluten verzichten, um dann noch mal eine Testphase anzuschließen.

Wie oben schon erwähnt, ist ein guter Grund für den Versuch der Eliminationsdiät, dass die Ergebnisse von Labortests mitunter unschlüssig sind oder fälschlicherweise negativ ausfallen. Ich habe einmal eine Familie beraten, zwei Eltern und zwei Kinder, die alle unter einer Angststörung und Verdauungsproblemen litten, verursacht durch Gluten. Sie alle hatten die gleichen Tests gemacht, hatten aber unterschiedliche Ergebnisse: Positiv bei unterschiedlichen Tests und negativ bei den jeweils anderen. Unabhängig von etwaigen Testergebnissen empfehle Ihnen auf Gluten zu verzichten, wenn die Ergebnisse der Eliminationsdiät darauf hinweisen, dass es Ihnen nicht guttut.

Labortests für Glutenunverträglichkeit

Um festzustellen, ob eine Glutenunverträglichkeit vorliegt, werden im Labor zum Beispiel Speichelproben auf Antigliadin-Antikörper und Blutproben auf IgG-Antikörper und Schilddrüsen-Antikörper untersucht. Werden erhöhte Werte dieser Antikörper festgestellt, ist das Grund zur Sorge und deutet darauf hin, dass Gluten vermieden werden und auf Zöliakie getestet werden sollte. (Braly und Hoggan, 2002). Es gibt weitere Marker für Glutenunverträglichkeit, die zur Zeit nicht gemessen werden, in Zukunft jedoch zusätzliche und hilfreiche Resultate bringen könnten.

Antigliadin-Antikörper im Speichel

Viele Speicheltests zur Überprüfung der Funktion der Nebennieren, beziehen auch Antigliadin-Antikörper mit ein (siehe Anhang). Viele Menschen werden positiv auf Antigliadin-Antikörper getestet. Der ASI testet auch die Werte von sekretorischem Immunoglobulin (SIgA, einem Antikörper, der eine kritische Rolle im Immunsystem des Magen-Darm-Traktes spielt). Wird auf Antigliadin-Antikörper getestet, ist es wichtig, auch die Werte der SIgA zu messen. Wenn die SIgA-Werte gering sind, kann das zu einem falschen negativen Ergebnis in Bezug auf die Antigliadin-Antikörper führen. SIgA sind häufig das Ergebnis von Stress und Nebennierenschwäche. In vielen anderen Laboren werden sowohl die Antigliadin-Antikörper als auch SIgA in verschiedenen Speichel- und Stuhluntersuchungen gemessen.

IgG-Antikörper für Gluten enthaltendes Getreide

Verspätet auftretende Reaktionen auf Lebensmittel (IgG Lebensmittelunverträglichkeiten) können über Bluttests identifiziert werden, für die entweder eine Blutentnahme (Serumprobe) oder ein einen Finger-Pricktest (Blutentnahme über den Anstich der Fingerkuppe) benötigt wird. Dieses enzym-gekoppelte antikörperbasierte Nachweisverfahren (engl.: *enzyme-linked immunosorbent assay*, kurz ELISA) kann sehr effektiv sein (Atkinson et al., 2004; Shakib et al., 2006), vor allem, wenn die Ergebnisse in Verbindung mit den Symptomen, der persönlichen Krankheitsgeschichte und dem Ernährungsprotokoll bewertet werden (Pizzorno und Murray, 2000). Über ELISA-Tests (siehe Anhang) lässt sich feststellen, ob der Körper eine Immunreaktion auf bestimmte Lebensmittel hat (darunter Weizen, Roggen, Gerste und Hafer) und ob spezifische Lebensmittel milde, mäßige oder starke Reaktionen verursachen.

Wenn die Testergebnisse auf Lebensmittelunverträglichkeiten hinweisen, empfehle ich, mindestens drei Monate auf die entsprechenden Lebensmittel zu verzichten und dann eins nach dem anderen wieder in die Ernährung zu integrieren, wobei jeweils mindestens drei Tage zwischen der Wiedereinführung der einzelnen problematischen Lebensmittel liegen sollten. Treten innerhalb dieser drei Tage Symptome auf, muss das betreffende Lebensmittel eventuell unbegrenzt vermieden werden. Treten hingegen keine erneuten Symptome auf, kann das betreffende Lebensmittel wahrscheinlich ab und an (etwa alle drei Tage) ohne Probleme verzehrt werden.

Durch Labortests können verspätet auftretende Reaktionen auf glutenhaltige Getreidesorten und andere Lebensmittel festgestellt werden. Es werden Reaktionen auf über 60 Lebensmittel getestet, auf die Menschen häufig eine Unverträglichkeit haben (siehe Anhang).

Erhöhte Schilddrüsen-Antikörper

Erhöhte Werte zweier Schilddrüsen-Antikörper – Thyreoglobulin-Antikörper und Thyroperoxidase-Antikörper – sind ein Hinweis auf Hashimoto-Thyreoiditis.

Dabei handelt es sich um eine Erkrankung der Schilddrüse, im Zuge derer der Körper Antikörper gegen die eigene Schilddrüse bildet. Diese Autoimmunerkrankung tritt häufig bei Menschen auf, die unter Zöliakie (Naiyer et al., 2008; Barker und Liu, 2008) oder Glutenunverträglichkeit leiden. Die Werte beider Antikörper können über vom Arzt verordnete Bluttests festgestellt werden. Bei erhöhten Werten können der vollkommene Verzicht auf Gluten und die Einnahme von 200 µg Selen täglich dabei helfen, die Schilddrüsenfunktion zu normalisieren und die Werte der Schilddrüsen-Antikörper zu senken.

ZÖLIAKIE-TESTS

Über zwei Tests kann festgestellt werden, ob Zöliakie vorliegt. Bei einem handelt es sich um einen einfachen Bluttest, beim zweiten um eine Biopsie. IgE-Tests und Gen-Tests sind weitere Optionen, ebenso wie Tests auf erhöhte Werte von Schilddrüsen-Antikörpern (oben erwähnt), die bei Zöliakie häufig auftreten. Bei einem ein Bluttest (siehe Anhang) werden die folgenden drei Marker für Zöliakie gemessen, negative Ergebnisse schließen eine Glutenunverträglichkeit oder Zöliakie jedoch nicht komplett aus:

* IgA Gewebstransglutaminase-Antikörper (IgA-tTG): Über erhöhte Werte werden etwa 98 % derjenigen identifiziert, die an Zöliakie erkrankt sind (Braly und Hoggan 2002).
* IgA Gliadin-Antikörper (IgA-AGA): Erhöhte Werte deuten auf eine Reaktion auf Gliadin hin, was wiederum darauf hinweist, dass die Ernährung nicht glutenfrei ist.
* Serum-IgA: Niedrige Werte deuten auf ein zehn bis fünfzehn Mal höheres Risiko für die Entwicklung von Zöliakie hin und können außerdem in fälschlicherweise negativen Resultaten für IgA-tTG enden.

In Medizinerkreisen gilt eine Biopsie des Dünndarms als Goldstandard für die Zöliakie-Diagnose. Zeigt die Probe abgeflachte Mikrovilli, wird dem Patienten empfohlen, auf eine glutenfreie Ernährung umzustellen. Zeigt sich bei einer zweiten Biopsie, die durchgeführt wird, nachdem der Patient sich längere Zeit glutenfrei ernährt hat, eine Verbesserung, lautet die Diagnose Zöliakie. Allerdings hat diese Methode ihre Grenzen (Braly und Hoggan, 2002). In Biopsien können Schäden übersehen werden, da sie von einem Bereich zum nächsten oder mit der Zeit variieren. Und wenn eine Person mit Zöliakie mehr als ein paar Wochen kein Gluten konsumiert hat, könnte sich der Darm erholt haben, sodass keine Schäden mehr zu erkennen sind.

Falls keiner dieser Tests auf Zöliakie hinweist, aber der Verdacht auf eine Glutenunverträglichkeit vorliegt, gibt es ein paar andere Tests, die gegebenenfalls angebracht sind. Es sollte auf die Gene HLA-DQ2 und HLA-DQ8 getestet werden, die beide mit einem höheren Risiko für Zöliakie und auch für andere Autoimmunerkrankungen in Verbindung gebracht werden, darunter Typ-1-Diabetes und Autoimmunerkrankungen der Schilddrüse (Barker und Liu, 2008). Aber auch Menschen, die nicht von Zöliakie betroffen sind, könnten diese Gene in sich tragen (Braly und Hoggan, 2002), die Ergebnisse sind also nicht eindeutig. Diese Tests können vom Arzt verordnet werden, es gibt aber auch Anbieter für Tests, die Sie selbst durchführen können (siehe Anhang).

Der Vorteil genetischer Tests ist, dass sie eine frühe Indikation geben können, ob Probleme mit Gluten vorliegen, noch bevor andere Tests positive Resultate geben.

Alternativen zu Gluten enthaltenden Getreidesorten

Falls Gluten für Sie ein Problem darstellt, können Sie immer noch Reis, Mais, Buchweizen, Quinoa, Amaranth und eventuell Hafer (wenn das Produkt garantiert glutenfrei ist) essen. Hirse enthält zwar kein Gluten, ist für manche Menschen jedoch problematisch. Sie werden experimentieren müssen, um herauszufinden, ob das auch auf Sie zutrifft. Glücklicherweise herrscht ein immer größeres Bewusstsein für die potenziellen Probleme mit Gluten, sodass es heutzutage viele glutenfreie Versionen einer großen Auswahl an Lebensmitteln auf Getreidebasis gibt: Brot, Nudeln, Cracker, Waffeln usw. Diese Lebensmittel werden aus einer großen Auswahl alternativer Mehlsorten zubereitet, die aus Reis, Mais, Kartoffeln, verschiedensten Hülsenfrüchten und sogar Kokosnuss gewonnen werden. Es gibt außerdem viele wunderbare Kochbücher für eine glutenfreie Küche. Allerdings werden in einigen jedoch übermäßig Zucker oder andere nicht sehr gesunde Zutaten verwendet. Bevor Sie sich ein glutenfreies Kochbuch zulegen, sollten Sie sich genau darüber informieren und dabei Ihre persönlichen, ernährungsspezifischen Bedürfnisse im Hinterkopf behalten sowie die Empfehlungen aus den Kapiteln 1 und 2. Auch online gibt es einige großartige Informationsquellen zu glutenfreier Ernährung und Bezugsquellen für glutenfreie Produkte.

Statt einfach nur die problematische Getreidesorte durch eine andere Getreidesorte zu ersetzen (z. B. Reisnudeln statt Nudeln aus Hartweizengrieß zu essen), sollte auch versucht werden, mehr Gemüse in die Ernährung zu integrieren.

Gemüse mit hohem Stärkegehalt (z. B. Süßkartoffeln, Kürbis und Möhren) ist eine wunderbare und nährende Quelle für Kohlenhydrate, Vitamine und Mineralstoffe.

Falls Sie Probleme mit Gluten haben, aber nicht unter Zöliakie leiden, können bestimmte Zubereitungsmethoden Ihren Körper dabei unterstützen, das Gluten besser zu vertragen. Bei vielen traditionellen Ernährungsformen werden Getreide eingeweicht oder fermentiert verarbeitet, z. B. in Sauerteigbrot. Diese Methoden machen das Getreide besser verdaulich, sodass es wahrscheinlich eine geringere Rolle bei psychischen Problemen oder Verdauungsstörungen spielt. Es gibt Hinweise darauf, dass Menschen mit einer Glutenunverträglichkeit (und auch die mit Zöliakie) Sauerteigbrot vertragen könnten (Di Cagno et al., 2004). Allerdings sollte man besser vorsichtig sein, damit man nicht das Nachsehen hat. Wenn Sie mit diesen Lebensmitteln experimentieren, beobachten Sie genau, wie Sie sich fühlen, und treffen Sie dann aufgrund Ihrer Erfahrungen Ihre persönliche Entscheidung. Es kann hilfreich sein, einige Enzyme als Nahrungsergänzungsmittel zu nehmen, die Ihren Körper bei der Verdauung von Glutenproteinen (und von Casein) unterstützen. Falls Sie dann aus Versehen etwas essen, das Gluten enthält, werden die negativen Reaktionen etwas abgeschwächt. Halten Sie nach einem Nahrungsergänzungsmittel Ausschau, welches das Enzym Dipeptidylpeptidase IV (DPP IV) enthält.

Falls Gluten kein Problem ist

Selbst wenn keine Glutenunverträglichkeit vorliegt, sollten stark verarbeitete Getreideprodukte wie z. B. Weißmehl und daraus zubereitete Lebensmittel wie Kekse, Kuchen, Nudeln usw. vermieden werden. Vollkornprodukte sind immer die bessere Wahl. Vollkornbrot mit gesprosstem Getreide ist ebenfalls eine gute Option. Außerdem empfehle ich, Gluten enthaltende Lebensmittel nicht zu Grundnahrungsmitteln zu machen und nicht zu jeder Mahlzeit Getreideprodukte zu essen.

Probleme beim Verzehr von Milchprodukten

Durch eine Glutunverträglichkeit kann es zu einer Schädigung der Darmschleimhaut kommen, was wiederum zu Problemen bei der Verdauung von Milchprodukten führt. Es ist wichtig, diese Probleme in den Griff zu bekommen, um weitere Schäden des Verdauungstrakts zu vermeiden und einen möglichen Nährstoffmangel zu verhindern. Die Probleme mit Milchprodukten verschwinden häufig wieder, sobald sich der Darm erholt hat. Milchprodukte an sich lösen keine Angststörungen aus, aber eine übermäßige Schleimproduktion, Schäden am Verdauungsapparat und immunologische Abwehrreaktionen können direkte Auswirkungen auf die Psyche haben.

Manchen Menschen fehlt das Enzym Lactase, das für die Verdauung von dem Milchzucker Lactose benötigt wird (Bolin, 2009). Etwa 75 % der Menschen weltweit sind davon betroffen (Lipski, 2004). Milchprodukte können ebenso wie Gluten opiatähnliche Auswirkungen haben und ein Stimmungshoch verursachen, auf das bald darauf ein Tief folgt. Wie fühlen Sie sich, bevor und nachdem Sie einen großen Becher Eiscreme gegessen haben? Ist das ein Wohlfühlessen? Wenn es sich wie eine große Belohnung anfühlt, das Eis zu essen, Sie sich später aber krank und müde fühlen und eventuell sogar unter Verstopfung leiden, sind Sie vielleicht süchtig danach.

Da Probleme mit Milchprodukten so weit verbreitet sind, empfehle ich Ihnen eine zweiwöchige Eliminationsdiät – auch, wenn Sie der Meinung sind, dass das keinen Unterschied machen wird. Mithilfe eines IgG-Tests können verspätet auftretende Reaktionen auf Milchprodukte identifiziert werden (Shakib et al., 2006). Falls sich herausstellt, dass Sie Milchprodukte vertragen, halten Sie sich an die Richtlinien aus Kapitel 1.

Probleme mit anderen Lebensmitteln

Potenziell können alle Lebensmittel Unverträglichkeiten in Form von verspätet auftretenden Reaktionen auslösen und das kann, wie bereits erwähnt, auch eine Rolle für Angststörungen spielen, aufgrund der

Beschädigung des Darms, des daraus folgenden Nährstoffmangels und auch wegen des Stresses, der für die Nebennieren entsteht. In einer Studie unter Reizdarmpatienten wurden über den IgG-Antikörpertest problematische Lebensmittel identifiziert. Der Verzicht auf die entsprechenden Lebensmittel führte zu einer deutlichen Verbesserung der Symptome und auch zu einer verbesserten Lebensqualität, weniger Angstgefühlen und Sorgen sowie weniger Depression (Atkinson et al., 2004). Bei Patienten, die sich genau an die Diätvorgaben hielten, verbesserte sich der Zustand am meisten. Wenn die Vorgaben gelockert wurden, kamen viele Symptome wieder.

Wenn Sie vermuten, dass eine Lebensmittelunverträglichkeit vorliegt, aber keine Probleme mit Gluten oder Milchprodukten haben (bzw. Probleme damit haben, aber der Verzicht darauf die Symptome nicht komplett beseitigt), können Sie weitere Lebensmittelunverträglichkeiten über IgG-Tests feststellen. Die IgG-Tests prüfen auch, ob der Körper auf viele andere gewöhnliche Lebensmittel reagiert. Wenn die Ergebnisse des IgG-Tests darauf hinweisen, dass viele Lebensmittel Reaktionen auslösen, könnte das Leaky-Gut-Syndrom ein Problem sein. Dann müssen alle problematischen Lebensmittel vermieden werden, damit der Darm gesunden kann.

Sie können auch eine Eliminationsdiät für alle die Lebensmittel durchführen, die Sie in Verdacht haben, Unverträglichkeiten zu verursachen. Besonders problematische Lebensmittel sind: Rindfleisch, Zitrusfrüchte, Eier, Schweinefleisch, Mais, Soja, Nüsse, Schokolade und Rohrzucker. Wenn Sie Lieblingslebensmittel haben, die Sie andauern essen, dann lohnt es sich auch, diese zu prüfen. Ich hatte eine Patientin, die jeden Tag Erdbeeren und Mandeln aß, und es stellte sich heraus, dass beides nicht gut für sie war.

Wenn die Ergebnisse immer noch nicht klar sind und Sie den starken Verdacht haben, dass ein oder mehrere Lebensmittel für Sie problematisch sind, könnten Sie eine hypoallergene oder oligoantigene Diät halten. Im Zuge dieser Diät werden nur Lebensmittel gegessen, bei denen es sehr unwahrscheinlich ist, dass sie Probleme verursachen. In der Regel Vollkornreis, Lammfleisch, Obst (mit Ausnahme von Zitrusfrüchten) und Gemüse (bis auf Tomaten, Aubergine, Paprika und Kartoffeln). Nachdem

Sie sich zwei Wochen an diese Diät gehalten haben, können Sie alle zwei bis drei Tage ein neues Lebensmittel wieder in Ihre Ernährung integrieren und die Reaktionen beobachten (Pizzorno und Murray, 2000). Eine deutsche Studie unter Kindern mit Hyperaktivität und chronischer Reizbarkeit mit häufigen plötzlichen Wutanfällen (disruptive Affektregulationsstörung, DSM-5) ergab, dass diese Herangehensweise das Verhalten von etwa 25 % der Kinder verbesserte (Dr. Christina Clement, Prof. Dr. Christian Fleischhaker: ADHS und Ernährung. Die oligoantigene Diät bei Kindern).

Probleme mit allen Getreidesorten, stärkehaltigem Gemüse und Hülsenfrüchten

Falls Sie sich schlecht gelaunt, besorgt, müde oder rastlos fühlen, nachdem Sie irgendeine Sorte Getreide (Reis, Mais usw.), stärkehaltiges Gemüse (Kartoffeln, Süßkartoffeln usw.) oder Hülsenfrüchte gegessen haben, ist es möglich, dass diese Kohlenhydrate nicht richtig verdaut werden und stattdessen in Ihrem Verdauungstrakt vor sich hin gären und schädliche Bakterien hineinbringen. Wenn das der Fall ist, lohnt sich eine Eliminationsdiät entsprechend den Richtlinien der Speziellen Kohlenhydrat Diät (SCD; engl. *Specific Carbohydrate Diet*). Die SCD, die mit der Publikation von Elaine Gottschalls Buch *Breaking the Vicious Cycle* (2002) weitläufig bekannt wurde, hilft bei Erkrankungen des Magen-Darm-Traktes wie Morbus Crohn, Colitis Ulcerosa (Dickdarmentzündung) und chronischer Diarrhö, aber auch bei psychischen Problemen, darunter Angststörungen und Depressionen.

In der SCD sind spezielle Kohlenhydrate erlaubt. Obst darf gegessen werden, verzichtet werden muss auf stärkehaltiges Gemüse (Kartoffeln, Süßkartoffeln), Getreideprodukte (alle Getreidesorten, die Gluten enthalten, aber auch auf Reis, Mais, Hirse und andere glutenfreie Getreidesorten) und Hülsenfrüchte. Außer Obst darf gegessen werden: Fleisch, Fisch, Hähnchenfleisch, Eier, Nüsse und Gemüse mit geringem Stärkeanteil (wie grüne Bohnen, Spargel, Blumenkohl, Brokkoli usw.). Fett und Öle wie Butter, Olivenöl und Kokosfett sind ebenfalls erlaubt.

Natasha Campbell-McBride, Autorin von *Gut and Psychology Syndrome* (GAPS; 2008) geht mit dieser Diät einen Schritt weiter und fügt heilsame Knochenbrühe und fermentierte Lebensmittel hinzu, basierend auf den traditionellen Ernährungskonzepten der Weston A. Price Foundation. Frisch gepresste Gemüsesäfte zum Entgiften und probiotische Nahrungs-ergänzungsmittel sind ebenfalls erlaubt. Campbell-McBride berichtet von großartigen Erfolgen bei Angststörungen, Depression, bipolarer Störung, Autismus, Arthritis und vielen Lernschwächen sowie bei Verdauungsbe-schwerden. Sie empfiehlt ihren Patienten, diese Form der Ernährung ein Jahr oder länger durchzuhalten.

Bei einer Studie, die sich zwar nicht spezifisch auf die SCD/GAPS-Diät bezieht (Austin et al., 2009), stellte sich heraus, dass eine Ernährung mit einem sehr geringen Anteil an Kohlenhydraten (20 g pro Tag, das ent-spricht etwa 4 % Kohlenhydraten) bei Reizdarm hilft. Wie Sie in Kapitel 5 lesen werden, hängt das Reizdarmsyndrom häufig mit Angststörungen zusammen. In einer weiteren Studie (King, Elia und Hunter, 1998) stellte sich heraus, dass bei Menschen mit einem Reizdarmsyndrom eine abnor-male Fermentation von Kohlenhydraten im Darm stattfand.

Wenn Sie die SCD oder GAPS-Diät machen möchten, empfehle ich Ihnen, beim Backen nicht so viele Nüsse und Nussmehle (gemahlene Nüs-se) zu verwenden. Erstens können Nüsse ein Problem darstellen, wenn man unter einer Nussallergie oder-Unverträglichkeit leidet. Außerdem kann der übermäßige Verzehr von Nüssen unter Umständen zu erhöhten Kupferwerten führen, was bei Angststörungen gar nicht gut ist (siehe den Abschnitt zu Zink und Vitamin B$_6$ in Kapitel 7).

Nur wenige meiner Patienten mussten sich nach den Richtlinien von SCD/GAPS ernähren, doch für diejenigen, für die Getreide und stärkehal-tiges Gemüse im Allgemeinen problematisch sind, sind die Verbesserun-gen enorm. Diese Diät ist auch bei Candida-Wucherungen, bakteriellem Ungleichgewicht oder Parasiten (siehe Kapitel 5) hilfreich.

Überblick über verschiedene Typen von Nahrungsmittelunverträglichkeiten und Allergien, die sich auf Ängste oder die psychische Verfassung auswirken

	Echte Lebensmittelallergie	Lebensmittelunverträglichkeit	Glutenunverträglichkeit	Zöliakie	SCD/GAPS
Angststörungen und Depression	nicht verbreitet	manchmal	verbreitet	verbreitet	verbreitet
Alter	vor allem Kinder	alle Altersgruppen	alle Altersgruppen	alle Altersgruppen	alle Altersgruppen
Tests	IgE-vermittelt	nicht-immunologisch oder IgG, Eliminationsdiät	Schilddrüsen-Antikörper, IgG, SIgA, Antigliadin-Antikörper, HLA-DQ-Gene, Eliminationsdiät	Schilddrüsen-Antikörper, IgA-tTG, SIgA, IgA-AGA, Antigliadin-Antikörper, Biopsie, HLA-DQ-Gene, Eliminationsdiät	Eliminationsdiät, Stuhlproben
Lebensmittel	wenige	viele	Gluten enthaltende Getreidesorten	Gluten enthaltende Getreidesorten	alle Getreidesorten und stärkehaltiges Gemüse
Zeitpunkt der Reaktion	sofort	verspätet auftretend	verspätet auftretend	verspätet auftretend	verspätet auftretend
Reaktionstypen	in der Regel die gleichen, oft körperlich	variabel, sowohl körperlich als auch mental	variabel, sowohl körperlich als auch mental	variabel, sowohl körperlich als auch mental	variabel, sowohl körperlich als auch mental
Diagnose	offenbar	häufig undurchsichtig	schwer	schwer	schwer

Den Heißhunger auf bestimmte Lebensmittel durch die Einnahme von Aminosäuren reduzieren

In *The Diet Cure* (2011) schlägt Julia Ross die gezielte Einnahme bestimmter Aminosäuren vor, um das Verlangen nach bestimmten Lebensmitteln zu reduzieren und den Verzicht auf bestimmte Lebensmittel zu erleichtern, vor allem auf Kohlenhydrate wie Backwaren, Brot und weitere Getreideprodukte sowie Milchprodukte und Süßigkeiten. Diese Herangehensweise hat sich für den Großteil meiner Patienten als sehr hilfreich erwiesen, häufig schon wenige Minuten nach der Einnahme der Aminosäuren. Hier ein paar Beispiele:

* Falls Sie nachmittags oder abends das Verlangen nach Kohlenhydraten und Gluten enthaltenden Getreideprodukten verspüren, haben Sie eventuell geringe Serotoninwerte. Tryptophan oder 5-Hydroxytryptophan könnten helfen.

* Falls Sie Verlangen nach Brot, Keksen oder Eiscreme verspüren, liegt das vielleicht daran, dass diese Lebensmittel zur Ausschüttung von Endorphinen führen. Die Einnahme von D-Phenylalanin (DPA) könnte helfen.

* Falls Sie zu viel Brot, Getreideflocken, Nudeln oder Milchprodukte essen, um zur Ruhe zu kommen, könnten Ihre GABA-Werte niedrig sein. Die Einnahme von GABA als Nahrungsergänzungsmittel könnte Ihnen beim Entspannen helfen und das Verlangen nach diesen Lebensmitteln reduzieren.

* Falls Sie zu niedrigem Blutzucker tendieren und intensives Verlangen nach süßen oder stärkehaltigen Lebensmitteln verspüren, hilft Glutamin, da es eine Rolle beim Ausgleichen des Blutzuckerspiegels spielt.

* Falls Sie das Verlangen nach Süßem verspüren, weil Sie schnell Energie benötigen, könnte das daran liegen, dass Sie niedrige Katecholaminwerte haben. Eine Supplementierung von Tyrosin könnte helfen.

Glutamin wird in Kapitel 2 behandelt, die anderen Aminosäuren werden in Kapitel 6 besprochen. Bevor Sie Aminosäuren als Nahrungsergänzungsmittel einnehmen, lesen Sie auf jeden Fall erst Kapitel 6 gründlich durch, vor allem den Abschnitt „Vorsichtsmaßnahmen zur Einnahme von Aminosäuren".

Susans Geschichte

Susan, Hausfrau und dreifache Mutter, litt seit zehn Jahren unter sich ständig verschlimmerndem Ekzem.

Die Ekzeme beeinträchtigten sie immer mehr und fingen an, sich auf ihre psychische Verfassung, ihren Schlaf und – wie sie berichtete – ihren Verstand auszuwirken. Sie nahm Antidepressiva ein und hatte Angstzustände sowie ein schrecklich intensives Verlangen nach Zucker. Sie aß eine Menge Kekse, Kuchen, Süßigkeiten und viele weitere Formen von Zucker. Um das Ekzem unter Kontrolle zu bekommen, nahm sie seit über zehn Jahren täglich Benadryl ein und hatte es außerdem mit Cortison-Cremes und einer große Auswahl anderer konventioneller Behandlungsmethoden probiert. Aber nichts half. Ihr Ekzem wurde so schmerzhaft, dass sie nicht mehr duschen konnte. In ihren Zwanzigern hatte Susan Wettkampfturnen betrieben und sie liebte es immer noch, Sport zu treiben. Aber sie konnte es nicht mehr tun, da selbst der Schweiß auf ihrer Haut schmerzhaft war.

Alle ihre Symptome trieben sie in den Wahnsinn, aber es war der häßliche und unangenehme Ausschlag um ihre Augen, auf ihrem Kinn, Hals und den Armen, die sie endlich dazu motivierten, mit einer Ernährungsberaterin zusammenzuarbeiten, um etwas Neues auszuprobieren. Auf meine Empfehlung hin willigte sie ein, im Rahmen einer Eliminationsdiät zwei Wochen kein Gluten zu essen. Zusätzlich nahm sie spezifische Aminosäuren ein: D-Phenylalanin (DPA), um den Heißhunger auf Süßes zu reduzieren, Glutamin für die Kontrolle des Blutzuckerspiegels und GABA gegen die Angststörung. In der ersten Woche verbesserte sich der Zustand ihrer Haut nicht, dank der Aminosäuren verspürte sie aber viel seltener das Verlangen nach Süßem, was bereits in dieser ersten Woche zu einer deutlichen Verbesserung ihrer Ernährung führte. Sie fing an viel

Gemüse und qualitativ hochwertiges Protein zu essen, trank zum Frühstück täglich einen Smoothie und träufelte Olivenöl über ihre Salate. Während unseres zweiten Termins stellten wir fest, dass das Molkepulver, das sie unter ihren Frühstückssmoothie mischte, Weizen enthielt. Also ersetzte sie es durch glutenfreies Molkepulver, sodass sie sich in der zweiten Wochen tatsächlich glutenfrei ernährte. Das brachte eine dramatische Veränderung. Das Ekzem verschwand praktisch und sie konnte das erste Mal seit langer Zeit durchschlafen. In dieser zweiten Woche nahm sie nur einmal Benadryl ein und konnte fast jeden Tag duschen. Selbst die Aminosäuren musste sie nicht langfristig einnehmen. Sie nahm weniger GABA ein und konnte es gar nicht abwarten, mit ihrem Arzt über das Absetzen der Antidepressiva zu sprechen – denn sie fühlte sich nicht länger depressiv!

Wir ließen ihre Gluten-Reaktion auch testen. Trotz der vielen Symptome waren die Ergebnisse der Gluten-Tests alle negativ. Doch sie fühlte sich so viel besser, dass sie beschloss, trotzdem weiterhin auf Gluten zu verzichten.

In der dritten Woche begann sie einen Trainingsplan aufzustellen und war unheimlich froh darüber. Großartige Veränderungen innerhalb kurzer Zeit. Susan sagte: „Ich fühle mich so gut wie in den letzten zehn Jahren nicht. Ich fühle mich so, als könnte ich alles machen. Ich bin wieder ich selbst. Ich bin so, so glücklich!" Ein paar Monate später erkundigte ich mich, wie es ihr ging. Das Ekzem war zwar nicht vollständig geheilt, aber es war unter Kontrolle. Außerdem hatte sie die Antidepressiva absetzen können, über fünf Kilo abgenommen, konnte wieder arbeiten und litt nicht länger unter Angststörungen und Depressionen.

Allergien und Angststörungen durch niedrige Histaminwerte

Wie erwähnt fungiert Histamin als Neurotransmitter und kann daher auch die psychische Verfassung beeinflussen und zu Paranoia, Phobien, Zwangsstörungen und Depressionen führen, außerdem zu körperlichen

Symptomen, darunter auch Lebensmittel- und Umweltallergien. Es gibt zwar Untersuchungen zu Histamin-Ungleichgewichten (Braverman und Weissberg, 1987; Jackson et al., 1998) und im klinischen Umfeld wurden sie erfolgreich behandelt (Pfeiffer, 1987; Mathews-Larson, 2001), trotzdem ist es immer noch nicht üblich, Histamin-Ungleichgewichte bei psychischen Störungen in Betracht zu ziehen. Anbieter von Tests für die Histaminwerte im Blut finden Sie im Anhang. In *Depression-Free, Naturally* (2001) erklärt Ernährungsberaterin Joan Mathews-Larson die Symptome niedriger und hoher Histaminwerte und was gegen das jeweilige Ungleichgewicht getan werden kann. Bitte ziehen Sie dieses exzellente Buch heran, um mehr Details zu erfahren.

Wie schnell mit Verbesserungen gerechnet werden kann

Falls Sie unter Lebensmittelunverträglichkeiten leiden, die sich in verspätet auftretenden Reaktionen manifestieren, können Sie bereits drei Tage, nachdem Sie aufgehört haben, das entsprechende Lebensmittel zu essen, mit einer Verbesserung Ihrer psychischen Verfassung und den Verdauungsproblemen rechnen. (Nach drei Monaten können Sie es in Erwägung ziehen, das betreffende Lebensmittel erneut zu probieren).

Wenn Sie direkt auftretende Reaktionen zeigen (IgE) oder positiv auf Zöliakie getestet werden, können Sie mit Verbesserungen rechnen, sobald Sie die problematischen Lebensmittel ganz aus ihrer Ernährung entfernt haben. Sie werden unbegrenzt auf diese Lebensmittel verzichten müssen.

Wenn Sie Schwierigkeiten mit Getreide und stärkehaltigem Gemüse haben, können Sie innerhalb von ein paar Wochen, nachdem Sie aufgehört haben, die betreffenden Lebensmittel zu essen, mit einer Verbesserung rechnen. Es kann jedoch zwölf Monate oder länger dauern, bis die Symptome vollständig verschwinden.

In der Regel dauert es etwa drei Monate, um Histamin-Ungleichgewichte zu korrigieren.

Für alle Fälle gilt, dass die jeweilige Zeitspanne von Person zu Person unterschiedlich ist und auch davon abhängt, wie konsequent die problematischen Lebensmittel vermieden werden. Es hängt also von Ihnen und Ihrer individuellen biochemischen Verfassung ab, und auch davon, wie lange Ihr Darm braucht, um sich zu erholen.

KAPITEL 5

DIE VERDAUUNG VERBESSERN

Verdauungsstörungen sind in den USA (und in Deutschland) weit verbreitet. Mehr als ein Drittel aller Erwachsenen sind davon betroffen, und jedes Jahr gehen mehr als fünfundvierzig Millionen Menschen zum Arzt, weil sie unter dem Rückfluss von Magensäure in die Speiseröhre (Reflux), Verstopfung, einem Reizdarmsyndrom, Lebererkrankungen und anderen Verdauungsbeschwerden leiden (Burt und Schappert, 2004; Adams, Hendershot und Marano, 1999). Studien haben ergeben, dass Menschen mit Verdauungsbeschwerden wie einem Reizdarmsyndrom, Lebensmittelallergien und -unverträglichkeiten, einer Dünndarmfehlbesiedlung und Colitis ulcerosa häufig unter Angststörungen leiden und, weniger häufig, auch unter Depressionen (Addolorato et al., 2008). Eine Studie (Lydiard, 2001) ergab, dass 50–90 % der Menschen, die sich wegen eines Reizdarmsyndroms vom Arzt behandeln ließen, auch unter verschiedenen Angststörungen litten (Panikstörungen, generalisierte Angststörung, soziale Phobie und posttraumatische Belastungsstörung) sowie unter schweren Depressionen.

Was zuerst da war, ist oft schwer festzustellen. Wirkt sich die Angststörung auf die Verdauung aus oder führte die schlechte Verdauung zur Angststörung bzw. verschlimmerte diese? Manchmal ist es eine Mischung und beides muss behandelt werden. Sie kennen doch sicher die folgenden Ausdrücke: „Schmetterlinge im Bauch haben", „ein Bauchgefühl haben" oder „auf den Magen schlagen". Das sind nicht nur Sprüche. Laut Dr. Michael Gershon kommen alle Neurotransmitter, die im Gehirn vorkommen, auch im Verdauungssystem vor, wie er in seinem bahnbrechenden Buch *Der kluge Bauch. Die Entdeckung des zweiten Gehirns* (2001) beschrieb.

Das Verdauungssystem verfügt über ein eigenes Nervensystem und über 95 % des Serotonins wird im Darm produziert (Gershon, 1998). In einer Studie, die sich mit Menschen beschäftigte, die unter einem chronischem Erschöpfungssyndrom und einem Ungleichgewicht der Darmbakterien litten, bestätigt sich dieser Zusammenhang zwischen Darm und Gehirn: Die Teilnehmer, die mit Probiotika behandelt wurden, hatten nicht nur gesunde Darmbakterien, sondern erfuhren auch eine deutliche Linderung von Angststörung und Depressionen (Rao et al., 2009).

Zum Konzept, dass alle Krankheiten im Darm beginnen, gibt es viel zu sagen. Ich bin mir sicher, dass Sie den Spruch „Man ist, was man isst" kennen. Wenn man sich gesund ernährt, ist man gesund. Beziehungsweise ist es viel wahrscheinlicher, dass man gesund ist (und wenn man sich ungesund ernährt, ist man mit hoher Wahrscheinlichkeit auch nicht gesund) – zumindest zu einem gewissen Grad. Wenn man vollwertige, nährstoffreiche Lebensmittel isst, diese aber nicht effektiv verdaut und daher auch nicht absorbieren kann, was man zu sich genommen hat, ist man nicht gesund. Für eine optimale Gesundheit – und dazu gehören eine stabile geistige Verfassung und ein gutes Immunsystem – braucht man ein gesundes Verdauungssystem.

In diesem Kapitel gebe ich einen kurzen Überblick über den Verdauungsprozess, erläutere ein paar der vielen Ursachen einer schlechten Verdauung und helfe Ihnen dabei herauszufinden, wie Sie Ihre Verdauung verbessern können. Da in diesem Buch insgesamt so viele Themen abgedeckt werden, kann ich nur einen Überblick über Verdauungsprobleme geben, der gerade ausreicht, Ihnen ein Verständnis davon zu vermitteln, auf was Sie achten müssen. Für detaillierte Informationen empfehle ich Elizabeth Lipskis wunderbares Buch *Digestive Wellness* (2004).

Zusätzlich zu den in diesem Kapitel besprochenen Themen achten Sie bitte darauf auch andere Faktoren in Betracht zu ziehen, die sich auf Ihre Verdauung auswirken könnten. Zum Beispiel kann eine Schilddrüsenunterfunktion zu Verstopfung beitragen (siehe Kapitel 8), Lebensmittelunverträglichkeiten können das Verdauungssystem herausfordern und schädigen (siehe Kapitel 4), geringe Serotoninwerte können sich auf die Verdauung auswirken (siehe Kapitel 6), ebenso wie geringe Zinkwerte (siehe Kapitel 7), geringe Magnesiumwerte (siehe Kapitel 8) und eine Nebennierenschwäche (siehe Kapitel 8). Wie immer gilt, eine gesunde Ernährung (siehe Kapitel 1) ist unerlässlich. Wenn große Mengen Zucker verzehrt werden, kann das eine Candida-Infektion fördern und die Verdauungsprobleme verschlimmern (siehe Kapitel 2 für mehr Informationen zu Zucker). Stress spielt ebenfalls eine wichtige Rolle. Wenn Sie viel Stress haben, sehen Sie sich die in Kapitel 8 präsentierten Vorschläge zur Veränderung des Lebenswandels an.

Fragebogen zu Verdauungsproblemen

Mithilfe dieses Fragebogens können Sie feststellen, welche Verdauungsprobleme Sie haben und was diese verursachen könnte. Der Fragebogen ist in unterschiedliche Symptom-Gruppen aufgeteilt, die auf verschiedene Ursachen zurückzuführen sind. Angststörungen, Depressionen oder Stimmungsschwankungen sind potenziell auf diese Ursachen zurückzuführen. Kreuzen Sie alle der folgenden Symptome oder Zeichen an, die regelmäßig auf Sie zutreffen.

Mangel an Magensäure

- ❑ Übermäßiges Aufstoßen, Völlegefühl oder Blähungen direkt nach dem Essen
- ❑ Übermäßiges Sättigungsgefühl noch während des Essens oder sofort danach
- ❑ Darmparasiten, Candida-Wucherungen oder Dysbiose
- ❑ Magenverstimmungen, Verstopfung, Diarrhö oder Schwierigkeiten mit dem Stuhlgang

- ❑ Leicht Magenverstimmungen oder Übelkeit nach der Einnahme von Nahrungsergänzungsmitteln
- ❑ Unverdaute Lebensmittel im Stuhlgang
- ❑ Mehrere Lebensmittelunverträglichkeiten, Lebensmittelallergien oder Zöliakie
- ❑ Eisenmangel oder niedrige Zinkwerte

Mangel an Bauchspeicheldrüsenenzymen
- ❑ Erschöpfung, Magenverstimmungen, übermäßiges Sättigungsgefühl oder alle drei Symptome 1–3 Stunden nach dem Essen
- ❑ Bauchschmerzen oder Empfindlichkeit oder Schmerzen auf der linken Körperseite unter den Rippenbögen
- ❑ Blähungen oder Völlegefühl
- ❑ Verstopfung oder Diarrhö; Ballaststoffe rufen Verstopfungen hervor
- ❑ Übelkeit oder Erbrechen
- ❑ Stuhlgang enthält unverdaute Lebensmittel oder stinkt, sieht schleimig, fettig oder glänzend aus oder ist unförmig

Probleme mit dem Dickdarm
- ❑ Gefühl, dass sich der Darm nicht vollständig entleert
- ❑ Schmerzen im unteren Abdomen, die nach dem Stuhlgang oder dem Abgang von Blähungen nachlassen, große Mengen übel riechender Blähungen
- ❑ Verstopfung, Diarrhö oder abwechselnd Verstopfung und Diarrhö
- ❑ Harter, trockener oder wenig Stuhlgang
- ❑ Belegte Zunge
- ❑ Mehr als dreimal täglich Stuhlgang
- ❑ Häufige Einnahme von Abführmitteln

Bakterielles Ungleichgewicht oder Parasiten
- ❑ Chronische Verstopfung oder Diarrhö
- ❑ Juckende Nase, Ohren oder After
- ❑ Ruhelosigkeit und Zähneknirschen im Schlaf, häufiges Aufwachen oder Nachtschweiß

- ❑ Lebensmittelunverträglichkeiten oder Allergien
- ❑ Energielosigkeit, Erschöpfung oder Gelenk- und Muskelschmerzen
- ❑ Nesselsucht, Ausschlag, Ekzem, Hautgeschwüre, wunde Stellen
- ❑ Dunkle Ringe unter den Augen oder Fältchen rund um den Mund

Candida-Wucherungen (Hefepilzinfektionen)
- ❑ Nagel- oder Hautpilze, Fußpilz oder Scheidepilz
- ❑ Chronische Sinusitis oder Ohrenentzündungen
- ❑ Lebensmittelunverträglichkeiten
- ❑ Chronisches Erschöpfungsgefühl
- ❑ Schlechtes Gedächtnis und Konzentrationsprobleme
- ❑ Verstopfung oder Diarrhö
- ❑ Häufiges Völlegefühl oder Blähungen
- ❑ Verlangen nach Brot, Keksen, Zucker oder anderen Kohlenhydrate oder Alkohol

Probleme mit Leber oder Gallenblase
- ❑ Empfindlichkeit gegenüber fettigen oder sehr fetthaltigen Lebensmitteln
- ❑ Gas im Dickdarm oder Völlegefühl mehrere Stunden nach dem Essen
- ❑ Saurer oder metallischer Geschmack im Mund
- ❑ Juckende Haut oder gelbliche Färbung der weißen Augenhaut
- ❑ Farbe des Stuhlgangs wechselt zwischen lehmfarben und braun
- ❑ Schlechter Atem oder unangenehmer Körpergeruch
- ❑ Vorgeschichte von Gallenblasensteinen oder entfernte Gallenblase

Wenn Sie in einem Bereich mehr als drei Punkte angekreuzt haben, werden Sie in den nächsten Abschnitten Tipps für eine bessere Verdauung finden. Dieser Fragebogen basiert auf meinen Erfahrungen aus der Arbeit mit meinen Patienten sowie auf den Informationen aus den Büchern *Digestive Wellness* (2004) von Elizabeth Lipski und *Textbook of Natural Medicine* (2000) von Joseph Pizzorno und Michael Murray.

Der Verdauungsvorgang

Die Aufnahme von Nährstoffen aus dem Essen ist ein zweiteiliger Prozess, bestehend aus Verdauung und Absorption. Streng genommen bezieht sich Verdauung auf das Aufspalten der Nahrung in kleinere Einheiten, die dann vom Körper aufgenommen werden können. Der Verdauungsprozess ist sowohl mechanischer als auch chemischer Natur. Zu den mechanischen Aspekten zählen das Kauen, das Durchmischen des Speisebreis im Magen sowie die Vermengung mit Enzymen und Verdauungssäften, welche für die chemischen Prozesse verantwortlich sind, nämlich den Abbau großer Lebensmittelmoleküle in kleinere Partikel.

Die Verdauung von Kohlenhydraten beginnt im Mund, mit der Speichelflüssigkeit, der Großteil wird aber im Dünndarm erledigt, von Bauchspeicheldrüsen- oder anderen Enzymen. Kohlenhydrate werden in Glukose aufgespalten. Die Verdauung von Proteinen beginnt im Magen, durch die Magensäure (primär Salzsäure) und das Enzym Pepsin. Abgeschlossen wird die Verdauung von Proteinen ebenfalls im Dünndarm von Bauchspeicheldrüsen- oder anderen Enzymen. Proteine werden zu Aminosäuren aufgespalten. Die Fettverdauung findet vor allem im Dünndarm statt, durch Bauchspeicheldrüsenenzyme und Gallenflüssigkeit, die von der Leber produziert und in der Gallenblase gespeichert wird. Fette werden in Fettsäuren und Glycerin aufgespalten.

Sobald die Nahrung aufgespalten wurde, werden die Nährstoffe über die Darmwand aufgenommen und in das Blut und die Lymphen transferiert, von wo aus sie in die Zellen weitergeleitet werden, für Energie und Heilung. Nährstoffe und Wasser werden vom Dünndarm aufgenommen, etwas Wasser außerdem vom Dickdarm.

Eine gute Verdauung und eine gute Nährstoffaufnahme sind aus mehreren Gründen wichtig:

* Sie ermöglichen den Zellen die Verwendung von Glukose, Aminosäuren und Fettsäuren (die Bausteine von Kohlenhydraten, Proteinen und Fetten).

* Diese Prozesse machen außerdem alle Vitamine, Mineralstoffe, Antioxidantien und andere Nährstoffe zugänglich, welche die Natur so wunderbar in gesunde vollwertige Lebensmittel gepackt hat. Unsere langfristige psychische und physische Gesundheit ist von einer kontinuierlichen Versorgung mit diesen Nährstoffen abhängig, die verwendet werden, um Enzyme, Hormone und Neurotransmitter herzustellen und bei allen physiologischen Prozessen eine wichtige Rolle spielen.

* Ein Ungleichgewicht der Darmbakterien, Parasiten und Candida-Wucherungen kann zu Verdauungsproblemen führen, die sich auch negativ auf die psychische Verfassung und den Schlaf auswirken. Hiervor sind Sie geschützt, wenn Sie auf eine gute Verdauung und eine gute Aufnahme von Nährstoffen achten. Das gilt auch, wenn Sie unter Heißhungerattacken leiden.

* Der Körper produziert einen Großteil seines Serotonins im Darm, ebenso einen Teil der B-Vitamine, die für eine gute Laune sorgen. Ein gesunder Verdauungstrakt ist für eine angemessene Versorgung mit Serotonin und Vitamin B unerlässlich.

DER STUHLGANG ALS HINWEIS AUF DEN ZUSTAND DER VERDAUUNGSFUNKTION

Unser Stuhlgang sagt eine Menge über den Zustand der Verdauung aus. Er sollte gut geformt sein, so wie eine Banane, und weich sein wie eine reife Banane, dabei schön feucht und glatt (Lewis und Heaton, 1997). Er sollte nicht hell sein, sondern eher schokoladenbraun. Es sollte kein Abführmittel vonnöten sein, die Entleerung sollte leicht und ohne Druck vonstattengehen und mindestens einmal am Tag stattfinden. Zwei oder drei wohlgeformte Stuhlgänge pro Tag sind auch in Ordnung.

Ernährungsrichtlinien für eine gute Verdauung

Wir leben in einer geschäftigen Gesellschaft, essen häufig unterwegs und viele von uns verlassen sich auf industriell verarbeitete Lebensmittel. Nehmen Sie sich ein paar Minuten Zeit, um diese Fragen für sich zu beantworten:

* Essen Sie unterwegs (wenn Sie auf dem Sprung sind), essen Sie vor dem Fernseher oder setzen Sie sich zum Essen nicht hin?
* Essen Sie, wenn Sie großen Stress haben?
* Tendieren Sie dazu, Fast Food oder industriell verarbeitete Lebensmittel zu essen?
* Essen Sie wenig oder kein frisches Gemüse oder Obst oder ist Ihre Ernährung ballaststoffarm?
* Trinken Sie weniger als 2 Liter Wasser pro Tag?

Falls Sie diese Fragen vorwiegend mit „Ja" beantwortet haben, könnte eine Veränderung Ihrer Ernährungsgewohnheiten bereits einen großen Unterschied machen und Verdauungsprobleme vermeiden bzw. lösen, was wiederum zu einer deutlichen Verbesserung Ihrer psychischen und körperlichen Verfassung führen könnte. Sollte das Befolgen der nachstehenden Vorschläge nicht zu einer Verbesserung Ihrer Verdauung führen, müssen Sie prüfen, ob andere potenzielle Probleme vorliegen, wie zum Beispiel zu wenig Magensäure, Probleme mit dem Dickdarm, bakterielles Ungleichgewicht oder Candida-Wucherungen.

Verdauungsfördernde Lebensmittel essen, qualitativ minderwertige Lebensmittel meiden

In westlichen Kulturen herrscht die Tendenz vor, weniger Lebensmittel zu essen, die eine gute Verdauung fördern. Werden qualitativ minderwertige, raffinierte, industriell verarbeitete Lebensmittel verzehrt, wirkt sich das auf die Verdauung aus. Es ist wichtig, den Richtlinien für eine gesunde Ernährung (Kapitel 1) zu folgen, mit einem Fokus auf bestimmte Lebensmittel, wenn die Verdauung tendenziell träge ist. Hier ein paar Lebensmittel, die helfen können:

* Rohköstliche Lebensmittel enthalten viele Enzyme, die der Verdauung auf die Sprünge helfen können. Essen Sie viel Blattgemüse, knabbern Sie zwischendurch Rohkost und mischen Sie rohes Gemüse wie Möhren, Zucchini und Sellerie unter Salate.

* Fermentierte und probiotische Lebensmittel und Getränke enthalten Probiotika, das sind gesunde Bakterien, welche die betreffenden Lebensmittel besser verdaulich machen und somit die Verdauung fördern. Beispiele sind Joghurt, Kefir, Sauerkraut, Kimchi und Kombucha.

* Bittere Lebensmittel wie Rucola und Löwenzahnsalat stimulieren die Produktion körpereigener Verdauungsenzyme.

* Eingeweichtes Getreide und Nüsse sowie gesprosste Bohnen und Kerne sind besser verdaulich und haben eine höhere Nährstoffdichte.

Essgewohnheiten verändern

Die Auswahl der richtigen Lebensmittel kann bereits zu einer deutlichen Verbesserung der Verdauung führen, es ist aber auch sehr wichtig, auf die Essgewohnheiten zu achten. Hier ein paar diesbezügliche Tipps:

Selbst kochen und zu Hause essen. Kochen sollte Spaß machen und nicht als lästige Pflicht gesehen werden. Lassen Sie die ganze Familie daran teilhaben und probieren Sie neue Rezepte aus. Beschäftigen Sie sich mit der Mahlzeit: Während der Zubereitung die Lebensmittel genauer betrachten und die Aromen wahrzunehmen, bereitet den Körper auf den Verdauungsprozess vor und bringt die Verdauungssäfte und Enzyme schon vor dem Essen in Fluss (Feldman und Richardson, 1986). Denken Sie daran, wie der Duft eines köchelnden Eintopfs Ihnen das Wasser im Mund zusammenlaufen lässt.

Gründlich kauen. Der Verdauungsprozess beginnt im Mund. Es ist also sehr wichtig, das Essen gründlich zu kauen. So wird es in kleinere Stücke aufgebrochen und gut mit der Speichelflüssigkeit vermengt.

Kleinere Mahlzeiten essen. Essen Sie nicht zu viel. Indem man kleinere Mahlzeiten isst, vielleicht häufiger, überfordert man den Verdauungstrakt nicht. Essen Sie spät nachts keine sehr große Mahlzeit mehr, damit das Essen ordentlich verdaut werden kann, bevor Sie schlafen gehen.

Danke sagen und das Essen bewusst genießen. Sagen Sie Danke, sprechen Sie ein Gebet oder erteilen Sie einen Segen bevor Sie essen. Nehmen Sie sich Zeit und genießen Sie den Geschmack, die Texturen, die Aromen und die Erfahrung des Essens. Seien Sie sich dessen bewusst, was Sie essen. Ich habe einmal an einer Achtsamkeitsübung teilgenommen, bei der wir durch die Erfahrung geführt wurden, eine einzige Rosine in der Zeitspanne von fünf Minuten zu essen. An diese Erfahrung werde ich mich immer erinnern. Zuerst schauten wir unsere Rosine an, dann berührten wir sie und rochen daran. Dann legten wir sie uns in den Mund und kauten sie sehr, sehr langsam. Dabei achteten wir genau auf die Textur, den Saft und die Süße. Diese Erfahrung stand in großem Kontrast zu der Art und Weise, wie wir unser Essen für gewöhnlich essen.

Am Tisch und zusammen mit der Familie essen. Setzen Sie sich auf jeden Fall hin, um zu essen und essen Sie gemeinsam mit Familie und Freunden und nicht vor dem Fernseher. Halten Sie die Konversationsthemen positiv und leicht. Ich liebe den Vorschlag meiner guten Freundin, der Ernährungsberaterin Robin Nielsen: Alleine das Anzünden einer Kerze wirkt beruhigend und bringt uns in eine verdauungsfördernde Stimmung. In *The New Whole Foods Encyclopedia* (1999) macht Rebecca Woods einen Vorschlag, um sich weniger alleine zu fühlen, wenn man alleine isst: Überschüssige Stühle vom Tisch entfernen und Fotos geliebter Menschen in das eigene Blickfeld stellen.

Nicht essen, wenn man sehr gestresst oder angespannt ist. Chronischer Stress, Angststörungen und Depressionen reduzieren die körpereigene Produktion von Salzsäure und senken die Werte von sekretorischem Immunoglobulin A (SIgA), einem Antikörper, der eine ausschlaggebende Rolle für das Immunsystem des Magen-Darm-Traktes spielt. Das wirkt sich auf die Verdauung aus. Da eine schlechte Verdauung zur Depletion (Entleerung) von Nährstoffen führt, was es wiederum schwierig macht, mit Stress umzugehen, kann das einen Teufelskreis verursachen. Wenn Sie essen müssen und sich gestresst oder angespannt fühlen, nehmen Sie sich vor dem Essen ein paar Minuten Zeit, in denen Sie in Ruhe atmen oder eine andere Entspannungstechnik anwenden. Und hören Sie währen des Essens vielleicht entspannende Musik. Wenn Sie die Vermutung haben, dass Sie essen, um zur Ruhe zu kommen – vor allem dann, wenn es um süße, zuckerhaltige Lebensmittel geht – finden Sie in Kapitel 2 (über Zucker) und Kapitel 6 (über Zusammensetzung natürlicher chemischer Verbindungen im Gehirn) hilfreiche Informationen.

Ursachen einer schlechten Verdauung und wie man die Verdauung verbessern kann

Außer dem Verzehr qualitativ minderwertiger Lebensmittel und dem schnellen Essen unterwegs gibt es eine Reihe physiologischer Gründe für eine schlechte Verdauung. Die meisten lassen sich auf ein paar Grundursachen zurückführen: zu wenig Magensäure oder Bauchspeicheldrüsenenzyme, Probleme mit dem Dickdarm, ein bakterielles Ungleichgewicht und Candida-Wucherungen. Diese Faktoren werden alle im nächsten Kapitel behandelt. Darüber hinaus haben viele Medikamente Nebenwirkungen, die sich auf den Magen-Darm-Trakt auswirken. Antacida und Protonenpumpen-Inhibitoren (wie Prilosec) wirken sich zum Beispiel auf die Proteinverdauung aus (Lipski, 2004), Antibiotika können das bakterielle Gleichgewicht stören und Schmerzmittel die Darmschleimhaut beschädigen.

Zu geringe Mengen von Magensäure im Magensaft, ein Befund, der Achlorhydrie genannt wird, wirken sich störend auf die körpereigenen Fähigkeiten des Proteinabbaus aus und begrenzt dadurch die Verfügbarkeit von Tryptophan und anderen Aminosäuren. Das kann zu Depressionen (Cater, 1992), Angststörungen, Schlafstörungen und dem Heißhunger auf Süßes führen. Magensäure wird außerdem für die Aufnahme von Vitamin C, den B-Vitaminen (vor allem Vitamin B$_{12}$), Eisen, Kalzium, Mangan und Zink benötigt. Ausreichende Mengen an Magensäure wirken außerdem als erster körpereigener Verteidigungsmechanismus gegen eine Lebensmittelvergiftung, Parasiten, bakterielle Wucherungen und Infektionen.

Zu geringe Mengen an Bauchspeicheldrüsenenzymen stören die Verdauung von Proteinen, Fetten und Kohlenhydraten. Sowohl ein Mangel an Magensäure als auch an Bauchspeicheldrüsenenzymen kann zu Lebensmittelallergien beitragen (Pizzorno und Murray, 2000). In Kapitel 4 wird dies im Detail erläutert.

TESTEN, OB DIE WERTE VON MAGENSÄURE UND BAUCH-SPEICHELDRÜSENENZYMEN ZU GERING SIND

Bestimmte Bluttests können auf geringe Magensäure-Werte hinweisen: hohe oder geringe Werte der gesamten Serumproteine, von Globulin und Blut-Harnstoff-Stickstoff (BUN, von engl.: *blood urea nitrogen*). Alle werden in einem umfassenden Standard-Bluttest getestet.

Zur Feststellung geringer Werte von Bauchspeicheldrüsenenzymen können Stuhlproben hilfreich sein, die darauf hinweisen, ob unverdaute Fette und Kohlenhydrate vorhanden sind und über die die Werte von Elastase gemessen werden können, einem Indikator auf die Funktion der Bauchspeicheldrüse. Im Anhang finden Sie einen Anbieter für einen Stuhltest, der diese Werte misst und außerdem auf bakterielle Ungleichgewichte und Candida-Wucherungen testet.

Falls Sie geringe Magensäure-Werte (HCl-Werte) haben oder es vermuten, könnten Sie Betain-HCL supplementieren. Beginnen Sie mit einer Kapsel (in der Regel etwa 650 mg) zu jeder Mahlzeit und steigern Sie die Menge langsam bis auf fünf Kapseln pro Mahlzeit. Sollten Sie bei einer Mahlzeit ein Wärmegefühl im Magen verspüren, reduzieren Sie die Dosis um eine Kapsel und bleiben Sie dabei. Eventuell müssen Sie die Supplementierung von HCl beibehalten – vor allem im Alter. Vielleicht merken Sie aber auch, dass sie weniger brauchen, wenn der Körper wieder mehr eigene Magensäure produziert. Reduzieren Sie die Dosis also immer dann um eine Kapsel, wenn Sie ein Wärmegefühl im Magen verspüren (Lipski, 2004; Pizzorno und Murray, 2000).

Apfelessig kann die körpereigene HCl-Produktion unterstützen. Mischen Sie 1 Esslöffel unter 250 ml Wasser und trinken vor jeder Mahlzeit eine solche Mischung. Eine weitere Möglichkeit, die körpereigene HCl-Produktion zu fördern, ist der Verzehr von bitterem Blattgemüse wie Rucola und Löwenzahnblättern vor einer Mahlzeit. In Europa gelten Schwedenbitter (Schwedenkräuter) als Hilfsmittel bei geringen HCl-Werten (Lipski 2004). Ein möglicher Grund für geringe HCl-Werte ist eine natriumarme Ernährung. Das Chlorid in Salz (Natriumchlorid) wird für die Produktion von HCl benötigt. Verwenden Sie unraffiniertes Salz (siehe Kapitel 1).

Als Kompensation bei geringen Werten von Bauchspeicheldrüsenenzymen kann ein Enzym-Nahrungsergänzungsmittel (mit oder ohne HCl) eingenommen werden, das Bauchspeicheldrüsenenzyme wie Protease (verdaut Proteine), Lipase (verdaut Fett) und Amylase (verdaut Kohlenhydrate) enthält (Lipski, 2004). Enzym-Produkte enthalten häufig Bromelain (eine aus Ananas gewonnene Protease) und Papain (eine aus Papaya gewonnene Protease). Die Dosis beträgt in der Regel 350–1000 mg pro Mahlzeit (Pizzorno und Murray, 2000). Falls Sie Probleme mit Weizen oder Milchprodukten haben, halten Sie nach einem Enzym-Nahrungsergänzungsmittel Ausschau, das Dipeptidylpeptidase 4 (DPP 4) enthält und bei der Verdauung der Proteine aus Gluten und Kasein hilft (Hausch et al. 2002).

Probleme mit dem Dickdarm führen häufig zu Verstopfung (und manchmal auch zu Durchfall). Da der Stuhl bis zur Ausscheidung im Dickdarm gespeichert wird, ist ein regelmäßiger Stuhlgang wichtig. Über den Verzehr von ausreichend Ballaststoffen, das ausreichende Trinken, eine gute Toiletten-Routine und verschiedene andere Herangehensweisen kann die Funktion des Dickdarms unterstützt werden.

Ausreichend Ballaststoffe. Achten Sie darauf, viel Gemüse und Vollkorngetreideprodukte (z. B. Vollkornreis) zu essen, um ausreichend Ballaststoffe zu sich zu nehmen. Gegebenenfalls benötigen Sie zusätzliche Ballaststoffe. Mischen Sie z. B. 1 Esslöffel Flohsamenschalen oder frisch geschrotete Leinsamen unter einen Smoothie oder ein Glas Wasser und trinken Sie ein oder zweimal am Tag eine solche Mischung.

Trinken Sie ausreichend Wasser, aber nicht während der Mahlzeiten. Trinken Sie ausreichend Wasser (mindestens 2 Liter am Tag), aber trinken Sie kein Wasser und keine anderen Getränke während der Mahlzeiten, da dadurch die Verdauungsenzyme verdünnt werden. Der Körper absorbiert Wasser über den Dickdarm, d. h. wenn man nicht ausreichend trinkt, wird der Stuhl trocken und hart, was wiederum zu Verstopfung führt.

Für eine bessere Toiletten-Routine sorgen. Es ist wichtig, den Toilettenbesuch nicht herauszuschieben. Wenn man das tut, wird das Wasser im Körper weiter aus dem Stuhl absorbiert und der Stuhl wird hart und trocken (Lipski, 2004). Außerdem sollte man sich die Zeit für einen befriedigenden und kompletten Stuhlgang nehmen.

Zusätzliche Lösungen bei Verstopfung. Wenn Sie alle der vorherigen Empfehlungen befolgt haben und trotzdem noch unter Verstopfung leiden, versuchen Sie es mit dem Verzehr von Dörrpflaumen oder trinken Sie Pflaumensaft, nehmen Sie Magnesiumoxid als Nahrungsergänzungsmittel ein oder trinken Sie Aloe-Vera-Saft. Lassen Sie auch Ihre

Schilddrüsenfunktion testen, da Verstopfungen bei einer Schilddrüsenunterfunktion häufig vorkommen. Massagen und Bewegung sind ebenfalls hilfreich.

Bakterielles Ungleichgewicht oder Parasiten

Ein Ungleichgewicht der Darmbakterien, der Befall mit Parasiten oder dem Pilz Candida albicans werden als Dysbiose bezeichnet. Im Verdauungstrakt befinden sich sowohl gute als auch schädliche, opportunistische Bakterien. Ausreichende Mengen der gesunden Bakterien verhindern, dass die schädlichen Bakterien und der Pilz Candida albicans sich zu stark ausbreiten und dass sich Parasiten einnisten. Ursachen einer Dysbiose sind zu wenig Magensäure (Cater, 1992), Stress, Medikamente wie Antibiotika, geschwächtes Immunsystem während Operationen, schlechte Ernährung oder der Verzehr von viel Zucker oder industriell verarbeiteten Lebensmitteln (Lipski, 2004; Hawrelak und Myers, 2004). Sie kann außerdem durch Funktionsstörungen der Bauhin-Klappe verursacht werden, die zwischen Dünn- und Dickdarm liegt. Bei einer Verstopfung drückt der zurückgehaltene Stuhl gegebenenfalls gegen die Bauhin-Klappe, sodass diese geöffnet bleibt und der Inhalt des Kolon zurück in den Dünndarm gelangen kann. Das bringt die Darmflora aus dem Gleichgewicht. Die Funktionsstörung der Bauhin-Klappe wird häufig als flatterndes Gefühl im Unterleib beschreiben. Eine entsprechende Behandlung durch einen Chiropraktiker oder Osteopath kann dieses Problem meistens lösen (Lipski, 2004).

Bei einer Dysbiose werden Lebensmittel unter Umständen schlecht verdaut. Unverdaute Lebensmittel füttern schädliche Bakterien, sodass das Ungleichgewicht bestehen bleibt und letztendlich der Darmschleimhaut schadet, was zum Leaky-Gut-Syndrom (undichte Darmschleimhaut) führen kann, bei dem unverdaute Lebensmittel durch die Darmwand gelangen. Das führt zu Lebensmittelunverträglichkeiten, da der Körper diese Partikel – besonders Proteine – als Fremdkörper einstuft. Die resultierende Immunantwort führt zu Entzündungen, weiteren Schäden und Malabsorption, sodass ein Teufelskreis ständiger Verdauungsprobleme entsteht. Eine Dysbiose kann psychische Störungen verursachen (Crook, 1997), darunter Angststörungen (Uspenskii und Balukova, 2009), aber auch Arthritis, chronische Erschöpfung und ein Reizdarmsyndrom (Lipski, 2004).

Auf Candida-Infektionen werde ich ausführlicher eingehen, zunächst möchte ich jedoch kurz etwas über Parasiten berichten, die viel weiter verbreitet sind, als Sie es vielleicht vermuten. Bestimmte Faktoren vergrößern die Wahrscheinlichkeit, befallen zu sein: Reisen in die Dritte Welt, draußen barfuß laufen, der Verzehr von Sushi oder rohem Fleisch, Haustiere halten, den Haustieren erlauben vom eigenen Teller zu essen, das Katzenklo säubern, unbehandeltes Wasser aus Seen oder Bächen trinken und in Seen oder Flüssen schwimmen. Bestimmte pflanzliche Mittel helfen bei Parasitenbefall, zum Beispiel Wermut und die Schale schwarzer Walnüsse, ein Arztbesuch und die Einnahme von Medikamenten sind wahrscheinlich jedoch effektiver.

CANDIDA-WUCHERUNGEN

Die häufigste Form von einer Dysbiose sind Candida-Wucherungen (auch als Hefepilz oder Pilzinfektionen bekannt) im Darm. Der Pilz Candida albicans ist im Magen-Darm-Trakt für gewöhnlich ohne negative Auswirkungen präsent, wenn er jedoch invasiv wird, kann er eine Reihe von Problemen verursachen. Außerdem können Hefepilzinfektionen natürlich an vielen Stellen des Körpers auftreten.

Candida-Wucherungen werden meistens durch Antibiotika, Anti-Baby-Pille, Steroide und Zuckerkonsum ausgelöst (Lipski, 2004; Crook, 1997). Viele konventionelle Mediziner sehen das nicht als Problem, das einer Behandlung bedarf, und noch weniger sind der Meinung, dass es zu psychischen Problemen beitragen könnten. Im Zuge einer ganzheitlichen Herangehensweise an die Heilung von Angststörungen muss jedoch etwas gegen Candida-Wucherungen unternommen werden. Ich habe bei vielen Patienten mit psychischen Problemen und Heißhunger auf Zucker erlebt, dass sich ihr Zustand weiter verbesserte, nachdem ihre Probleme mit einer Dysbiose und Candida-Wucherungen gelöst worden waren.

Angstgefühle, Agitation, Panikattacken, Depressionen und Stimmungs-schwankungen sind typische psychische Symptome (Crook, 1997; Jackson et al., 1999) von Candida-Wucherungen. Interessanterweise stellte Dr. Leo Galland (1985) einen gestörten Fettsäuremetabolismus und geringe Werte von Zink und Vitamin B_6 bei seinen Patienten mit Candida-Wuche-rungen fest – alles Nährstoffe, die für eine gesunde psychische Verfassung von großer Bedeutung sind und die sich auf Angststörungen auswirken. Andere Symptome schlossen die mit ein, die im Fragebogen-Abschnitt zu Candida-Infektionen (zu Beginn dieses Kapitels) aufgelistet wurden, sowie Umweltallergien, Wetterfühligkeit, Schlaflosigkeit, niedriger Blutzucker-spiegel, PMS, Endometriose, Tinnitus, Kopfschmerzen und Empfindlich-keit gegenüber starken chemischen Gerüchen (Crook, 1997; Lipski, 2004).

TESTS FÜR BAKTERIELLES UNGLEICHGEWICHT, PARASITEN UND CANDIDA-WUCHERUNGEN

Über Stuhlprobentests von unterschiedlichen Laboren (siehe Anhang) kann eine Dysbiose festgestellt werden. Dieser Test gibt auch Hinweise darauf, welche Medikamente und natürliche Mittel gegen den vorlie-genden Candida-Stamm bzw. die schädlichen Bakterien helfen können. Andere hilfreiche Tests sind Bluttests für Candida-Antikörper oder ein Großes Blutbild. Eine erhöhte Anzahl weißer Blutkörperchen (die auf eine akute Infektion hinweist) bzw. eine sehr geringe Anzahl weißer Blutkörperchen (die auf eine chronische Infektion hinweist) deuten auf ein Problem hin, wenn Leukozyten, Monozyten oder Eosinophile (eine Sorte der weißen Blutkörperchen) ebenfalls außerhalb des Nor-malbereichs liegen.

Falls Sie keinen Zugang zu Tests haben oder die Tests nicht auf Can-dida-Infektion hindeuten (was häufig der Fall ist), versuchen Sie über den vorausgegangenen Fragebogen herauszufinden, wo Sie stehen. Unkontrollierter Heißhunger auf Zucker oder Kohlenhydrate trotz der Einnahme von Aminosäuren (wie sie in Kapitel 6 empfohlen wird) ist in der Regel ein Hinweis auf eine Candida-Infektion.

Candida-Wucherungen kontrollieren und gesunde Bakterien fördern

Um Candida-Wucherungen unter Kontrolle zu bekommen, ist in der Regel eine Kombination aus einer Ernährungsumstellung und der Einnahme von Präbiotika, Probiotika und Antimykotika nötig. Es gibt viele wunderbare Bücher zur Behandlung von Candida albicans über die Ernährung. Ich möchte Sie dazu ermutigen, ein paar davon zu lesen und den Empfehlungen daraus zu folgen. Zusammenfassend ist zu sagen, dass Zucker, Brot, Hefe enthaltende Speisen und Getränke und vielleicht sogar Obst vermieden werden sollten. Mir gefällt die Verständlichkeit von *Beat Candida Through Diet* von Gill Jacobs (1997) sehr gut. In diesem Buch werden die folgenden Top-Nahrungsmittel gegen Candida albicans beschrieben, einschließlich der Nahrungsmittel, die ein bakterielles Ungleichgewicht korrigieren können, da sie für ein weniger Candida-freundliches Umfeld sorgen:

* Knoblauch wirkt antimykotisch, antibakteriell, antiviral und unterstützt die Eliminierung von Toxinen. Er tötet Candida albicans und schädliche Bakterien ab, verbessert die Aufnahme von Vitaminen und stimuliert die Produktion von Verdauungsenzymen. Roher Knoblauch hat mehr dieser nützlichen Eigenschaften, aber auch gegarter Knoblauch hilft. Wenn Sie Knoblauch in Form eines Nahrungsergänzungsmittels einnehmen möchten, kaufen Sie ein gefriergetrocknetes Produkt, da die heilenden Eigenschaften bei diesem Herstellungsverfahren am besten erhalten bleiben.

* Zwiebeln sind entzündungshemmend, antibakteriell und antiviral und sie helfen gegen Parasiten. Sie enthalten außerdem viele Antioxidantien und sind bekannt für ihre vielen medizinischen Eigenschaften, z. B. die unterstützende Wirkung bei der Krebsvorsorge (Wood, 1999).

* Daikon-Rettich hilft, die gesunde Balance förderlicher Bakterien aufrechtzuerhalten.

* Zitronen sind antibakteriell und hilfreich beim Abtöten von Pilzen im Mund- und Rachenraum.

* Olivenöl enthält Ölsäure, ein einfach ungesättigtes Fett, das Candida-Wucherungen vorbeugt.
* Roher, ungefilterter Apfelessig ist reich an Kalium und wirkt antiseptisch und basisch, was ein gutes Umfeld für gesunde Bakterien schafft.
* Fermentierte Lebensmittel (z. B. Joghurt und Sauerkraut) und Getränke fördern eine gute Balance der Bakterien.

Die folgenden Nahrungsergänzungsmittel können sehr effektiv gegen Candida-Infektionen wirken, man sollte sich aber bewusst sein, dass die Candida-Wucherungen unter Umständen so schnell absterben, dass man sich zuerst einige Zeit schlechter fühlt, bevor es einem besser geht:

* Probiotika enthalten die gesunden Bakterien in einer konzentrierten Form, die bei Candida-Wucherungen häufig zu wenig vorhanden sind. Daher steigern sie die Anzahl gesunder Bakterien im Darm und helfen, die schlechten Bakterien zu verdrängen. Außerdem hat sich gezeigt, dass sie Angststörungen und Depressionen verringern (Rao et al., 2009). Halten Sie nach gekühlten Probiotika Ausschau, die Lactobazillen, Bifidobakterien und andere Stämme enthalten.
* Präbiotika sind unverdauliche Lebensmittel, z. B. lösliche Ballaststoffe, die das Wachstum gesunder Bakterien im Verdauungssystem stimulieren. In einer Studie unter Patienten mit einem Reizdarmsyndrom (Silk et al., 2009) steigerten Präbiotika die Anzahl der Bifidobakterien, reduzierten Angststörungen und Depressionen, veränderten die Konsistenz des Stuhls und reduzierten Völlegefühle. Einige Beispiele für Präbiotika sind Flohsamen, Haferkleie, Oligofructose, Inulin, Beta-Glucan und Arabinogalaktan. Alle sind in Form von Nahrungsergänzungsmitteln erhältlich.
* Oreganoöl, Traubenkernextrakt, Berberin und Caprylsäure sind alles natürliche Antimykota und helfen auch gegen Candida-Infektionen.

In einem Editorial im *Townsend Letter* unterstützt Dr. Alan Gaby (2004) eine solche Herangehensweise als einfache, sichere, günstige und effektive Behandlungsmethode für chronische Hefepilzinfektionen. Trotz der Tatsache, dass es keine randomisierten klinischen Studien gibt, die den Erfolg dieser Behandlungsmethode bestätigen, schreibt er, dass Naturheilkundler mit dieser Methode erfolgreicher sind als konventionelle Mediziner mit einer medikamentösen Behandlung. Ich empfehle zunächst die natürliche Herangehensweise zu probieren (Ernährung, Präbiotika, Probiotika und natürliche Antimykota). Wenn das nicht hilft, wenden Sie sich an Ihren Arzt und bitten Sie ihn um ein Rezept für ein Antimykotikum.

Lebensmittel und Nährstoffe für die Heilung eines geschädigten Verdauungstraktes

Zu Schäden an der Darmschleimhaut kann es durch Lebensmittelunverträglichkeiten, Alkohol, Medikamente und eine Dysbiose kommen. Sobald die ursächlichen Faktoren aus dem Weg geschafft wurden, beginnt der Darm bereits nach ein oder zwei Wochen zu heilen. Bei durch Gluten verursachten Schäden kann die Heilung allerdings vier bis sechs Monate dauern (Braly und Hoggan, 2002). Die folgenden Lebensmittel und Nährstoffe sind sehr gesund für den Verdauungstrakt:

* Hausgemachte Knochenbrühe (siehe Kapitel 1 für ein Rezept) enthält Cholin, Gelatine und die Aminosäure Prolin – alles Nährstoffe mit verdauungsfördernder Wirkung, die außerdem heilsam auf die Zellen des Magen-Darm-Traktes wirken (Daniel, 2003).
* Olivenöl wirkt entzündungshemmend und ist reich an Antioxidantien, außerdem unterstützt es die Gallenblase (Alarcón de la Lastra et al., 2001).
* Butter enthält Buttersäure, die heilsam für den Darm ist (Jacobs, 1997; Hamer et al., 2008).
* Kokosöl enthält Laurinsäure, die antibakteriell, antiviral und antimykotisch wirkt (Amarasiri und Dissanayake, 2006).

* Die Aminosäure Glutamin ist die wichtigste Energiequelle des Dünndarms und unterstützt die Heilung des Magen-Darm-Traktes (Miller, 1999). Außerdem hilft sie gegen den Heißhunger auf Zucker und unterstützt einen kontrollierten Blutzuckerspiegel (siehe Kapitel 2).
* Aloe Vera schützt und heilt den Verdauungstrakt und hat antimykotische und entzündungshemmende Eigenschaften.

Probleme mit Leber oder Gallenblase

Die Leber ist das wichtigste Entgiftungsorgan des Körpers. Indem man sie mindestens zweimal im Jahr durch eine zwei- oder dreiwöchige Entgiftungskur unterstützt, kann sie die Last einer suboptimalen Ernährung mit Koffein, Alkohol, Lebensmittelunverträglichkeiten, Toxinen, einer Dysbiose und hormonellen Schwankungen (die alle eine Rolle bei Angststörungen spielen) besser tragen. Für ein saisonales Programm zur Entgiftung halten Sie sich am besten an die Richtlinien der Anti-Angst-Diät 3 aus Kapitel 1, trinken Sie viel Wasser, vermeiden Sie Gluten und Milchprodukte und verwenden Sie ein Produkt auf Reis-Basis als Proteinquelle. Hier ein paar weitere Richtlinien:

* Gehen Sie in die Sauna oder zum Bikram-Yoga, um die Toxine auszuschwitzen.
* Verwenden Sie ein Mini-Trampolin, um das lymphatische System in Schwung zu bringen, damit es effektiver arbeiten kann. Das ist wichtig, da die Lymphen Abfallprodukte aus den Zellen transportieren.
* Bürsten Sie sich vor dem Duschen oder Baden mit einer trockenen Massagebürste ab, um tote Hautzellen zu entfernen und damit die Ausscheidung von Giftstoffen über die Haut zu fördern.
* Unterstützen Sie die Entgiftung über die Einnahme von Mariendistel-, Löwenzahn- und Artischocken-Nahrungsergänzungsmitteln.
* Unterstützen Sie Ihre Gallenblase (in der die Gallenflüssigkeit gespeichert ist, die für die Fettverdauung benötigt wird) durch

Einnahme von Ochsengallen- oder Rote-Bete-Nahrungsergänzungsmitteln. Die beruhigend wirkende Aminosäure Taurin unterstützt Gallenblase und Niere ebenfalls.

Wie schnell mit Verbesserungen zu rechnen ist

Die Zeitspannen für das Verschwinden der Symptome sind unterschiedlich, je nachdem, welche Verdauungsprobleme vorliegen. Wenn zu wenig Magensäure oder zu wenige Bauchspeicheldrüsenenzyme das Problem sind, kann das Befolgen der Ernährungsrichtlinien in diesem Kapitel und dazu die Einnahme von Nahrungsergänzungsmitteln für Magensäure (HCl) und Verdauungsenzyme innerhalb einer oder zwei Wochen zu Verbesserungen führen. Das Ausgleichen einer bakteriellen Unausgeglichenheit über die Einnahme von Probiotika und fermentierte Lebensmittel zeigt ungefähr innerhalb eines Monats Wirkung – davon ausgehend, dass ausreichend Verdauungsenzyme im Körper vorhanden sind. Es kann bis zu drei Monate dauern, bis Probleme mit Candida-Infektionen verschwinden (und häufig noch länger), besonders dann, wenn eine chronische Vergiftung durch organische Quecksilberverbindungen eine Rolle spielt. (Mehr Informationen zu Quecksilber in Kapitel 8). Sobald der Schädling (Gluten, Candida albicans, usw.) entfernt wurde, werden vollwertige Lebensmittel und Nährstoffe die Verdauung unterstützen und innerhalb weniger Wochen beginnen, den Darm zu heilen. Diese Informationen basieren auf meinen Erfahrungen, und wie lange genau es dauert, ist von Person zu Person unterschiedlich und abhängig von der jeweiligen Gesamtsituation.

KAPITEL 6

AMINOSÄUREN FÜR EIN AUSGEGLICHENES VERHÄLTNIS DER NATÜRLICHEN CHEMISCHEN VERBINDUNGEN IM GEHIRN

In diesem Kapitel beschäftigen wir uns mit dem gezielten Einsatz von spezieller Aminosäuren als Nahrungsergänzungsmittel, die helfen sollen, die natürlichen chemischen Verbindungen im Gehirn wieder ins Gleichgewicht zu bringen und Beklemmungen, Ängste, Sorgen, Panikattacken, sowie Stress und Überforderung zu reduzieren. Die Supplementierung (Einnahme von Nahrungsergänzungsmitteln) spezieller Aminosäuren kann auch beim Umgang mit anderen Problemen hilfreich sein, die zu Angststörungen beitragen oder diese verschlimmern können, zum Beispiel dem Heißhunger auf Zucker oder Suchtproblemen. Darüber hinaus können Aminosäuren als Nahrungsergänzungsmittel bei Depressionen und Schlaflosigkeit helfen, die häufig zusammen mit Angststörungen auftreten. Eine ausgewogene Kombination der chemischen Verbindungen im Gehirn wird nicht nur die Symptome von Angststörungen lindern, sondern auch zu guter Laune, gutem Schlaf, viel Energie und Konzentrationsfähigkeit beitragen und den Heißhunger auf bestimmte Lebensmittel deutlich reduzieren.

Wenn ich sage, dass die „Biochemie des Gehirns" unsere psychische Verfassung beeinflusst, beziehe ich mich auf sehr spezifische chemische Verbindungen im Gehirn, die sogenannten Neurotransmitter. Neurotransmitter übertragen Impulse im Nervensystem und haben einen großen Einfluss auf die psychische Verfassung und Funktion, ebenso wie auf eine ganze Reihe körperlicher Funktionen. Um wieder für ein ausgewogenes Verhältnis der natürlichen chemischen Verbindungen im Gehirn zu sorgen, muss man zunächst identifizieren, welche Neurotransmitter nicht ausreichend vorhanden sind. Über die Einnahme bestimmter Aminosäuren als Nahrungsergänzungsmittel lassen sich die Werte dieser Neurotransmitter dann gezielt steigern. Es ist wichtig daran zu denken, dass eine nährstoffreiche Nahrung der beste Energielieferant für das Gehirn ist. Man muss sich vollwertig und ausgeglichen ernähren (und auf alle Lebensmittel verzichten, gegen die eine Unverträglichkeit vorliegt oder vorliegen könnte). Aminosäuren sind die Bausteine von Proteinen und werden (zusammen mit Vitaminen und Mineralstoffen) für den Aufbau von Neurotransmittern (Botenstoffen) benötigt. Aus diesem Grund ist es so wichtig, ausreichend hochwertige Proteine zu essen, wie Fleisch, Geflügel, Eier und Fisch sowie Milchprodukte (wenn keine Unverträglichkeit vorliegt). Essen Sie regelmäßig qualitativ hochwertiges Protein und stellen Sie sicher, dass Sie es gut verdauen (siehe Kapitel 5). Außerdem ist es wichtig, entsprechende Veränderungen des Lebenswandels vorzunehmen (Kapitel 8), da Stress sich auf das Gleichgewicht der chemischen Verbindungen im Gehirn auswirkt. Allerdings reichen Veränderungen der Ernährung und des Lebenswandels manchmal nicht aus und ein Mangel an wichtigen Neurotransmittern bleibt bestehen. Nahrungsergänzungsmittel sind in vielen Fällen die effektivste Methode, um kurzfristig und in stressigen Zeiten etwas dagegen zu unternehmen. Spezifische Aminosäuren sind bei bestimmten psychischen Problemen sehr wirksam und tragen zur Wiederherstellung eines ausgeglichenen Verhältnisses der chemischen Verbindungen im Gehirn bei. Dabei ist ein gezielter und individueller Einsatz bedeutend, basierend auf den spezifischen Symptomen.

Jeder der folgenden Abschnitte zu spezifischen Neurotransmittern beinhaltet einen Fragebogen, mit dessen Hilfe Sie festellen können, ob Sie unter einem Mangel leiden. Seien Sie nicht überrascht, wenn es danach aussieht, dass Ihre Werte für mehrere Neurotransmitter gering sind. Das ist nichts Ungewöhnliches.

Die Fragebögen sind aus *Was die Selle essen will: Die Mood Cure* übernommen und mit Erlaubnis von Klett-Cotta abgedruckt. Allerdings habe ich einige Veränderungen vorgenommen, basierend auf meinen Erfahrungen aus der Arbeit mit vielen Patienten. Es ist unmöglich, in einem Kapitel all die Informationen zu behandeln, mit denen sich die *Mood Cure* ausführlich befasst, und ich lege Ihnen ans Herz, dieses wunderbare Buch ebenfalls zu lesen.

Die Neurotransmitter, die wir uns in diesem Kapitel genauer anschauen werden, sind GABA (γ-Aminobuttersäure), Serotonin, Katecholamine und Endorphine. GABA spielt eine große Rolle bei Angststörungen und Serotonin spielt bei einigen v Angststörungen eine Rolle (Hoehn-Saric, 1982; Nutt, 2001). Andere Neurotransmitter scheinen eine kleinere Rolle zu spielen, wenn es um Angststörungen geht (Hoehn-Saric, 1982). Ich informiere über Katecholamine und Endorphine, obwohl geringe Werte dieser Neurotransmitter nicht mit den Symptomen von Angststörungen in Verbindung zu stehen scheinen, weil ein Mangel dieser Neurotransmitter mit Depressionen in Verbindung gebracht wird, die wiederum häufig zusammen mit Angststörungen auftreten. Ein Katecholamin-Mangel kann vorliegen, wenn man nicht ohne Kaffee leben kann (siehe Kapitel 3). Darüber hinaus können alle diese vier Typen von Neurotransmittern bei einem Heißhunger auf Zucker eine Rolle spielen (Ross, 2011). Wie in Kapitel 2 beschrieben wirken sich Zucker und Schwankungen des Blutzuckerspiegels auf Angststörungen aus. Falls Sie versucht haben, allen Empfehlungen aus Kapitel 2 zu folgen und dabei entdecken mussten, dass Sie süchtig nach Zucker sind und nicht darauf verzichten können, kann die Einnahme von bestimmten Aminosäuren als Nahrungsergänzungsmittel eine Änderung herbeiführen. Auch bei Süchten nach anderen raffinierten Kohlenhydraten, Drogen oder Alkohol – und sogar bei Suchtverhalten wie Spielsucht – können sie helfen (Blum et al., 2000). Ein niedriger Blutzuckerspiegel könnte als fünftes biochemisches Ungleichgewicht gesehen werden, da er sich auf Angststörungen auswirkt, aber das werde ich hier nicht weiter diskutieren, da es bereits in Kapitel 2 ausführlich behandelt wurde, zusammen mit dem Einsatz der Aminosäure Glutamin zum Ausgleichen des Blutzuckerspiegels.

Bevor Sie sich im Folgenden über die individuellen Neurotransmitter und die Einnahme von Aminosäuren informieren, gibt es etwas zu beachten. Wenn es danach aussieht, als hätten Sie zu niedrige Werte für mehrere Neurotransmitter gleichzeitig, möchte ich Ihnen vorschlagen, zunächst nur ein Aminosäuren-Nahrungsergänzungsmittel einzunehmen, um die anderen dann nach und nach zuzufügen. So können Sie eintretende Veränderungen besser bewerten. Ich schlage vor, dass Sie zuerst den Mangel angehen, der Ihnen mit größter Wahrscheinlichkeit Probleme bereitet. Einige meiner Patienten haben mehr Symptome, die auf geringe GABA-Werte schließen lassen, anderen ist es wichtig, zuerst die Symptome niedriger Serotoninwerte zu behandeln. In meiner Zusammenarbeit mit Patienten empfehle ich häufig die Einnahme mehrerer Aminosäuren. Wenn Sie sich mit dieser Herangehensweise wohlfühlen, ist das also vielleicht auch eine Option für Sie.

Das Großartige an der Einnahme von Aminosäuren-Nahrungsergänzungsmitteln ist das unverzügliche Feedback. Bald steht fest, ob sie eine positive Wirkung haben, negative Nebenwirkungen oder keinerlei Veränderungen mit sich bringen. So ist es möglich, Nahrungsergänzungsmittel anzupassen, bis man die richtige Kombination für die individuellen biochemischen Bedürfnisse gefunden hat.

GABA

GABA ist der wichtigste beruhigende Neurotransmitter und eine Aminosäure. Geringe GABA-Werte werden mit Angststörungen, Stress und schlechtem Schlaf in Verbindung gebracht (Lydiard, 2003; Braverman, 2003). Hat man ausreichend GABA, fühlt man sich entspannt und stressfrei. Angststörungen und Panikattacken sind kein Thema und man wird kein zuckerhaltiges Essen (oder sehr stärkehaltige Lebensmittel) essen, um sich zu beruhigen.

Es gibt zwar viele klinische Beweise dafür, dass die orale Einnahme von GABA als Nahrungsergänzungsmittel gegen Angststörungen hilft (z. B. Ross, 2004; Mathews-Larson, 2001), aber es gibt auch Theorien (gestützt von ein paar Studien), dass oral eingenommene GABA die Blut-Hirn-Schranke nicht überwinden und daher nicht in ausreichenden Mengen in das Gehirn vordringen kann, um einen beruhigenden Effekt zu haben (Braverman, 2003). Allerdings habe ich dramatische Resultate mit GABA erlebt und das bei so vielen Patienten, dass ich stark an die Wirksamkeit der oralen Einnahme von GABA glaube. Außerdem gibt es einige Hinweise, die auf die Wirksamkeit einer bestimmten Formel von GABA hindeuten. In einer unveröffentlichten Blindstudie stellte sich zum Beispiel heraus, dass 200 mg PharmaGABA Menschen mit Akrophobie (Höhenangst) halfen, eine Hängebrücke über einen 45 m tiefen Canyon zu überqueren (Head and Kelly, 2009). Wie dem auch sei, meinen Patienten empfehle ich häufig „gewöhnliche" GABA und finde es ebenso effektiv.

Fragebogen zu geringen GABA-Werten

Mithilfe dieses Fragebogens können Sie feststellen, ob Sie geringe GABA-Werte haben. Kreuzen Sie alle Symptome an, die auf Sie zutreffen.

- ❑ Angst oder das Gefühl überfordert oder gestresst zu sein
- ❑ Panikattacken
- ❑ Unfähigkeit zu entspannen oder sich aufzulockern
- ❑ Steife oder verspannte Muskeln
- ❑ Stressgefühl oder Burn-Out
- ❑ Verlangen nach Kohlenhydraten, Alkohol oder Drogen, um sich zu entspannen oder zu beruhigen

Falls Sie drei Symptome oder mehr angekreuzt haben, finden Sie im nächsten Abschnitt Empfehlungen, die zu einer Milderung der Symptome führen könnten. Sorgen und Angstgefühle können sowohl durch geringe GABA-Werte als auch durch geringe Serotoninwerte ausgelöst werden. Gegebenenfalls kreuzen Sie entsprechende Symptome also in beiden Fragebögen an.

SCHRITTE, UM DIE GABA-WERTE ANZUHEBEN

Falls Sie viele Symptome geringer GABA-Werte haben, wird es Sie vielleicht überraschen, wie effektiv die Einnahme entsprechender Nahrungsergänzungsmittel sein kann. Bereits innerhalb weniger Minuten nach der Einnahme eines sublingualen Nahrungsergänzungsmittels, das 125 mg GABA enthält, werden Sie sich wahrscheinlich sowohl mental als auch physisch entspannter fühlen.

Nehmen Sie GABA zwischen den Mahlzeiten ein und halten Sie sich auf jeden Fall an die Vorsichtsmaßnahmen zur Supplementierung von Aminosäuren, die später im Kapitel beschrieben werden. Nehmen Sie nicht von Beginn an eine Dosis von 750 mg oder mehr ein – das ist für die meisten Menschen zu viel. Hier ein paar spezifische Dosierungen und Kombinationen, die Sie versuchen könnten (wenden Sie nur eine dieser Kuren an, nicht mehrere parallel):

* Ein sublinguales Nahrungsergänzungsmittel, das 125 mg GABA und 25 mg Tyrosin enthält (z. B. *GABA Calm* von *Source Naturals*), 1–2 Pillen dreimal am Tag oder während stressiger Zeiten. (Einnahme zwischen den Mahlzeiten).

* Nahrungsergänzungsmittel, das 200–500 mg GABA enthält: 1–2 Pillen zur Schlafenszeit, für einen besseren Schlaf, oder nach Bedarf früher in stressigen Zeiten. (Einnahme zwischen den Mahlzeiten).

* Nahrungsergänzungsmittel, die GABA, Taurin und Glycin enthalten (z. B. *GABA Relaxer* von *Country Life*).

Versuchen Sie es zusätzlich zu den Nahrungsergänzungsmitteln (eventuell auch statt der Supplementierung) mit Yoga, da das die GABA-Werte nachweislich anheben kann (Streeter et al., 2007). Es ist außerdem wichtig alles zu tun, was man kann, um Stress zu meiden. Außer Yoga können Tai Chi und lange Spaziergänge in einer ruhigen Umgebung hilfreich sein – oder Urlaub.

Serotonin

Der Neurotransmitter Serotonin ist für gute Laune verantwortlich. Wenn man ausreichend Serotonin hat, fühlt man sich ruhig, locker, entspannt, positiv, selbstbewusst und flexibel. Nachmittags und abends verspürt man kein übermäßiges Verlangen nach Kohlenhydraten und man hat einen guten Schlaf.

In den meisten Studien zu Serotonin und seinen Vorläuferstoffen, Tryptophan und 5-HTP (5-Hydroxytryptophan), lag das Hauptaugenmerk zwar auf Depressionen, es gibt aber auch Hinweise darauf, dass geringe Serotoninwerte eine Rolle bei Angststörungen spielen (Birsall, 1998). Serotoninwerte wirken sich außerdem auf Schlaf, Wut, das PMS, Heißhunger auf Kohlenhydrate, Suchtverhalten sowie Hitze- und Schmerzempfindlichkeit aus (ibid.).

Nahrungsergänzungsmittel mit 5-HTP, die Zwischenstufe zwischen Tryptophan und Serotonin, werden aus den Samen der Pflanze *Griffonia Simplicifolia* (Afrikanische Schwarzbohne) gewonnen.

Im Gegensatz zu den anderen Aminosäuren-Nahrungsergänzungsmitteln kann 5-HTP zu den Mahlzeiten eingenommen werden. Es hebt die Serotoninwerte an und lindert die Symptome von Angststörungen (ibid.). Besonders hilfreich ist es bei Panikattacken (Maron et al., 2004; Lake, 2007), Agoraphobie (Kahn et al., 1987) und generalisierter Angststörung (Lake, 2007). Auch bei der Behandlung von Depressionen, Fressanfällen, dem Heißhunger auf Kohlenhydrate, Kopfschmerzen, Schlafstörungen und Fibromyalgie ist es effektiv (Birsdall, 1998; Ross, 2004).

Tryptophan, welches zuerst in 5-HTP und dann in Serotonin umgewandelt wird, hat ähnliche Vorteile wie 5-HTP (Lehnert und Wurtman 1993; Ross 2004), doch es gibt mehr Studien zur Wirkung von 5-HTP auf Angststörungen. In einer Studie (Zang, 1991) erlebten 58 % der Patienten mit einer generalisierten Angststörung, die täglich 3 g Tryptophan einnahmen, eine deutliche Linderung ihrer Symptome. Eine weitere Studie (Hudson, Hudson und MacKenzie, 2007) deutet darauf hin, dass Functional Food (funktionelle Lebensmittel) mit hohem Tryptophan-Anteil, die vorwiegend aus Kürbiskernen bestehen, eine effektive Behandlungsmöglichkeit bei sozialen Ängsten darstellen könnten. Eine Stunde nach dem Verzehr dieses Functional Food waren die Teilnehmer weniger angespannt und ängstlich, wenn sie gebeten wurden, vor anderen zu sprechen.

Fragebogen zu niedrigen Serotoninwerten

Mithilfe dieses Fragebogens können Sie feststellen, ob Sie geringe Serotoninwerte haben. Kreuzen Sie alle der folgenden Symptome an, von denen Sie betroffen sind.

- ❑ Nervosität und Beklemmungen
- ❑ Panikattacken oder Phobien
- ❑ Sorgen und Angstgefühle
- ❑ Obsessive Gedanken und obsessives Verhalten
- ❑ Perfektionismus oder Kontrollzwang
- ❑ Reizbarkeit
- ❑ Beklemmungen und Ängste sind im Winter intensiver
- ❑ Winterdepression
- ❑ Negativität oder Depression
- ❑ Selbstmordgedanken
- ❑ Übermäßige Selbstkritik
- ❑ Geringes Selbstwertgefühl und geringes Selbstvertrauen
- ❑ PMS oder menopausale Stimmungsschwankungen
- ❑ Empfindlichkeit gegenüber heißem Wetter
- ❑ Hyperaktivität
- ❑ Wut oder Zorn
- ❑ Verdauungsprobleme
- ❑ Fibromyalgie, Kraniomandibuläre Dysfunktion (CMD) oder andere Schmerzsyndrome
- ❑ Schwierigkeiten vor 22 Uhr einzuschlafen
- ❑ Schlaflosigkeit oder gestörter Schlaf
- ❑ Nachmittags oder abends das Verlangen nach Kohlenhydraten, Alkohol oder Drogen

Wenn Sie sechs oder mehr Symptome angekreuzt haben, könnten Ihnen die Hinweise im nächsten Abschnitt bei der Linderung dieser Symptome helfen. Sorgen und Ängste können sowohl das Ergebnis geringer GABA-Werte als auch das Resultat niedriger Serotoninwerte sein. Das bedeutet, dass Sie eventuell in beiden Fragebögen „Angst" ankreuzen. Sollten Sie aber auch andere Symptome für niedrige Serotoninwerte und niedrige GABA-Werte haben, müssen Sie gegen beide Defizite etwas unternehmen.

Schritte, um die Serotoninwerte anzuheben

Falls Sie unter vielen der Symptome für geringe Serotoninwerte leiden und sich ängstlich und negativ fühlen, werden Sie eventuell Ruhe und eine Aufhellung Ihrer Stimmung bemerken, nachdem Sie Tryptophan oder 5-HTP als Nahrungsergänzungsmittel eingenommen haben. Vielleicht fangen Sie sogar an zu lächeln und Witze zu machen.

Unter Umständen bringt Ihnen Tryptophan größere Vorteile als 5-HTP (Ross, 2004), versuchen Sie also erst das eine und dann das andere, um herauszufinden, was Ihnen mehr hilft. 5-HTP kann manchmal milde Übelkeit verursachen, diese lässt in der Regel aber nach ein paar Tagen nach. Sie können auch zu Tryptophan wechseln. Falls Sie unter starker Schlaflosigkeit leiden oder sich häufig müde, sich aber trotzdem unter Strom fühlen, nehmen Sie besser Tryptophan ein als 5-HTP, da 5-HTP zu einem Anstieg des Stresshormons Cortisol führen und damit den Schlaf stören kann. Wenn Sie nicht wissen, ob Sie hohe Cortisol-Werte haben oder nicht, schlage ich Ihnen vor, mit Tryptophan zu beginnen, obwohl es teurer ist. Ein Warnhinweis: Sollten Sie zur Zeit einen selektiven Serotonin-Wiederaufnahmehemmer (SSRI) oder einen Monoaminooxidase-Inhibitor (MAOI) einnehmen, supplementieren Sie weder mit 5-HTP noch mit Tryptophan – außer nach Rücksprache mit dem Arzt. Und lesen Sie sich auf jeden Fall die Hinweise zu den Vorsichtsmaßnahmen zur Einnahme von Aminosäuren und die Informationen zum Serotonin-Syndrom weiter unten durch.

Falls Sie der Meinung sind, dass Sie von der Einnahme von Tryptophan oder 5-HTP profitieren könnten, hier ein paar spezifische Dosierungen zum Ausprobieren (wenden Sie nur eine dieser Kuren an, nicht mehrere parallel):

* 500–1500 mg Tryptophan: zweimal am Tag, nachmittags und vor dem Schlafengehen (zwischen den Mahlzeiten)
* 50–150 mg 5-HTP: zweimal am Tag, nachmittags und vor dem Schlafengehen (kann mit Essen eingenommen werden)
* Für früher am Tag auftretende Symptome 50–150 mg 5-HTP nach dem Aufwachen oder in der Mitte des Vormittags und 500–1500 mg Tryptophan nachmittags und vor dem Schlafengehen einnehmen

Moderates Training hebt die Serotoninwerte an und lindert Angststörungen (Petruzello et al., 1991), vor allem Zwangsstörungen und Phobien (Tkachuk und Martin, 1999). Falls Sie nicht schon regelmäßig Sport treiben, sollten Sie es auf jeden Fall beginnen. Es handelt sich um eine wichtige Veränderung des Lebenswandels (siehe Kapitel 8 für mehr Informationen zu Sport und Bewegung). Sport steigert auch die Endorphinwerte und kann daher bei Niedergeschlagenheit helfen, sodass man nicht mehr isst, weil man Trost sucht. Zu viel Sport kann allerdings die Werte des Stresshormons Cortisol steigern, welches zu Angststörungen beitragen kann.

Sonnenschein und Lichttherapie steigern ebenfalls die Serotoninwerte. Es gibt Hinweise darauf, dass auch Angststörungen und Panikattacken saisonal beeinflusst sein können, so wie bei Winterdepressionen. Eine Lichttherapie während der Wintermonate, zum Beispiel mit einer Tageslichtlampe (3000–10000 Lux), kann die Symptome lindern, wenn man einen Hang zu Winterdepressionen hat oder sich tendenziell ängstlicher und angespannter fühlt, wenn es weniger sonnig ist (Marriott, Greenwood und Armstrong, 1994). Es ist auch möglich, dass die Behandlung jeglichen Vitamin-D-Mangels für eine Besserung bei saisonalen Angststörungen und Depressionen sorgt (Lansdowne und Provost, 1998).

Katecholamine

Bei Katecholaminen handelt es sich um eine Gruppe von Stoffen, die von Gehirn und Nebennieren als Reaktion auf Stress produziert werden. Die vorherrschenden Katecholamine sind Epinephrin (Adrenalin), Norepinephrin (Noradrenalin) und Dopamin. Sind ausreichend Katecholamine im Körper vorhanden, fühlt man sich energiegeladen, optimistisch, aufmerksam und konzentriert und hat nachmittags nicht das Verlangen nach einem schnellen Energieschub in Form von Limonade oder Süßigkeiten. Geringe Katecholamin-Werte können zu der Art Depression führen, bei der man sich nur im Bett zusammenrollen möchte, völlig unmotiviert ist und niemanden sehen möchte.

Da Katecholamine in der Fight-or-Flight-Reaktion (schnelle körperliche und mentale Anpassung als Stressreaktion in Gefahrensituationen) verbraucht werden, werden sie durch Stress dezimiert. Die Einnahme eines Nahrungsergänzungsmittels für ihren Vorläuferstoff, die Aminosäure Tyrosin, kann die psychische Verfassung und die Erinnerungsfähigkeit verbessern, sowie den Umgang mit stressigen Situationen (Banderet und Lieberman, 1989). Auch beim Verzicht auf Zucker, Koffein und Schokolade sowie wenn man von anderem Suchtverhalten loskommen möchte, wirkt diese Supplementierung unterstützend (Blum et al., 2000).

Fragebogen zu niedrigen Katecholamin-Werten

Dieser Fragebogen wird Ihnen dabei helfen herauszufinden, ob Ihre Katecholamin-Werte gering sind. Kreuzen Sie alle der folgenden Symptome an, von denen Sie betroffen sind:

- ❑ Depression mit Apathie
- ❑ Schnell gelangweilt
- ❑ Energielosigkeit
- ❑ Mangel an Konzentration
- ❑ Antriebslosigkeit und Mangel an Motivation
- ❑ Aufmerksamkeitsstörung

- ❏ Prokrastination (Herausschieben von Entscheidungen und Erledigungen) sowie Unentschlossenheit
- ❏ Verlangen nach Kohlenhydraten, Alkohol, Koffein oder Drogen für mehr Energie

Wenn Sie drei Symptome oder mehr angekreuzt haben, finden Sie im folgenden Abschnitt Hilfe zur Verbesserung dieser Symptome.

SCHRITTE, UM DIE KATECHOLAMIN-WERTE ANZUHEBEN

Falls Sie viele der Symptome niedriger Katecholamin-Werte haben, sich erschöpft fühlen und unkonzentriert sind, kann es nach der Einnahme von Tyrosin als Nahrungsergänzungsmittel zu einem direkten Anstieg von Energie und Konzentrationsfähigkeit kommen.

Versuchen Sie es mit 500–1500 mg Tyrosin ein- bis dreimal am Tag, vor dem Frühstück, in der Mitte des Vormittags und in der Mitte des Nachmittags. Nehmen Sie Tyrosin zwischen den Mahlzeiten ein, aber nicht später als 15 Uhr, wenn Sie unter Schlaflosigkeit leiden. Tyrosin ist besonders dann hilfreich, wenn Sie morgens Kaffee benötigen, um in Gang zu kommen (und wie Sie aus Kapitel 3 wissen, reduziert der Verzicht auf Kaffee die Symptome von Angststörungen). Ein Warnhinweis zu Tyrosin: Es kann sein, dass es Angstgefühle und Beklemmungen verschlimmert. Falls das der Fall ist, müssen Sie über die Einnahme von GABA, 5-HTP oder Tryptophan als Nahrungsergänzungsmittel zunächst die Werte beruhigend wirkender Neurotransmitter anheben, bevor Sie mit der Einnahme von Tyrosin beginnen.

Omega-3-Fettsäuren und Vitamin D spielen ebenfalls eine Rolle bei der Katecholamin-Produktion (Ross, 2004), lassen Sie also Ihre Fettsäuren- und Vitamin-D-Blutwerte überprüfen. Und lassen Sie auch Ihre Schilddrüsenhormon- und Nebennierenhormon-Werte testen, da geringe Katecholamin-Werte unter Umständen auf eine Dysfunktion einer oder beider dieser endokrinen Drüsen hinweisen (siehe Kapitel 8). Seien Sie sich außerdem bewusst, dass alle diese Faktoren auch zu Depressionen und Lethargie beitragen können.

Endorphine

Endorphine sind Neurotransmitter, die körperlichen und emotionalen Schmerz lindern. Vielleicht haben Sie den Begriff „Runner's High" schon gehört, der sich auf die Auswirkungen der Endorphine bezieht, die bei einer bestimmten Stufe körperlicher Anstrengung ausgeschüttet werden. Hat man ausreichend Endorphine, fühlt man Vergnügen und Freude – das fühlt sich so ähnlich an, als würde man eine herzliche Umarmung bekommen. Außerdem hat man nicht das Verlangen, süßes oder fettiges Essen zu verzehren, um sich zu trösten.

Die Aminosäure D-Phenylalanin hemmt die Enzyme, die Endorphine abbauen (Ross, 2004), die Supplementierung von D-Phenylalanin (DPA) oder DL-Phenylalanin (DLPA) hilft also, die Endorphinwerte zu steigern und dadurch die Symptome niedriger Endorphinwerte zu reduzieren. DPA ist wirkungsvoller und gehört zu meinen Lieblingsnahrungsergänzungsmitteln. DLPA ist eine Option, wenn man auch Symptome niedriger Katecholamin-Werte hat, da ein Teil in Tyrosin umgewandelt wird. Allerdings hat es bei manchen Menschen weniger Auswirkungen auf eine Steigerung der Endorphinwerte.

Fragebogen zu niedrigen Endorphinwerten

Mithilfe dieses Fragebogens können Sie feststellen, ob Ihre Endorphinwerte gering sind. Kreuzen Sie alle Symptome an, von denen Sie betroffen sind.

- ❑ Emotionale Empfindsamkeit
- ❑ Schmerzempfindlichkeit (körperliche)
- ❑ Weinen oder den Tränen nahe sein
- ❑ Essen, zur Beruhigung und um sich wohler zu fühlen
- ❑ *So richtig* begeistert sein von bestimmten Lebensmitteln, Verhaltensweisen, Drogen oder Alkohol
- ❑ Bedürfnis nach einer Belohnung oder einem tröstenden Genuss

Wenn Sie mehr als drei Punkte dieser Liste angekreuzt haben, finden Sie im folgenden Abschnitt Hilfe zur Verbesserung dieser Symptome.

Wenn man niedrige Endorphinwerte hat, mag man bestimmte Lebensmittel unter Umständen besonders gerne und isst diese dann als Trost und um sich wohlzufühlen. Ich höre von Patienten oft Dinge wie „Oh, ich liebe Schokolade einfach" oder „Ich esse Brot so unheimlich gerne" – ausgesprochen mit diesem besonderen Lächeln, das auch die Augen strahlen lässt. Manche Patienten sind den Tränen nahe, wenn sie nur daran denken, diese bestimmten Lebensmittel aufzugeben. Doch schon kurz nachdem sie DPA (oder DLPA) eingenommen haben, können sie in der Regel sagen: „Oh, ich brauche das im Moment nicht unbedingt." Die meisten sind überrascht, dass die Supplementierung so schnell und effektiv wirkt. Hier ein paar spezifische Dosierungen und Kombinationen, die Sie versuchen könnten, die alle zwischen den Mahlzeiten einzunehmen sind (wenden Sie nur eine dieser Kuren an, nicht mehrere parallel):

* 500–1500 mg DPA dreimal täglich, vor dem Frühstück, in der Mitte des Vormittags und am Nachmittag. Vielleicht brauchen Sie auch nach dem Abendessen etwas.

* 500–1500 ml DLPA dreimal täglich, vor dem Frühstück, in der Mitte des Vormittags und am Nachmittag. DLPA ist hilfreich, wenn man wenig Energie hat und dazu tendiert, zum Trost zu essen. Wer unter Schlaflosigkeit leidet, sollte DLPA hingegen vermeiden oder es zumindest nach 15 Uhr nicht mehr einnehmen.

Wenn man DPA oder DLPA supplementiert, sollte man auf jeden Fall ausreichend qualitativ hochwertige Proteine zu sich nehmen sowie eine Mischung freier Aminosäuren, die alle neun essenziellen Aminosäuren enthält – inklusive Tryptophan, – zur Unterstützung der körpereigenen Endorphinproduktion. Freie Aminosäuren müssen nicht verdaut werden und werden leicht vom Körper absorbiert.

Überprüfen Sie auch, ob eine Unverträglichkeit gegenüber Gluten oder Milchprodukten vorliegen könnte (mehr dazu siehe Kapitel 4), da die entsprechenden Lebensmittel drogenähnliche Wirkungen haben können, ähnlich einem Endorphin-High, die unter Umständen süchtig machen. Bewegung, Meditation und Akupunktur können bei einer

Steigerung der Endorphinwerte helfen. Das gilt auch für Atemübungen, schöne Erinnerungen, eine Umarmung, Zeit in der Natur, verliebt sein oder eine Massage. Craniale Elektrostimulation, eine von der FDA (Behörde für Lebensmittelüberwachung und Arzneimittel der USA) genehmigte Behandlung von Depressionen, Schmerzen und Schlaflosigkeit, führt ebenso zum Anstieg oder Endorphin- und Serotoninwerte.

Meine Geschichte

Mit Ende dreißig hatte ich einen stressigen Computer-Job und machte häufig Überstunden. Monate vergingen und meine Probleme mit Angststörungen wurden immer schlimmer, obwohl es keinen konkreten Anlass gab, dem ich sie hätte zuschreiben können. Nachts und am frühen Morgen wurde ich häufig wach, mit klopfendem Herz und dem Gefühl, dass mir etwas Schreckliches bevorstand. Ich konnte mir das nicht erklären. Einmal hatte ich drei Panikattacken innerhalb von drei Wochen. Danach fing ich an, zwei *GABA Calm* Nahrungsergänzungsmittel pro Tag einzunehmen und schon nach einer Woche waren die Symptome meiner Angststörung deutlich geringer. Ich fing außerdem an, zwei *GABA Relaxer* Nahrungsergänzungsmittel vor dem Schlafengehen einzunehmen, was meine nächtlichen Angstzustände weiter linderte und mir dabei half, mich ruhiger und entspannter zu fühlen. Seitdem hatte ich keine Panikattacken mehr.

Das ist meine Geschichte mit GABA. Ich habe Kryptopyrrolurie und eine Glutenunverträglichkeit und litt damals auch unter einer Nebennierenschwäche und niedrigen Progesteron-Werten. Die Einnahme von GABA half mir sofort, sodass ich mich um die Behandlung der anderen Probleme kümmern konnte.

Gegebenenfalls benötigen Sie mehr als eine Aminosäure. Lesen Sie sich die anderen persönlichen Geschichten in den anderen Kapiteln und Sues Geschichte in Anhang 1 durch. Sie profitierte von der Einnahme von 5-HTP, GABA und DPA.

Tests der Aminosäuren-Werte

Die von Julia Ross entwickelten Fragebögen, die ausführlich in *Was die Seele essen will: Die Mood Cure* (2010) behandelt werden und die sie über zwanzig Jahre in ihrer *Recovery Systems Clinic* verwendet, sind eine sehr effektive Methode, um festzustellen, ob das Verhältnis der natürlichen chemischen Verbindungen im Gehirn unausgewogen ist. Auch in vielen anderen Situationen und Praxen wurden und werden die Fragebögen erfolgreich eingesetzt. Viele Ernährungsberater haben das Aminosäure-Training durchlaufen, das von Julia Ross angeboten wird, und verwenden ihre Fragebögen und Aminosäure-Protokolle.

Ein Grund für die Effektivität der Herangehensweise von Julia Ross ist, dass die Ernährungsberater ihre Patienten gleich vor Ort in der Praxis basierend auf den Ergebnissen der Fragebögen die angezeigten Aminosäuren einnehmen lassen. Mit meinen Patienten mache ich das auch. Da die Auswirkungen von Aminosäuren häufig schon innerhalb weniger Minuten oder innerhalb weniger Tage wahrgenommen werden, lässt sich leicht feststellen, ob in einem bestimmten Bereich tatsächlich ein Mangel vorliegt und ob man von der Einnahme einer entsprechenden Aminosäure profitieren wird.

Um die Werte von Serotonin und Katecholaminen zu testen, ist ein Thrombozyten-Test ein weitere Möglichkeit. Vor allem bei starken Depressionen oder Angststörungen sowie während der Schwangerschaft und Stillzeit ist ein solcher Test empfehlenswert. Thrombozyten-Tests scheinen in engerer Wechselwirkung mit den Werten dieser Neurotransmitter in der Zerebrospinalflüssigkeit zu stehen als andere Tests (z. B. Urintests für Neurotransmitter). Ich habe keine klinischen Erfahrungen mit Urintests für Neurotransmitter, Julia Ross (2006) beurteilt sie als unzuverlässig, obwohl sie populär sind. Plasma-Tests für Neurotransmitter scheinen ebenfalls weniger zuverlässig zu sein als Thrombozyten-Tests, sind jedoch zuverlässiger als Urintests.

Die Droge Ihrer Wahl

Manchmal ist es schwer herauszufinden, warum bestimmte Lebensmittel, eine bestimmte Substanz oder eine bestimmte Verhaltensweise einen derartig anziehen und von welchem Bereich im Gehirn dieses Verlangen beeinflusst wird, sodass man es nicht unbedingt mit psychischen Problemen in Verbindung bringt. In diesem Abschnitt gibt es zusätzliche Tipps, um herauszufinden, warum man das Verlangen nach bestimmten Dingen verspürt. Diese Droge der Wahl ist, was immer einen gut oder „normal" fühlen lässt. Vielleicht sind es Süßigkeiten oder Schokolade oder stärkehaltige Lebensmittel wie Brot oder Zigaretten, Alkohol oder Marihuana oder ein verschreibungspflichtiges Medikament wie Prozac, andere Drogen oder vielleicht sogar Shopping oder Sport. Ein tiefes Verlangen nach diesen Substanzen (oder Verhaltensweisen) deutet in der Regel auf ein unausgewogenes Verhältnis der natürlichen biochemischen Verbindungen im Gehirn hin. Also ist es hilfreich zu identifizieren, wie genau sich die entsprechenden Substanzen auswirken. Das gibt dann wiederum Hinweise darauf, welche Aminosäuren in Form von Nahrungsergänzungsmitteln eingenommen werden müssen, um das Ungleichgewicht zu beheben. Tabak wirkt sich auf manche Menschen zum Beispiel beruhigend aus, bei anderen hingegen energiesteigernd. Schokolade beruhigt manche Menschen und wirkt trostspendend auf andere. Auch bestimmte verschreibungspflichtige Medikamente geben Hinweise. Wenn man viele Symptome von niedrigen Serotoninwerten hat und feststellt, dass die Einnahme selektiver Serotonin-Wiederaufnahmehemmer hilft, ist es sehr wahrscheinlich, dass niedrige Serotoninwerte ein Problem sind.

Am Beispiel von Schokolade hier die Vorgehensweise, die ich empfehle: Bevor Sie Schokolade essen, denken Sie genau darüber nach, warum Sie diese essen möchten. Sind Sie müde oder angespannt? Oder sind Sie der Meinung, sich eine Belohnung verdient zu haben, oder fühlen Sie sich reizbar oder zittrig? Achten Sie, nachdem Sie die Schokolade verzehrt haben, darauf, wie Sie sich jetzt fühlen. Verwenden Sie dann die folgende Tabelle, um herauszufinden, wie genau die Unausgewogenheit der chemischen Verbindungen in Ihrem Gehirn ist.

Wie man sich davor fühlt	Wie man sich danach fühlt	Unausgewogenheit der chemischen Verbindungen	Aminosäuren-Nahrungsergänzungsmittel
Nervös oder gestresst	Ruhig oder entspannt	geringe GABA-Werte	GABA
Depressiv oder besorgt	Glücklich oder zufrieden	geringe Serotoninwerte	Tryptophan oder 5-HTP
Müde oder unkonzentriert	Energiegeladen, aufmerksam oder konzentriert	geringe Katecholamin-Werte	Tyrosin
Wunsch nach einer Belohnung oder Niedergeschlagenheit	Belohnt oder getröstet	geringe Endorphinwerte	DPA, DLPA
Reizbar oder zittrig	Geerdet oder stabil	geringer Blutzucker	Glutamin (siehe Kapitel 2)

Richtlinien zur Einnahme von Aminosäuren-Nahrungsergänzungsmitteln

Nutzen Sie die Fragebögen in diesem Kapitel, um eventuelle Neurotransmitter-Ungleichgewichte sorgfältig zu bestimmen und nehmen Sie dann nur die Aminosäuren ein, die Sie benötigen. Aminosäuren-Nahrungsergänzungsmittel sollten dreißig Minuten vor oder sechzig Minuten nach einer proteinhaltigen Mahlzeit eingenommen werden, mit Ausnahme von 5-HTP, das zusammen mit Mahlzeiten eingenommen werden kann. Die Vorteile machen sich schneller bemerkbar, wenn man das Nahrungsergänzungsmittel sublingual einnimmt oder es kaut. Gelatine-Kapseln lassen sich gut kauen. DPA schmeckt angenehm, bei den anderen Aminosäuren-Nahrungsergänzungsmitteln ist das Kauen jedoch keine besonders angenehme Erfahrung. Sublinguale GABA ist besonders effektiv und schmeckt angenehm.

Wie Menschen auf Aminosäuren reagieren, variiert. Vielleicht spürt man nichts oder man spürt eine Verbesserung der Symptome oder es treten Nebenwirkungen wie Kopfschmerzen oder Schwindelgefühle auf. Für alle Aminosäuren-Nahrungsergänzungsmittel (und für Nahrungsergänzungsmittel überhaupt) gilt, dass die Einnahme sofort gestoppt werden muss, wenn Nebenwirkungen auftreten. Wenn die Nebenwirkungen der Aminosäuren-Nahrungsergänzungsmittel unangenehm sind, ist die Einnahme von 1000 mg Vitamin C ein effektives kurzfristiges Gegenmittel.

Beachten Sie stets den Umkehreffekt von Nährstoffen: Ein Zuviel davon kann Probleme verursachen und hat eventuell die gleichen Auswirkungen wie ein Mangel. Beginnen Sie mit der kleinsten empfohlenen Dosis von Aminosäuren-Nahrungsergänzungsmitteln und steigern Sie diese nach Bedarf. Denken Sie dabei daran, dass Sie eventuell eine noch geringere Dosis benötigen, vor allem dann, wenn Sie empfindlich auf Nahrungsergänzungsmittel reagieren. Einige meiner sehr empfindlichen Patienten nehmen weniger als ein Fünftel der empfohlenen Mindestdosis ein. Wenn Sie ähnlich empfindlich sind, können Sie die Kapsel öffnen, um eine geringere Portion zu entnehmen.

Wenn man sich vollwertig ernährt und ausreichend Protein zu sich nimmt, ist eine Supplementierung mit Aminosäuren in der Regel nicht langfristig nötig. Meistens reicht die Einnahme der entsprechenden Nahrungsergänzungsmittel über drei bis sechs Monate aus, um einen Mangel auszugleichen. Etwa einen Monat, nachdem die Symptome verschwunden sind, kann die Dosis nach und nach immer weiter verringert werden. Nachdem Sie drei Monate lang Aminosäuren eingenommen haben, bestimmen Sie mithilfe des Fragebogens aus diesem Kapitel erneut, ob Sie weiterhin einen Mangel haben. Es könnte sein, dass Sie im Winter Aminosäuren-Nahrungsergänzungsmittel einnehmen müssen, falls die Symptome der Angststörung oder Depression wieder auftreten oder schlimmer werden. Das Gleiche gilt für besonders stressige Zeiten. Manche Menschen müssen bis zu einem Jahr Aminosäuren-Nahrungsergänzungsmittel einnehmen, selten jedoch länger.

Vorsichtsmaßnahmen zur Einnahme von Aminosäuren

Bei der Einnahme von Aminosäuren-Nahrungsergänzungsmitteln ist einiges zu beachten. Die folgenden Punkte sind mit freundlicher Genehmigung des Klett-Cotta Verlages aus *Was die Seele essen will: Die Mood Cure* (2010) abgedruckt. Bevor Sie Aminosäuren-Nahrungsergänzungsmittel einnehmen, sollten Sie auf jeden Fall auch mit Ihrem Arzt darüber sprechen, wenn eine der folgenden Aussagen auf Sie zutrifft:

* Sie reagieren auf die Einnahme von Nahrungsergänzungsmitteln oder Medikamenten oder auf bestimmte Lebensmittel mit ungewöhnlichen oder unangenehmen Symptomen.
* Sie leiden an einer ernsthaften körperlichen Erkrankung, zum Beispiel Krebs.
* Sie haben starke Leber- oder Nieren-Probleme.
* Sie haben ein Geschwür (Aminosäuren sind eher sauer).
* Sie leiden unter Schizophrenie oder einer anderen psychischen Erkrankung, z. B. einer bipolaren Störung.
* Sie sind schwanger oder stillen gerade.
* Sie nehmen Medikamente gegen psychische Probleme ein, besonders MAOIs oder mehr als ein SSRI.

Bitte befolgen Sie in Hinsicht auf bestimmte Aminosäuren auch die folgenden Vorsichtsmaßnahmen und wenden Sie sich im Zweifelsfall an einen gut informierten Arzt.

Leiden Sie unter …?	Wenn ja, nehmen Sie kein …
Schilddrüsenüberfunktion oder Morbus Basedow	Tyrosin, DLPA
Phenylketonurie (Følling-Krankheit)	Tyrosin, DLPA
Melanom	Tyrosin, DLPA
Bluthochdruck	Tyrosin, DLPA
Migränekopfschmerzen	Tyrosin, DLPA
niedrigem Blutdruck	GABA oder Taurin
Asthma	Tryptophan oder Melatonin
starken Depressionen	Melatonin
bipolarer Störung	Tyrosin, DLPA oder Glutamin

Aminosäuren und SSRIs

Falls Sie gegenwärtig einen selektiven Serotonin-Wiederaufnahme-hemmer (SSRI) oder Monoaminooxidase-Inhibitor (MAOI) einnehmen, nehmen Sie weder 5-HTP oder Tryptophan, es sei denn, das geschieht unter Absprache und Aufsicht eines erfahrenen Arztes. Die Einnahme von 5-HTP oder Tryptophan mit einem Antidepressivum aus dieser Klasse kann das Serotonin-Syndrom auslösen (Birdsall, 1998), eine Gegenreaktion, die durch Unruhe, Verwirrung, Herzrasen und Blut-druckschwankungen gekennzeichnet ist. Falls Sie diese Symptome be-kommen, stellen Sie die Einnahme von 5-HTP oder Tryptophan sofort ein. Wenn ich Patienten habe, die einen einzelnen SSRI einnehmen und eventuell von Tryptophan oder 5-HTP profitieren könnten, lasse ich sie die entsprechende Aminosäure mit sechs Stunden Abstand zum Medikament einnehmen – nachdem uns der behandelnde Arzt grünes Licht gegeben hat und weiterhin unter seiner Aufsicht, um eventuelle Gegenreaktionen zu überwachen. Bitte machen Sie das genauso. Ich empfehle Ihnen außerdem, das Kapitel zu Antidepressiva und Amino-säuren in *Was die Seele essen will: Die Mood Cure* (2010) zu lesen.

Wie schnell mit Verbesserungen gerechnet werden kann

Falls das Verhältnis der natürlichen chemischen Verbindungen in Ih-rem Gehirn unausgewogen ist und Sie die benötigten Aminosäuren einnehmen, können Sie innerhalb weniger Minuten mit einer spür-baren Besserung rechnen. Innerhalb eines Tages stellen sich häufig dramatische Verbesserungen ein. Es ist sehr leicht daran zu denken, die benötigten Aminosäuren einzunehmen, da man sofort eine Ver-schlechterung spürt, sobald man mal eine Dosis vergisst. In der Re-gel ist es nicht nötig, Aminosäuren länger als drei bis sechs Monate zu supplementieren, wenn man sich vollwertig ernährt und ausreichend Proteine zu sich nimmt.

KAPITEL 7

UMGANG MIT KRYPTOPYRROLURIE ODER ZINK– UND VITAMIN–B_6–MANGEL

Geringe Blutwerte des Mineralstoffes Zink und von Vitamin B_6 werden häufig mit Angststörungen in Verbindung gebracht, die durch soziale Phobien, dem Vermeiden von Menschenmengen, inneren Spannungen und depressiven Phasen gekennzeichnet sind. Menschen mit dieser Symptomatik haben oft bereits in der Kindheit Angstgefühle oder Beklemmungen, verbergen diese aber in der Regel erfolgreich. Tendenziell richten diese Menschen ihr Leben rund um eine Person aus, werden mit der Zeit immer mehr zum Einzelgänger, haben Schwierigkeiten, mit Stress oder Veränderungen umzugehen und haben verstärkte Symptome, wenn sie mehr Stress haben.

Diese Konstellation von Symptomen ist häufig das Ergebnis der genetischen Erkrankung Kryptopyrrolurie, die auch als Pyrrolurie, Malvarie und Malvurie bekannt ist. Der Einfachheit halber verwende ich in diesem Buch den Begriff Kryptopyrrolurie.

In *Nutrition and Mental Illness* (1987) beschreibt Carl Pfeiffer Kryptopyrrolurie als fehlerhafte Häm-Synthese (Häm ist eine Komponente von Hämoglobin im Blut), die zu erhöhten Werten von Kryptopyrrolen (KP) führt. Kryptopyrrole sind Nebenprodukte der Hämoglobin-Synthese, deren Aufgabe im Körper nicht bekannt ist.

Um etwas fachspezifischer zu werden: Es hat sich herausgestellt, dass tatsächlich die Werte eines anderen Moleküls erhöht sind: Hydroxy-Hämopyrrol-Pyridoxal-5-Phosphat-Zink-Chelat (HPL; McGinnis et al., 2008a, 2008b). Dieses Molekül hängt sich im Körper an Zink und Vitamin B_6, die dann in größeren Mengen als üblich über den Urin ausgeschieden werden, sodass es zu einem Mangel dieser Nährstoffe kommt. Die Supplementierung von Zink und Vitamin B_6 verbessert viele Anzeichen und Symptome von Kryptopyrrolurie (ibid.; Mathews-Larson, 2001). HPL hemmt außerdem die Häm-Synthese (McGinnis et al., 2008a, 2008b). Das erklärt, warum Menschen, die an Kryptopyrrolurie erkrankt sind, häufig geringe Blutwerte von Eisen oder Ferritin haben (die Speicherform von Eisen im Körper und der erste Indikator für zu geringe Eisenwerte) und ebenfalls Eisen supplementieren sollten.

Fragebogen zu Kryptopyrrolurie

Dieser Fragebogen wird Ihnen dabei helfen festzustellen, ob Sie von Kryptopyrrolurie betroffen sein könnten. Die unten genannten Symptome werden durch Mangel an Vitamin B_6 und Zink ausgelöst. Bei erhöhtem Stress sinken die Werte von Vitamin B_6 und Zink weiter, sodass die Symptome und Beklemmungen vermutlich stärker werden.

Basierend auf meiner Auswertung von Fragebögen und den Ergebnissen von Kryptopyrrolurie-Tests von Hunderten Patienten, habe ich zunächst die klassischen Zeichen und Symptome in eine Gruppe geordnet. Die Symptome, die direkt mit geringen Werten von Vitamin B_6 oder Zink in Verbindung stehen, sind entsprechend gekennzeichnet, damit die Nahrungsergänzungsmittel und Dosierungen dementsprechend angepasst werden können. Symptome ohne diese Kennzeichnungen gehen auf Vitamin B_6- und Zink-Mangel zurück.

Kreuzen Sie im Folgenden die Symptome an, die auf Sie zutreffen:

Die häufigsten Zeichen und Symptome

❑ Nervös, schüchtern oder ängstlich, oder innerliche Anspannungen seit der Kindheit, diese Gefühle aber vor anderen Menschen verbergen

❑ Anfälle von Depression oder nervöser Erschöpfung

❑ Sich schlecht an Träume erinnern können, stressige oder bizarre Träume oder Albträume (geringe Vitamin B_6-Werte)

❑ Übermäßige Reaktionen auf Beruhigungsmittel, Barbiturate, Alkohol oder andere Drogen, d. h. schon ein klein wenig führt zu intensiven Reaktionen (geringe Vitamin B_6-Werte)

❑ Am liebsten auf das Frühstück verzichten, leichte Übelkeit am Morgen, Hang zur Reiseübelkeit (geringe Vitamin B_6-Werte)

❑ Weiße Flecken auf den Fingernägeln oder opak-weiße, hauchdünne Fingernägel (geringe Zink-Werte)

❑ Flüssiges Zinksulfat schmeckt mild oder wie Wasser (geringe Zink-Werte)

❑ Appetitmangel oder schlechter Geruchs- oder Geschmackssinn (geringe Zink-Werte)

❑ Knackende Gelenke oder Gelenkschmerzen, Schmerzen oder unangenehmes Gefühl zwischen den Schulterblättern, Probleme mit den Knorpeln (geringe Zink-Werte)

❑ Blasse oder helle Haut, die blasseste Person der Familie sein, schnell Sonnenbrand bekommen (aktuell oder in der Kindheit)

❑ Abneigung gegenüber Fleisch oder früher vegane/vegetarische Ernährung

❑ Empfindlich gegenüber hellem Sonnenlicht oder geräuschempfindlich

❑ Schmerzen auf der linken Seite des oberen Bauchraums (unter den Rippen) oder, als Kind, Seitenstechen beim Rennen

❑ Häufige Erschöpfung

❑ Hang zu Eisenanämie oder geringen Ferritin-Werten

❑ Hang zu kalten Händen und Füßen

- ❑ Häufige Erkältungen oder Infektionen oder unerklärter Schüttelfrost oder Fieber
- ❑ Eintritt der Pubertät später als gewöhnlich oder unregelmäßige Menstruation oder ein PMS
- ❑ Allergien, Probleme mit den Nebennieren oder dem Zuckerstoffwechsel
- ❑ Glutenunverträglichkeit
- ❑ Ungleichgewicht der Neurotransmitter, vor allem niedrige Serotoninwerte
- ❑ Bei Frauen: zu einem Mädchenhaushalt gehören oder ähnlich aussehende Geschwister haben
- ❑ Bei Männern: eine Mutter aus einem Mädchenhaushalt oder eine Mutter mit ähnlich aussehenden Schwestern oder in der Familie der Mutter eine verblüffende Ähnlichkeit im Aussehen aller Frauen
- ❑ Vermeidung von Stress, da dieser emotional aus der Bahn wirft
- ❑ Tendenz, sich von einer Person abhängig zu machen, um die herum man sein gesamtes Leben ausrichtet
- ❑ Die Gesellschaft von einem oder zwei engen Freunden einem Treffen mit mehreren Freunden vorziehen, mit dem Alter immer mehr zum Einzelgänger werden
- ❑ Unwohlsein in der Gesellschaft von Fremden
- ❑ Im Restaurant an einen Tisch in der Mitte gesetzt zu werden, wird als störend empfunden
- ❑ Von Kritik leicht getroffen sein

Weniger verbreitete Signale und Symptome
- ❑ Schwangerschaftsstreifen (Dehnungsstreifen) oder schlechte Wundheilung (geringe Zink-Werte)
- ❑ Sehr eng gewachsene Zähne im Oberkiefer, viel Karies oder entzündeter Gaumen, oder Zahnspange (geringe Zink-Werte)
- ❑ Schlechter Atem und Körpergeruch (oder ein süßlicher, fruchtiger Geruch), vor allem wenn krank oder gestresst (geringe Zink-Werte)
- ❑ Neigung zu Akne, Ekzem, Herpes oder Schuppenflechte

- ❑ Reduzierte Haardichte auf dem Kopf, Augenbrauen oder Wimpern oder vorzeitig graues Haar
- ❑ Schwierigkeiten, sich an vergangene Ereignisse oder Menschen von früher zu erinnern
- ❑ Konzentration auf das innere Selbst statt auf die äußere Welt
- ❑ Tendenziell Verstopfung am Morgen
- ❑ Kribbelndes Gefühl in den Muskeln oder Muskelkrämpfe in Beinen oder Armen
- ❑ Von Veränderungen in der Routine (z. B. Reisen oder sich in einer neuen Situation befinden) gestresst sein
- ❑ Gesicht sieht bei Stress geschwollen aus
- ❑ Cluster-Kopfschmerzen oder sehr starke Kopfschmerzen
- ❑ Eine/s oder mehr der folgenden Symptome/Erkrankungen: eine psychische Störung, Schizophrenie, zu hohe oder zu niedrige Histamin-Werte, Alkoholismus, Lern- und Verhaltensstörungen, Autismus, Down-Syndrom

Falls Sie fünfzehn Punkte oder mehr angekreuzt haben – vor allem von den weitverbreiteten – ist es sehr wahrscheinlich, dass Sie Kryptopyrrolurie haben und von der Supplementierung von Zink und Vitamin B$_6$ profitieren werden. Ich empfehle Ihnen, sich testen zu lassen. Auch wenn keine Kryptopyrrolurie vorliegt, könnte sich Supplementierung von Zink und Vitamin B$_6$ lohnen, falls Sie eine große Anzahl der Symptome haben.

Der Fragebogen basiert auf meiner Erfahrung aus der Arbeit mit vielen Patienten mit Kryptopyrrolurie und auf Informationen aus *Depression-Free Naturally* (2001) von Joan Mathews-Larson, *Nutrition and Mental Illness* (1987) von Carl Pfeiffer und *Natural Healing for Schizophrenia and other Common Mental Disorders* (2001) von Eva Edelman.

Prävalenz von Kryptopyrrolurie und begleitenden Erkrankungen

Vieles, was ich über Kryptopyrrolurie weiß, basiert auf der Arbeit von Humphrey Osmond, Abram Hoffer und Carl Pfeiffer (Pfeiffer et al., 1974). Ein Großteil der ursprünglichen Arbeit wurde mit Schizophrenie-Patienten in klinischem Umfeld (in der Psychiatrie) geleistet. Seither wurde Kryptopyrrolurie auch bei Menschen mit unterschiedlichen psychischen Erkrankungen entdeckt – und auch bei Menschen ohne Diagnose. Obwohl Kryptopyrrolurie erstmals in den 1960er-Jahren identifiziert wurde, dauerte es lange, bis man sich im medizinischen und psychischem Bereich der Krankheit wirklich bewusst wurde, und vielen Psychologen und Ärzten ist diese Erkrankung weiterhin nicht geläufig.

Schätzungen zur Verbreitung von Kryptopyrrolurie weichen voneinander ab. Joan Mathews-Larson (2001), die als Expertin in diesem Bereich gilt, gibt zur Verbreitung Folgendes an: 11 % der gesunden Bevölkerung, 40 % der Erwachsenen mit einer psychischen Störung, 25 % der Kinder mit einer psychischen Störung, 30 % der Menschen mit Schizophrenie und 40 % der Alkoholiker. Abram Hoffer (1995) arbeitete vor allem mit Schizophrenie-Patienten, stellte aber fest, dass 25 % seiner nicht von Schizophrenie betroffenen Patienten Kryptopyrrolurie hatten, darunter auch Erwachsene mit Angststörungen, Depressionen und Alkoholismus sowie Kinder mit Lern- und Verhaltensstörungen. Kryptopyrrolurie taucht auch bei etwa 46 % der Menschen auf, die eine Autismus-Spektrum-Störung haben, und bei 71 % derjenigen, die ein Down-Syndrom haben (McGinnis et al., 2008a, 2008b). Ich arbeite vor allem mit erwachsenen Frauen zusammen, die unter einer Angststörung oder einer Depression leiden (oder unter beidem) und habe festgestellt, dass mindestens 80 % meiner Patientinnen mit moderater bis starker Angststörung auch eine ganze Reihe der Symptome für Kryptopyrrolurie zeigen.

Das typische Alter des ersten Auftretens sind die späten Teenager-Jahre, doch Kryptopyrrolurie-Symptome können auch früher auftreten, vor allem wenn Stress ein Faktor ist, zum Beispiel, wenn ein

Baby eine stressige Geburt hat, operiert werden muss oder ein anderes Trauma erleidet oder wenn ein Kind seinen besten Freund verliert, die Schule wechseln muss oder seine Eltern sich scheiden lassen. Die Intensität der Symptome reicht von sehr stark bis mild, abhängig von der individuellen Biochemie des Patienten und davon, wie stark das Ungleichgewicht ist. Außerdem wird die Intensität der Symptome, wie bereits ausgeführt, stark von Stress beeinflusst.

Wie dargelegt handelt es sich bei Kryptopyrrolurie um eine Erbkrankheit, die oft in Familien mit einer Vorgeschichte psychischer Erkrankungen oder Suchtverhalten auftritt. Wenn Sie also feststellen, dass Sie Kryptopyrrolurie haben, geben Sie den Fragebogen eventuell an andere Familienmitglieder weiter, vor allem an Ihre Mutter, Großmutter, Ihre Schwestern und Töchter, da Frauen häufiger betroffen sind als Männer.

Eine interessante Beobachtung ist, dass Kryptopyrrolurie und Glutenunverträglichkeit häufig bei Menschen auftreten, die unter Angststörung, Depressionen, Autismus, Alkoholismus und anderen Süchten, einer bipolaren Störung oder an Schizophrenie leiden. Lesen Sie sich also auch auf jeden Fall das Material zur Glutenunverträglichkeit in Kapitel 4 sorgfältig durch.

Kryptopyrrolurie taucht manchmal auch zusammen mit Histamin-Ungleichgewicht und Allergien auf, welche die Gehirnfunktion beeinträchtigen (Pfeiffer et al., 1974) – ebenfalls behandelt in Kapitel 4. Probleme mit den Nebennieren (behandelt in Kapitel 8) und mit der Verdauung (das Thema von Kapitel 5) treten ebenfalls häufig zusammen mit Kryptopyrrolurie auf. Da sowohl Zink als auch Vitamin B_6 wichtig für die Produktion von Neurotransmittern sind, sind die GABA-Werte eventuell ebenfalls niedrig, wenn eine Kryptopyrrolurie vorliegt (siehe Kapitel 6 für mehr Informationen zu Neurotransmittern). Abschließend sei erwähnt, dass es bei der Einnahme großer Mengen von Vitamin B_6 zu einer Senkung der Magnesium-Werte kommen kann. Lesen Sie sich also auf jeden Fall auch den Abschnitt zu Magnesium (in Kapitel 8) genau durch.

Kryptopyrrolurie-Tests

Mithilfe der im Folgenden beschriebenen Tests können Sie feststellen, ob Sie eine Kryptopyrrolurie haben und gegebenenfalls Verbesserungen Ihres Zustands bewerten. Mit einem Urin-Test lässt sich ein bestehender Verdacht auf Kryptopyrrolurie bestätigen. Mit einem Zink-Geschmacks-Test kann der anfängliche Zink-Status festgestellt und dann ein paar Wochen später erneut getestet werden, um zu sehen, ob sich die Zink-Werte verbessern. Um die Veränderungen des Vitamin B_6-Status zu bewerten, kann man beobachten, wie man sich an Träume erinnern kann oder einen Test zum Nachweis der organischen Säuren machen. Außerdem empfehle ich Ihnen, sich auf Fettsäuren testen zu lassen, da viele Menschen, die an Kryptopyrrolurie leiden, spezielle Omega-6-Fettsäuren benötigen, keine Omega-3-Fettsäuren.

KRYPTOPYRROLURIE-URIN-TEST

Früher wurde von *Vitamin Diagnostics*, einem spezialiertem Labor, das heute *Health Diagnostics and Research Institute* heißt, ein verlässlicher und günstiger Kryptopyrrolurie-Urin-Test für zu Hause angeboten. Obwohl eine Anzahl anderer Labors Kryptopyrrolurie-Tests anbieten, sind deren Ergebnisse leider nicht genauso verlässlich. Das könnte teilweise daran liegen, dass die gemessene Substanz, HPL, fragil und lichtempfindlich ist.

Mindestens zwei Wochen, bevor der Urin für den Test (Anbieter siehe Anhang) gesammelt wird, muss die Supplementierung von Zink und Vitamin B_6 gestoppt werden. Falls der Test darauf hinweist, dass eine Kryptopyrrolurie vorliegt, werden Sie immer Zink und Vitamin B6 supplementieren müssen. Zur Feststellung der benötigten Menge muss der Zink- und Vitamin-B_6-Status ständig überwacht werden.

Sobald die Symptome zurückgehen, könnte die Dosis ausreichen, die man über ein gutes Multivitamin-Nahrungsergänzungsmittel bekommt. Es kann aber auch sein, dass mehr Zink oder Vitamin B_6 eingenommen werden muss.

ZINK-GESCHMACKS-TEST

Zwar gibt es keinen allgemein anerkannten Standard zur Zink-Messung, der Zink-Geschmackstest ist aber hilfreich. Dafür wird Zinksulfat verwendet, das über Ernährungsberater bezogen werden kann. Zink wirkt sich auf die Geschmacksnerven aus und wenn man zwei Esslöffel Zinksulfat etwa 30 Sekunden im Mund behält, deutet die Geschmacksreaktion darauf hin, wie groß das Zinkdefizit ist. Das wird Zink-Geschmackstest oder Zink-Tally genannt.

* Kategorie 1 weist auf den höchsten Bedarf für eine Supplementierung mit Zink hin. Beim Geschmackstest wird hier kein bestimmter Geschmack wahrgenommen, auch fühlt man nichts Besonders. Manchmal wird die Zinklösung wie Wasser empfunden.

* Kategorie 2 weist auf einen mäßigen Zink-Bedarf hin. Zunächst wird beim Geschmackstest kein besonderer Geschmack wahrgenommen, doch nach ein paar Sekunden nimmt man einen leicht schalen, pelzigen, kreidigen oder süßlichen Geschmack oder eine trockenes, mineralisches Mundgefühl wahr.

* Kategorie 3 weist auf einen geringeren Zink-Bedarf hin. Fast sofort spürt man einen milden, unangenehmen Geschmack, der sich mit der Zeit tendenziell intensiviert.

* Kategorie 4 weist darauf hin, dass über die in einem typischen Multivitamin-Nahrungsergänzungsmittel vorhandene Zink-Menge (etwa 15 mg) kein zusätzlicher Zink-Bedarf besteht. Man verspürt sofort einen unangenehmen Geschmack und der ist derart unangenehm, dass man die Lösung sofort ausspucken möchte (was in diesem Fall völlig in Ordnung ist).

Zink-Mangel ist weit verbreitet. Die meisten meiner Patienten mit einer Angststörung haben einen der Kategorie 1 oder 2 entsprechenden Zink-Status und diejenigen, die nicht von einer Angststörung betroffen sind, haben Kategorie 2 oder 3.

Meiner Erfahrung nach korrelieren die Zink-Werte in Plasma und Serum nicht mit denen des Zink-Geschmackstests, den Symptomen für Zink-Mangel oder den Ergebnissen von Kryptopyrrolurie-Tests. Geringe

Serum-Werte von alkalischer Phosphatase, einem Enzym, können allerdings ein Indikator eines geringen Zink-Status sein (Lord und Bralley, 2008). Ein Fettsäuretest (siehe unten) könnte ebenfalls hilfreich sein, da das Verhältnis bestimmter Fettsäuren helfen kann zu bestimmen, ob ein Zinkmangel vorliegt. Zink-Supplemente und Zink-Quellen in der Ernährung werden weiter unten ausführlich besprochen.

Vitamin-B_6-Tests

Unsere Träume und die Fähigkeit, sich an Träume zu erinnern, sind ein guter Indikator für den persönlichen Bedarf an Vitamin B_6. In den meisten Nächten sollte man träumen und sich an die Träume erinnern können. Es sollten angenehme Träume sein – Träume, die einen nach dem Aufwachen dazu verführen, die Augen wieder zu schließen, um weiterträumen zu können.

Wenn man sich nicht an seine Träume erinnern kann oder es verstörende, stressige oder seltsame Träume oder Albträume waren, benötigt man eventuell mehr Vitamin B_6 (auch, wenn man nicht unter Kryptopyrrolurie leidet oder keine 15 Punkte oder mehr auf dem Fragebogen angekreuzt hat). Die Supplementierung von Vitamin B_6 verbessert die Fähigkeit, sich an Träume zu erinnern und auch die Traumqualität (Mathews-Larson, 2001; McGinnis et al., 2008a, 2008b). Nehmen Sie zusätzliches Vitamin B_6 ein, bis Sie sich wieder besser an ihre Träume erinnern können oder bis Sie keine Albträume mehr haben.

Organische Säuren sind Stoffwechselprodukte, über die sich ein Nährstoffmangel feststellen lässt, darunter ein Vitamin-B_6-Mangel. Daher sind auch Tests für Organische Säuren unter Umständen hilfreich. Xanthurensäure und Kynureninsäure sind organische Säuren. Erhöhte Werte von Xanthurensäure im Urin können auf einen Vitamin-B_6-Mangel hinweisen, ebenso wie erhöhte Kynurenin-Werte, vor allem wenn auch die Xanthurensäure hoch ist (Lord und Bralley, 2008). Die Supplementierung von Vitamin B_6 und Vitamin-B_6-Quellen in der Ernährung werden später ausführlicher besprochen.

Heutzutage sind Fischöl und andere Supplemente von Omega-3-Fett-säuren sehr beliebt und werden für ihre Vorteile für die Gesundheit beinahe universal gelobt, vor allem bei Depressionen. Omega-3-Fettsäuren sind tatsächlich sehr gesund, wenn man jedoch unter Kryptopyrrolurie leidet, kann man die Omega-3-Fettsäuren Eicosapentaensäure (EPA) und Docosahexaensäure (DHA) aus Lebensmitteln wie fettigem Fisch, Walnüssen, grünem Blattgemüse und rotem Fleisch (von Tieren aus Weidehaltung) extrahieren. Menschen mit Kryptopyrrolurie, die ausreichend Omega-3-Fettsäuren über ihre Ernährung aufnehmen, sollten auf keinen Fall entsprechende Nahrungsergänzungsmittel einnehmen, da, wenn kein Mangel vorliegt, die Symptome dadurch verschlechtert werden könnten.

Kryptopyrrolurie verursacht Veränderungen im Fettsäure-Stoffwechsel (Heleniak und Lamola, 1986; McGinnis et al., 2008a, 2008b), die häufig zu geringen Werten der Omega-6-Fettsäuren Gamma-Linolensäure (GLA) und Arachidonsäure (AA) führen. GLA, die in Nachtkerzenöl und Borretschöl vorkommt, ist ebenfalls hilfreich für Menschen mit Kryptopyrrolurie, da sie die Zink-Absorption verbessert (McGinnis et al., 2008a, 2008b). Arachidonsäure ist ausreichend in rotem Fleisch, Eiern, Butter und Leber enthalten, also sollten Sie diese Lebensmittel auf jeden Fall in Ihre Ernährung integrieren, wenn Ihre Arachidonsäure-Werte niedrig sind.

Fettsäure-Tests können auch hilfreich sein, um festzustellen, ob ein Zink-Mangel vorliegt. Ist das Verhältnis von Linolensäure zu Dihomogammalinolensäure (LA:DGLA) hoch, könnte ein Zink-Mangel vorliegen. Das liegt daran, dass Zink für die Aktivität eines Enzyms notwendig ist, das bei der Fettsäure-Umwandlung eine Rolle spielt (Lord und Bralley, 2008). Wie bereits erwähnt ergeben Fettsäure-Tests bei Menschen mit Kryptopyrrolurie häufig geringe GLA-Werte ebenso wie geringe DGLA-Werte und angemessene Werte von EPA und DHA.

Bei meinen Patienten mit Kryptopyrrolurie habe ich häufig Testergebnisse gesehen, die diesen Bedarf nach Omega-6-Fettsäuren bestätigen, aber nicht den für Omega-3-Fettsäuren. Allerdings benötigten eine

Handvoll auch Omega-3-Fettsäuren, daher ist es das Beste, regelmäßige Tests durchzuführen, um die individuellen Bedürfnisse zu bestimmen und dann entsprechend Nahrungsergänzungsmittel einzunehmen. Anbieter für Fettsäure-Tests finden Sie im Anhang.

Umfassendes metabolisches Profil

In einem metabolischen Profil (Comprehensive Metabolic Panel; CMP) werden sowohl die Werte der organischen Säuren als auch der Fettsäuren gemessen. Dieses Profil ist vor allem deshalb hilfreich, weil außerdem nach Unverträglichkeiten gegenüber dreißig verbreiteten Lebensmitteln getestet wird und Dysbiose-Marker, Leberfunktion, Vitamin B6-Status, Antioxidantien-Status und einige Neurotransmitter überprüft werden.

Samanthas Geschichte

Samantha, 34 Jahre, tätig im Gesundheitswesen und gerade Mutter geworden, ernährte sich einigermaßen gesund, gab aber zu, großer Fan von allen süßen Lebensmitteln zu sein. Das einzige Nahrungsergänzungsmittel, das sie einnahm, war ein Multivitamin-Präparat – und selbst das nahm sie nicht regelmäßig. Seit kurzer Zeit hatte sie stärker werdende Symptome einer Angststörung und beim Kryptopyrrolurie-Fragebogen kreuzte sie mehr als 15 Punkte an. Sie beschrieb ihren Zustand wie folgt: „Ich fühle mich nervös, kann mir aber nicht erklären, warum. Ich kann nicht genau sagen, was mich nervös macht. Meine Nervosität ist unter Leuten besonders ausgeprägt und wenn ich zu Hause bin nicht ganz so schlimm."

Sie war nicht bereit, einen Urin-Test für Kryptopyrrolurie zu machen und glaubte nicht an Nahrungsergänzungsmittel, willigte aber zögernd darauf ein, es mit der täglichen Einnahme von 30 mg Zink und 100 mg Vitamin B_6 zu versuchen. Das war die einzige Veränderung, die sie vornahm. Innerhalb einer Woche verspürte sie trotzdem einige Verbesserungen bei der Nervosität und innerhalb eines Monats gingen die Symptome erheblich zurück. Da sie nicht ganz davon überzeugt war, dass sie die Verbesserungen der Einnahme von Zink und Vitamin B_6 zu verdanken hatte, wurde sie etwas nachlässiger bei der Einnahme, da sie dachte, alles wäre gut. Innerhalb einer Woche fühlte sie die Nervosität wieder.

Also fing sie wieder an, die Nahrungsergänzungsmittel einzunehmen und die Nervosität ging erneut zurück. Nach ein paar weiteren Versuchen, die Nahrungsergänzungsmittel abzusetzen, kam sie letztendlich auch zur Überzeugung, dass sie die Nahrungsergänzungsmittel täglich benötigte, fand aber auch heraus, dass sie, wenn sie weniger gestresst ist und weniger Zucker isst, die Menge beider Ergänzungsmittel reduzieren kann.

Zink, Vitamin B$_6$ und Fettsäuren bei Kryptopyrrolurie

Meiner Erfahrung nach werden alle, die beim Kryptopyrrolurie-Fragebogen mehr als 20 Punkte ankreuzen, positiv für Kryptopyrrolurie getestet werden. Diejenigen, die 15–19 Punkte ankreuzen, werden ebenfalls häufig positiv getestet. Wenn Sie 15 Punkte oder mehr erreichen, ist die Wahrscheinlichkeit hoch, dass Sie mehr Zink und Vitamin B$_6$ benötigen – unabhängig davon, ob Sie eine Kryptopyrrolurie haben oder nicht. Allerdings könnten einige der weniger verbreiteten Symptome andere Ursachen haben: Kalte Hände und Füße könnten mit einer Schilddrüsenunterfunktion zusammenhängen. Anämie kann durch eine eisenarme Ernährung verursacht werden. Verstopfung kann durch schlechte Ernährungsgewohnheiten, einen Mangel an Ballaststoffen oder eine Schilddrüsenunterfunktion verursacht werden. Gelenkschmerzen können durch geringe Fettsäure-Werte und Nahrungsmittelunverträglichkeiten ausgelöst werden.

ZINK-EINNAHME

Einige Wissenschaftler haben entdeckt, dass die Supplementierung von 25–100 mg Zink täglich (zusammen mit Vitamin B$_6$) in der Regel zu einer dramatischen Reduktion der Kryptopyrrolurie-Symptome führt und halten dieses Level der Supplementierung für sicher (McGinnis et al., 2008b). Es gibt auch viele Studien zur Bedeutung von Zink für die Funktion des Nervensystems und seine Rolle bei psychischen Störungen (Prasad, 1985; Wallwork, 1987).

Ich empfehle, mit einer Dosis von 30 mg täglich zu beginnen und dann auf 60 g zu erhöhen. Wenn der Urin-Test allerdings bestätigt, dass eine Kryptopyrrolurie vorliegt, ist die Einnahme von 90 mg täglich zu Beginn in Ordnung. Unabhängig von der eingenommenen Menge sollten die Zink-Werte mit dem Zink-Geschmackstest überwacht werden. Mit der Zeit sollte das flüssige Zinksulfat immer schlechter schmecken. Dabei wird sich anfangs nur die Textur scheinbar ändern, d. h. die Flüssigkeit wird sich trockener und kreidiger anfühlen. Ich lasse meine Patienten in der Regel 30–60 mg Zink täglich einnehmen, niemals mehr als 90 mg. Die Dosis wird reduziert, sobald der Geschmack des Zinksulfats intensiver wird.

Ich habe festgestellt, dass *OptiZinc*, eine patentierte Form von Zink-Monomethionin, die von verschiedenen Marken erhältlich ist, bei den meisten meiner Patienten sehr wirksam ist. Diese Form von Zink hat den Ruf, vom Körper besonders schnell genutzt werden zu können. Da wir aber alle einzigartig sind, ist vielleicht eine andere Form besser für Sie, z. B. Zink Picolinat oder Chelate. Die Supplementierung mit Zink kann eine Herausforderung sein – einige Menschen absorbieren es nicht besonders gut. Oft dauert es eine Zeit, bis wir durch Ausprobieren die richtige Form für meine Patienten gefunden haben. Wenn Sie mehr als einen Monat lang Zink-Nahrungsergänzungsmittel eingenommen und die Form zwischendurch verändert haben, ohne dass sich eine Verbesserung des Zink-Status eingestellt hat, empfehle ich Ihnen, Gluten zu vermeiden (wenn Sie das nicht sowieso schon tun), da Glutenunverträglichkeit die Absorption von Mineralstoffen beeinträchtigt.

Die empfohlene Tagesmenge für Zink ist gering: lediglich 7–10 mg pro Tag für Erwachsene. Die Deutsche Gesellschaft für Ernährung empfiehlt Frauen eine Zufuhrmenge von 7 mg/Tag und Männern 10 mg/Tag (http://www.dge.de/wissenschaft/referenzwerte/zink/). Ich bin der Meinung, dass das selbst für durchschnittliche Personen zu wenig ist. Die aktuelle Richtlinie für die obere zulässige Grenze ist 25 mg täglich, wenn Mengen eingenommen werden sollen, die über 60 mg täglich liegen, sollte das auf jeden Fall nach Absprache mit einem ganzheitlichen Arzt geschehen. Zu den häufig zitierten Bedenken gegen die Einnahme höherer Zink-Dosen gehört, dass dies negative Auswirkungen auf das Zink-Kupfer-Gleichgewicht des Körpers haben kann, sodass die Kupfer-Werte zu gering sind. Das kommt allerdings nicht häufig vor, da wir über die Ernährung in der Regel ausreichend Kupfer aufnehmen. Eine vegetarische Ernährung hat tendenziell einen besonders hohen Kupfer-Anteil und einen geringen Zink-Anteil. Hohe Kupfer-Werte können auch durch Kupfer in Wasserleitungen (und dadurch im Trinkwasser), in Kochtöpfen und in der Spirale verursacht werden, sowie durch die Einnahme oraler Verhütungsmittel. Falls Sie versuchen, Ihre Zink-Werte anzuheben, achten Sie darauf, dass in Ihrem Zink-Nahrungsergänzungsmittel kein Kupfer enthalten ist (wie es oft der Fall ist). Bei einigen meiner Patienten mit Angststörungen ist selbst Kupfer in Multivitamin-Präparaten ein Problem.

Zink wird bei Stress, Sport und übermäßigem Zuckerkonsum abgebaut, das heißt, dass die Dosierung abhängig von diesen Faktoren entsprechend angepasst werden muss. Wird zu viel Zink eingenommen oder eine Form, die der Körper nicht verträgt, kann das Übelkeit verursachen. Manchen Menschen wird z. B. von *Zink Picolinat* übel, mit *OptiZinc* haben sie hingegen keine Probleme. Um Übelkeit zu verhindern, sollte Zink zu den Mahlzeiten eingenommen werden.

Es sollte möglichst viel Zink über die Ernährung aufgenommen werden. Wer jedoch unter einer Kryptopyrrolurie leidet, wird Zink supplementieren müssen. Hier ein paar der besten Zinkquellen unter den Lebensmitteln:

* Die höchste Zink-Konzentration haben Austern, vor allem in rohem Zustand.
* Andere Meeresfrüchte wie Muscheln, Krabben und Krebse enthalten viel Zink.
* Rotes Fleisch, Fisch und Hähnchenfleisch sind gute Zink-Quellen.
* Käse wie Ricotta, Emmentaler und Gouda haben einen relativ hohen Zinkgehalt.
* In kleineren Mengen ist Zink außerdem in Vollkorngetreide, Bohnen, Miso, Nüssen, Kernen und Samen, Pilzen und Brokkoli enthalten. Leider enthalten Getreide, Nüsse, Kerne und Samen auch Phytinsäure, die sich an Zink bindet und dadurch verhindert, dass der Mineralstoff vom Körper absorbiert wird.
* Kürbiskerne sind eine exzellente Zink-Quelle und haben einen höheres Verhältnis von Zink zu Kupfer als andere Nüsse, Kerne und Samen. Der Anteil an Phytinsäure lässt sich durch Einweichen und Rösten der Kerne reduzieren.

VITAMIN B_6 ALS NAHRUNGSERGÄNZUNGSMITTEL

Die tägliche Supplementierung von 200–800 mg Vitamin B_6 (zusammen mit Zink) führt bei den meisten Betroffenen zu einer dramatischen Reduktion der Kryptopyrrolurie-Symptome (McGinnis et al., 2008b). Ich empfehle, mit 100 mg Vitamin B_6 täglich zu beginnen, die Dosis dann alle zwei Wochen um 100 mg zu erhöhen und während der gesamten Zeit zu beobachten (und aufzuschreiben), wie sich die Erinnerung an Träume oder das Auftreten von Albträumen verändert. Die Träume sollten Woche für Woche häufiger und angenehmer werden. Wenn eine Kryptopyrrolurie über Urin-Tests bestätigt wurde, ist die Einnahme von 500 mg Vitamin-B_6 täglich sicher. Ich lasse meine

Patienten in der Regel 100–400 mg täglich einnehmen, manchmal bis zu 500 mg.

Wie bei Zink ist die empfohlene Tagesmenge für Vitamin B_6 gering: 1,2–1,9 mg oder weniger. Ein gutes Vitamin-B-Komplex-Produkt enthält allerdings mindestens 50 mg. Seien Sie sich bewusst, dass 50 mg oder mehr als große Menge gelten und reduzieren Sie die Dosis, wenn Sie Kribbeln in den Fingern und anderen Extremitäten spüren. Diese periphere Neuropathie kann ein Zeichen für einen Überschuss an Vitamin B_6 sein. Da Vitamin B_6 wasserlöslich ist, kann dieser Zustand wieder komplett aufgehoben werden, indem man die Einnahme des entsprechenden Nahrungsergänzungsmittels einstellt oder die Dosierung reduziert. Wenn die Dosierung von Vitamin B_6 reduziert werden muss, die Erinnerung an die Träume aber immer noch nicht zurückgekehrt ist, kann man es mit der Einnahme von Pyridoxal-5-Phosphat (P5P) versuchen, beginnend mit 25 mg täglich. P5P ist die aktive Form von Vitamin B_6 und kann vom Körper besser absorbiert werden. Da P5P etwa 4- bis 5-mal besser absorbiert werden kann als Vitamin B_6, entsprechen 25 mg P5P etwa 100–125 mg Vitamin B_6. Da P5P teurer ist und viele meiner Patienten gut mit Vitamin B_6 zurechtkommen, empfehle ich immer, es zunächst mit der Einnahme von Vitamin B_6 zu versuchen.

Wie für alle B-Vitamine gilt, dass Vitamin B_6 und P5P zu den Mahlzeiten eingenommen werden sollten. Die Einnahme zum Mittag- oder Abendessen zeigt besonders gute Wirkung, da die Stoffe eine Rolle bei der Produktion von Serotonin spielen, dem „Wohlfühl"-Neurotransmitter, und die Serotoninwerte im Laufe des Tages tendenziell zurückgehen. Allerdings stört die Einnahme später am Tag bei manchen Menschen den Schlaf. Wenn das bei Ihnen der Fall ist, versuchen Sie die entsprechenden Nahrungsergänzungsmittel früher einzunehmen. Im Folgenden einige spezifische Dosierungen und Kombinationen, die Sie ausprobieren können. Fangen Sie mit einer an und wenn diese Ihnen hilft – hervorragend! Wenn nicht, probieren Sie eine andere Dosierung aus und machen Sie so weiter. (Zur Klarstellung: Wenden Sie nur eine dieser Kuren an, nicht mehrere parallel):

* 100–500 mg Vitamin B_6
* 100–300 mg Vitamin B_6 und 25-50 mg P5P
* 25–100 mg P5P

Es könnte sein, dass Sie diese Nahrungsergänzungsmittel auf unbestimmte Zeit weiter einnehmen müssen, allerdings kann die Dosierung mit der Zeit eventuell reduziert werden. Wie bereits erwähnt ist die Fähigkeit, sich an Träume erinnern zu können, ein gutes Anzeichen für den Vitamin-B_6-Status, sodass man darüber bestimmen kann, ob man mehr oder weniger einnehmen muss. Denken Sie auch daran, dass die Dosis in stressigen Zeiten unter Umständen gesteigert werden muss. Vitamin B_6 kann auch durch orale Verhütungsmittel, Antidepressiva, Diuretika oder Cortison dezimiert werden, das heißt, wenn die Einnahme dieser Mittel gestoppt wird, muss die Menge des Nahrungsergänzungsmittels entsprechend angepasst werden.

Abgesehen von der Rolle bei der Kryptopyrrolurie hat sich Vitamin B_6 auch als hilfreich bei Angststörungen erwiesen. Dieses Vitamin ist wichtig für die Produktion von Serotonin und GABA und hat daher Auswirkungen auf Angststörungen, Depressionen und Schmerzen (McCarty, 2000). Vitamin B_6 zusammen mit Magnesium hilft bei den mit einem PMS in Verbindung gebrachten Symptomen von Angststörungen (De Souza et al., 2000).

VITAMIN B_6 IN LEBENSMITTELN

Wie im Fall von Zink ist es empfehlenswert, möglichst viel Vitamin B_6 über die Ernährung aufzunehmen. Von Kryptopyrrolurie betroffene Menschen müssen jedoch auch Vitamin B6 als Nahrungsergänzungsmittel zu sich nehmen. Hier einige der besten Vitamin-B_6-Quellen unter den Lebensmitten.

* Fleisch und Geflügel aus Bio-Freilandhaltung, Eier aus Bio-Freilandhaltung, Fisch aus Wildfang
* Gemüse, vor allem Möhren, Spinat, Brokkoli und Kohl
* Vollkorngetreide, z. B. Vollkornreis und Quinoa

* Brauhefe (hat hohe Anteile aller B-Vitamine) und Endmelasse (außerdem eine gute Eisen-Quelle)
* Walnüsse und Sonnenblumenkerne
* Alfalfa-Sprossen

Fettsäuren bei Kryptopyrrolurie

Wie bereits erwähnt benötigen Menschen mit Kryptopyrrolurie in der Regel eine Supplementierung von Omega-6-Fettsäuren, nicht von Omega-3-Fettsäuren. Vor der Therapie mit Nahrungsergänzungsmitteln sollte man daher testen lassen, welche Fettsäuren individuell benötigt werden. Hier einige Empfehlungen:

* 240 mg GLA aus Nachtkerzen- oder Borretsch-Öl, vor allem wenn der Fettsäuren-Test auf einen Bedarf an GLA hinweist
* Rotes Fleisch, Eier, Butter und Leber, wenn der Fettsäuren-Test geringe Werte von Arachidonsäure ergibt
* 1000 mg Fischöl, falls der Fettsäuren-Test einen Bedarf an Omega-3-Fettsäuren ergibt, die auch in fettigem Fisch wie Lachs, Walnüssen, Blattgemüse und geschroteten Leinsamen oder Leinsamenöl enthalten sind

Weitere wichtige Nährstoffe für Kryptopyrrolurie-Patienten

Häufig werden die Symptome einer Kryptopyrrolurie bereits durch die Supplementierung von Zink, Vitamin B$_6$ und GLA beseitigt. Wenn nicht, sollte man über die Einnahme von 20 mg Mangan täglich nachdenken, da es bei der Kryptopyrrolurie häufig an diesem Mineralstoff mangelt und er durch die Einnahme höherer Dosen Zink häufig weiter dezimiert wird (Mathews-Larson, 2001). Auch ein Vitamin-B-Komplex sollte eingenommen werden – alleine oder als Teil eines Multivitaminpräparates – um ein Vitamin-B-Ungleichgewicht zu verhindern. Wenn über die Einnahme all dieser Nahrungsergänzungsmittel keine Verbesserung der Symptome zu erreichen ist, hilft eventuell die zusätzliche Einnahme der folgenden Nahrungsergänzungsmittel (siehe auch Kapitel 8):

* 1000–3000 mg Vitamin C
* 400 IU (*International Units* = internationale Einheiten) Vitamin E, da Menschen mit einer Kryptopyrrolurie häufig größere Mengen Antioxidantien benötigen (McGinnis et al., 2008a, 2008b)
* 25 mg Eisen bei Anämie oder geringen Ferritin-Werten (ibid.)
* 1000 mg Vitamin B_3 (Niacin), welches für die Synthese von Serotonin benötigt wird und bei der Reduktion von Angststörungen hilft (Mathews-Larson, 2001)
* 1000 mg Vitamin B_5 (Pantothensäure) zur Unterstützung der Nebennieren (ibid.)
* 400 mg Magnesium, welches bei der Einnahme großer Mengen von Vitamin B_6 unter Umständen dezimiert wird

STRESS UND KRYPTOPYRROLURIE

Die Symptome von Kryptopyrrolurie werden durch Stress verschlimmert, daher ist es wichtig, sich aktiv um Stressmanagement zu kümmern. In Kapitel 8 gibt es dazu einige exzellente Vorschläge.

Wie schnell mit Verbesserungen gerechnet werden kann

Bei milder bis mäßiger Kryptopyrrolurie kann die Supplementierung von Zink, Vitamin B_6, GLA und Mangan innerhalb von ein bis zwei Tagen bereits zu einer Reduktion der Symptome von Angststörungen führen und innerhalb einer Woche zu weiteren Verbesserungen. Bei starken Angststörungen und wenn ein starkes biochemisches Ungleichgewicht oder Verdauungsprobleme vorliegen, kann es ein paar Wochen bis zu ein paar Monate dauern. Die meisten Menschen mit einer Kryptopyrrolurie werden die Nahrungsergänzungsmittel auf unbestimmte Zeit weiter einnehmen müssen, sonst tauchen Angstgefühle, soziale Phobien, Depressionen, Stress, schlechte Erinnerungsfähigkeit an Träume und andere Symptome unter Umständen innerhalb von zwei bis vier

Wochen wieder auf. Bei Krankheiten, Verletzungen oder starkem Stress muss die Dosierung von Zink und Vitamin B_6 gegebenenfalls erhöht werden.

Eine positive Nebenwirkung ist, dass sowohl Zink als auch Vitamin B_6 die Serotoninwerte anheben, was die Stimmung und den Schlaf verbessert und den Heißhunger auf bestimmte Lebensmittel reduziert, der nachmittags und abends sonst gerne in Erscheinung tritt.

KAPITEL 8

WEITERE NÄHRSTOFFE, HORMONELLES UNGLEICHGEWICHT, TOXINE, MEDIKAMENTE UND VERÄNDERUNGEN DES LEBENSWANDELS

U m die Probleme mit Angststörungen vollkommen loszuwerden, müssen gegebenenfalls weitere Nahrungsergänzungsmittel eingenommen werden. Außerdem lohnt sich die Beschäftigung mit einigen Faktoren, die über die Ernährung hinausgehen, z. B. ein hormonelles Ungleichgewicht, Toxine und die Auswirkungen von Medikamenten sowie eine Veränderung des Lebenswandels.

Grundlegende Nahrungsergänzungsmittel

Für alle ist es wichtig – Angststörung oder nicht – ein gutes Multivitamin- und ein Multimineral-Nahrungsergänzungsmittel mit ausreichenden B-Vitaminen, extra Vitamin C und bei Bedarf Eisen (siehe den folgenden Abschnitt zu Eisen) einzunehmen. Im Rahmen einer vollwertigen Ernährung mit hochwertigen Lebensmitteln sollten diese

Basis-Nahrungsergänzungsmittel dafür sorgen, dass Sie gesund bleiben. Die Supplementierung mit diesen Nährstoffen ist wichtig, da wir heute mit hoher Wahrscheinlichkeit alle Chemikalien und Toxinen ausgesetzt sind und im Alltag viel Stress erleben. Außerdem spielen viele Mineralstoffe und B-Vitamine eine Rolle bei enzymatischen Prozessen und der Produktion von Neurotransmittern. Wie für alle Nahrungsergänzungsmittel gilt, dass sie qualitativ hochwertig sein sollten und keinerlei Füllstoffe, künstliche Farbstoffe, Gluten und andere weitverbreitete Allergene wie Soja und Milchprodukte enthalten sollten.

EIN MULTIVITAMIN- UND MULTIMINERAL-NAHRUNGSERGÄNZUNGSMITTEL MIT B-VITAMINEN

Ein gutes Multivitamin-Multimineral-Nahrungsergänzungsmittel sollte alle wichtige Vitamine und Mineralstoffe enthalten, die in der folgenden Tabelle aufgelistet sind, in der ebenfalls angegeben ist, wie viel im Allgemeinen davon eingenommen werden sollte. Ausreichend Vitamin E, Kalium und Selen zu bekommen, ist besonders wichtig, da ein Mangel dieser Nährstoffe mit Beklemmungen und Nervosität in Verbindung gebracht wird (Werbach, 1999). Es gibt Nahrungsergänzungsmittel, die alle der folgenden Nährstoffe enthalten; alternativ können drei separate Produkte gekauft werden: Ein Multivitamin-, ein Multimineral- und ein Vitamin-B-Komplex-Nahrungsergänzungsmittel. Falls ein separates Vitamin-B-Komplex eingenommen wird, sollte es ein Produkt sein, das mindestens 50 mg der Vitamine B_1, B_2, B_3 und B_6 enthält.

Nährstoff	tägliche Einnahme
Vitamin A (gemischte Carotinoide)	7000 IU
Vitamin C (Ascorbinsäure)	600 mg
Vitamin D (Cholecalciferol)	500 IU
Vitamin E (mit gemischten Tocopherolen)	100 IU
Vitamin B$_1$ (Thiamin)	75 mg
Vitamin B$_2$ (Riboflavin)	75 mg
Vitamin B$_3$ (Niacinamid)	75 mg
Vitamin B$_5$ (Pantothensäure)	250 mg
Vitamin B$_6$ (Pyridoxin)	50 mg
Vitamin B$_{12}$ (Methylcobalamin)	500 µg
Folsäure	400 µg
Biotin	500 µg
Calcium (Chelat-Komplex)	100 mg
Jod (in Form von Seetang)	200 µg
Magnesium (Chelat-Komplex)	200 mg
Zink (Chelat-Komplex oder OptiZinc)	30 mg
Selen	250 µg
Mangan (Chelat-Komplex)	1 mg
Chrom	200 µg
Molybdän	100 µg
Kalium	100 mg
Cholin	100 mg
Inositol	100 mg
PABA (p-Aminobenzoesäure)	25 mg
Bor	2 mg
Vanadium	100 µg
Kupfer	1 mg

EISEN

In der Regel benötigen nur kleine Kinder und menstruierende Frauen Eisen. Allerdings ist die mit Apathie und Depressionen in Verbindung gebrachte Eisenmangelanämie (Eisenmangel) weit verbreitet (Benton und Donohoe, 1999) – vor allem unter Vegetariern (Baines, Powers und Brown, 2007) und Frauen. Viele meiner Patientinnen mit Angststörungen und/oder Kryptopyrrolurie (siehe Kapitel 7), Lebensmittelunverträglichkeiten (siehe Kapitel 4) und Verdauungsproblemen (siehe Kapitel 5) hatten Eisenmangel. Ausreichend Eisen wird für die Produktion der Neurotransmitter Serotonin und Dopamin benötigt. Überschüssiges Eisen kann sich allerdings in den Organen ansammeln und Schäden verursachen, also sollte Eisen nur dann supplementiert werden, wenn auch wirklich Bedarf dafür besteht. Die Eisenmenge in einem Multivitamin- oder Multimineral-Nahrungsergänzungsmittel entspricht meistens 8 mg. Falls Sie unter Anämie leiden oder geringe Ferritinwerte haben, ist die Einnahme von 25 mg pro Tag unbedenklich (Pizzorno und Murray, 2000). Die Supplementierung von Eisen kann Übelkeit und Verstopfung verursachen. Um diese Probleme zu vermeiden, wählt man am besten einen Eisen-Chelat-Komplex wie Eisenbisglycinat, der diese Nebenwirkungen nicht hat und besser absorbiert werden kann als nicht-organische Formen wie Eisen(II)-Sulfat.

Was die Eisenaufnahme über Nahrungsmittel angeht, wird Eisen aus tierischen Lebensmitteln (Eiern, Fisch, Leber, Fleisch und Geflügel) vom Köper besser absorbiert als Eisen aus pflanzlichen Lebensmitteln (Blattgemüse, Vollkorngetreide, Endmelasse, Seetang und Hülsenfrüchte). Ein paar einfache Ernährungsgewohnheiten steigern die Eisenabsorption: Lebensmittel mit hohem Eisengehalt am besten zusammen mit Lebensmitteln mit hohem Vitamin-C-Gehalt (z. B. Tomaten) verzehren, gusseiserne Kochutensilien verwenden und Zucker vermeiden. Bestimmte ernährungsspezifische Faktoren können die Eisenabsorption ebenfalls beeinträchtigen: Der Verzehr großer Mengen von Oxalsäure enthaltenden Lebensmitteln (Mangold, Schokolade, Grünkohl, Rhabarber, Sauerampfer, Spinat und die meisten Nüsse und Bohnen), der Konsum von Milchprodukten, wenig Magensäure oder die Einnahme von Ballaststoffen, Kalzium, Vitamin E, Zink oder Antazida gleichzeitig mit dem Eisen-Nahrungsergänzungsmittel.

VITAMIN C

Milder bis mäßiger Vitamin-C-Mangel scheint mit gesteigerter Nervosität und Angststörungen in Verbindung zu stehen (Heseker et al., 1992) und die Supplementierung mit Vitamin C könnte in stressigen Zeiten hilfreich sein (Brody et al., 2002). Vitamin C ist ein Antioxidans, das heißt, es schützt vor Schäden durch freie Radikale. Außerdem unterstützt es das Immunsystem und schützt vor Toxinen. Die Einnahme von 1000–3000 mg Vitamin C pro Tag ist unbedenklich, und ich empfehle die Einnahme von mindestens 3000 mg täglich, aufgeteilt in mehrere Portionen. Zwar ist in Multivitamin-Nahrungsergänzungsmitteln bereits Vitamin C enthalten, um die empfohlene Menge zu erreichen, muss jedoch zusätzliches Vitamin C eingenommen werden. Halten Sie nach einem Produkt Ausschau, das Vitamin C in Form von Ascorbinsäure enthält. Unter Lebensmitteln sind z. B. Orangen, Paprika, Kartoffeln, Erdbeeren, Brokkoli und Grünkohl sowie andere Sorten Blattgemüse gute Vitamin-C-Quellen.

Spezielle Nährstoffe gegen Angststörungen

Spezielle Nährstoffe können ebenfalls dabei helfen, Angststörungen zu reduzieren und stimmungsaufhellend wirken. Dazu zählen spezielle B-Vitamine, Magnesium, Kalzium, Vitamin D, Omega-3- und Omega-6-Fettsäuren, L-Theanin und Lactium.

ZUSÄTZLICHE B-VITAMINE

Falls Sie individuelle B-Vitamine einnehmen, sollten Sie auch ein gutes Vitamin-B-Komplex-Nahrungsergänzungsmittel einnehmen, um ein Ungleichgewicht dieser Vitamine zu vermeiden, die zusammenarbeiten. Es hat sich gezeigt, dass Patienten mit Agoraphobie einen Mangel an bestimmten B-Vitaminen haben (Abbey, 1982).

In einer Studie unter Menschen mit Panikstörungen, Zwangsstörungen und Depressionen zeigte sich die Einnahme von täglich bis zu 18 g des B-Vitamins Inositol als ebenso effektiv wie die Behandlung mit Anxiolytika, hatte aber weniger Nebenwirkungen (Palatnik et al., 2001). Das spiegelt meine eigene klinische Erfahrung wider, in der ich festgestellt habe, dass Inositol Patienten, die obsessiv grübelten, sehr hilft.

Vitamin B_1 ist wichtig für die Kontrolle des Blutzuckerspiegels und dies hat bedeutende Auswirkungen auf Angststörungen, wie Sie aus Kapitel 2 wissen. Vitamin B_3 ist in viele enzymatische Prozesse involviert und spielt eine wichtige Rolle bei der Synthese von Serotonin. In Dosen von 1000–3000 mg täglich kann es bei Angststörungen helfen (Prousky, 2004; Möhler et al., 1979). Vitamin B_5 ist sehr wichtig für die Nebennieren und hilft daher bei der Stressregulation.

Folsäure und Vitamin B_{12} sind wichtig bei Depressionen und in Anbetracht des Zusammenhangs zwischen Angststörungen und Depressionen sind sie vermutlich auch bei Angststörungen hilfreich. Außerdem unterstützen sie die Herzgesundheit, was wichtig ist, wenn man an Angststörungen oder Panikattacken leidet, die Stress für das Herz bedeuten.

Gute Vitamin-B-Quellen unter den Lebensmitteln sind Leber, Fleisch, Pute, Vollkorngetreide, Kartoffeln, Bananen, Chilischoten, Hülsenfrüchte, Nährhefe und Melasse.

MAGNESIUM UND KALZIUM

Magnesium ist ein beruhigender Mineralstoff, der das Nervensystem nährt und dabei hilft, Beklemmungen, Ängsten, Nervosität, Ruhelosigkeit und Reizbarkeit vorzubeugen (Gaby, 2004). Magnesium ist außerdem sehr gut für das Herz und die Arterien (Seelig, 1994) – was ebenfalls wichtig ist, wenn man unter Angststörungen und Panikattacken leidet. Ein Magnesium-Supplement kann zusammen mit Vitamin B6 ein mit Angststörungen verbundenes PMS lindern, sowie bei schmerzempfindlichen Brüsten und menstrueller Gewichtszunahme und Schmerzen helfen (De Souza et al., 2000). Diese Studie zeigte außerdem, dass selbst eine kleine Menge schon zu einer Besserung führen kann, denn den Teilnehmern wurden lediglich 200 mg Magnesium und 50 mg Vitamin B_6 verabreicht. Eine typische Dosis für ein Magnesium-Supplement beträgt 400–600 mg täglich, in der Regel zusammen mit 800–1200 mg Kalzium, da man am besten etwa doppelt so viel Kalzium wie Magnesium zu sich nimmt. Allerdings kann die Einnahme von Magnesium alleine bei Angststörungen helfen und eventuell wird mehr benötigt als die typische Dosis, vielleicht bis zu 1000 mg Magnesium täglich. Experimentieren Sie mit verschiedenen Mengen und entscheiden Sie basierend auf Ihrem Zustand, was richtig für Sie ist. Bei sehr weichem Stuhlgang muss die Dosis reduziert werden.

Das Einnehmen von Magnesium und Kalzium zur Schlafenszeit fördert einen geruhsamen Schlaf. Eine sehr angenehme Möglichkeit, die Magnesiumeinnahme zu steigern, ist die Zugabe von etwa einer kleinen Tasse Epsom-Salz in ein warmes Bad – das Magnesium wird über die Haut absorbiert. Fügen Sie noch etwas Lavendelöl hinzu und genießen Sie ein wunderbar beruhigendes Bad, bevor Sie ins Bett gehen. Sie werden besser schlafen.

Dunkelgrünes Blattgemüse wie Spinat, Grünkohl oder Mangold enthält viel beruhigendes Magnesium und außerdem gute Mengen an B-Vitaminen. Bestimmte Sorten Vollkorngetreide wie Hafer, Buchweizen, Hirse und Quinoa enthalten sowohl Magnesium als auch B-Vitamine.

Weitere gute Quellen für Magnesium sind außerdem Hülsenfrüchte, Rindfleisch, Hähnchenfleisch, Fisch (vor allem Heilbutt, Kabeljau und Lachs), Nüsse, Kerne und Samen, Bananen, Wassermelonen, Feigen, Kartoffeln und grüne Bohnen. Hausgemachte Knochenbrühe (einer meiner Favoriten) ist reich an Magnesium, Kalzium und anderen wichtigen Mineralstoffen. Und sie hat den Vorteil, dass die Gelatine aus der Knochenbrühe die Aufnahme von Mineralstoffen fördert. Kräuter sind eine weitere gute Magnesium-Quelle. Versuchen Sie zum Beispiel Kamillen-, Löwenzahn-, Pfefferminz- oder Salbeitee, bereiten Sie Salat mit frischer Petersilie, Brennnessel- und Löwenzahnblättern vor und schmecken Sie beim Kochen mit Fenchelsamen, Bockshornklee, Paprikapulver, Petersilie oder Cayennepfeffer ab.

Lebensmittel mit hohem Magnesium-Gehalt sind ebenfalls eine gute Quelle für Kalzium, vor allem Spinat, Stängelkohl, Breitblättriger Senf, Blattkohl, grüne Bohnen und Algen. Weitere Kalzium-Quellen sind Milchprodukte, Sardinen, Sesamsamen, Brokkoli und Sellerie. Die Kräuter Basilikum, Thymian, Rosmarin, Oregano, Dill und Pfefferminze sind ebenfalls gute Kalzium-Quellen, ebenso wie Zimt.

Vitamin D

Vitamin D ist ein fettlösliches Vitamin, das in Eiern und sehr fetthaltigem Fisch wie Lachs und Makrele (und in Lebertran) vorkommt, der Körper kann aber auch selbst Vitamin D produzieren, nachdem die Haut den ultravioletten Strahlen der Sonne ausgesetzt war. Allerdings hängt das auch von der Jahreszeit und dem jeweiligen geografischen Standort ab. Vitamin D scheint bei saisonal bedingten Angststörungen sowie Winterdepressionen zu helfen (Lansdowne und Provost, 1998). In einer Studie zeigte sich, dass Vitamin-D-Mangel bei Fibromyalgie-Patienten sowohl mit Angststörungen und Depressionen zusammenhängt (Armstrong et al., 2007). Vitamin D ist außerdem wichtig für das Immunsystem, gesunde Knochen und ein gesundes Herz, und es unterstützt die Krebsvorbeugung.

Aktuelle Studien zu Vitamin D weisen darauf hin, dass viele Menschen einen Mangel an diesem wichtigen Vitamin haben. Ich empfehle allen meinen Patienten, die Vitamin-D-Werte überprüfen zu lassen und habe so festgestellt, dass die meisten meiner Patienten niedrige Werte haben. Der Vitamin-D-Status kann mit einem einfachen Bluttest überprüft werden, 25-Hydroxy-Vitamin D. Dr. John Cannell, Begründer des Vitamin-D-Council (Vitamin-D-Rates) hält die neuen Richtlinien zu Vitamin D, die im November 2010 publiziert wurden (600 IU für Erwachsene bis 70 Jahre) für zu niedrig (Cannell, 2010). Er empfiehlt die Einnahme von 5000 IU täglich, bis der Blutwert zwischen 50 und 80 ng/ml (Nanogramm pro Milliliter) liegt, also in der Mitte des derzeitigen Labor-Referenzbereichs von 32–100 ng/ml.

Seien Sie nicht überrascht, wenn Ihnen der Arzt 50000 IU pro Woche verschreibt. Sobald Ihre Werte wieder ideal sind, beträgt die typische

Dosis für die Aufrechterhaltung der Vitamin-D-Speicher 2000–5000 IU pro Tag. Die Werte lässt man am besten alle drei Monate prüfen. Bei Vitamin D-Supplementen sollte Vitamin D3 (Cholecalciferol) eingenommen werden. Vitamin D2 (Ergocalciferol) ist eine synthetische Form und nicht effektiv. Die Ergebnisse aktueller Studien weisen darauf hin, dass es am wirksamsten ist, Vitamin D zusammen mit der größten Mahlzeit des Tages einzunehmen (Mulligan und Licata, 2010). Denken Sie auch daran, dass viele Studien zu den gesundheitlichen Vorteilen von Vitamin D durchgeführt werden und dass es sich um ein umstrittenes Thema handelt – die Empfehlungen zu den idealen Werten, der optimalen Dosierung und dem richtigen Einnahmezeitpunkt können sich also ändern.

Omega-3- und Omega-6-Fettsäuren

Es ist wohlbekannt, dass Omega-3-Fettsäuren aus Fischöl (EPA und DHA) Depressionen effektiv lindern, und in einer Studie, die sich mit Drogensüchtigen beschäftigte, die wenig Fischöl konsumierten, stellte sich heraus, dass die Einnahme von von Fischöl-Supplementen über drei Monate Symptome von Angststörungen und Wutgefühle der Teilnehmer reduzierte (Buydens-Branchey, Branchey und Hibbeln, 2008). Ich empfehle Fisch zu essen – darunter auch fettige Fische wie Lachs und Sardinen – und nur dann Fischöl zu supplementieren, wenn man sicher ist, dass die Werte für Omega-3-Fettsäuren zu niedrig sind. Eine gute Anfangsdosis sind 1000 mg täglich. Anbieter für Fettsäure-Tests finden Sie im Anhang. Die Ergebnisse geben einen Hinweis darauf, ob Omega-3- oder Omega-6-Fettsäuren oder beides benötigt werden und zeigen außerdem die Werte der schädlichen Transfette an. Viele Menschen, die von Kryptopyrrolurie betroffen sind und unter den Symptomen von Angststörungen leiden, müssen keine Omega-3-Fettsäuren supplementieren, benötigen aber die Omega-6-Fettsäure GLA, am besten in der Form von Nachtkerzenöl (siehe Kapitel 7 für mehr Informationen zu diesem Thema).

L-Theanin, eine Aminosäure, die in Tee vorkommt, wirkt beruhigend und reduziert die körperlichen Stressreaktionen (Kimura et al., 2007). Außerdem hebt sie die Werte des beruhigenden Neurotransmitters GABA an und hat Eigenschaften, die Schutz vor organischen Nervengiften bieten (Cho et al., 2008). Eine typische L-Theanin-Supplementierung liegt bei 50–200 mg.

Es hat sich gezeigt, dass Lactium, ein Nahrungsergänzungsmittel aus dem Casein-Protein in Milch, stressbedingte Symptome reduziert, darunter Beklemmungen, emotionale und soziale Probleme sowie Verdauungsstörungen (Kim et al., 2007). Dieses Produkt senkt auch die Werte des Stresshormons Cortisol. Bei einigen meiner Patienten mit Angststörungen, die nicht von der Einnahme beruhigender Aminosäuren profitierten, war es sehr effektiv. Eine typische Dosierung von Lactium als Nahrungsergänzungsmittel liegt bei 150 mg pro Tag.

Hormonelles Ungleichgewicht

Ein unausgeglichener Hormonhaushalt geht über den Wirkungsbereich ernährungsspezifischer Lösungen hinaus, muss im Zuge einer ganzheitlichen Behandlung von Angststörungen und Stress jedoch in Betracht gezogen werden. Hormone sind komplex und Sie werden mit einem ganzheitlich praktizierenden Arzt zusammenarbeiten müssen, um Störungen der Nebennierenfunktion, Probleme mit der Schilddrüse und ein Ungleichgewicht der Sexualhormone zu beheben. Daher spreche ich diese Themen kurz an, um Ihnen eine Vorstellung davon zu vermitteln, ob Sie von einem solchen hormonellen Ungleichgewicht betroffen sein könnten. Eine gute Quelle für weitere Informationen ist Saundra McKennas Buch *The Phytogenic Hormone Solution* (2002).

Die Nebennieren sind dafür verantwortlich, den Körper im Umgang mit Stress zu unterstützen – körperlichem, mentalem oder emotionalem Stress. Sie leiten die Fight-or-Flight (zu deutsch: Kampf-oder-Flucht-) Reaktion des Körpers ein oder zügeln sie, also die seelische oder körperliche Anpassung in Stress- oder Gefahrensituationen, die alleine dadurch ausgelöst werden kann, dass wir etwas als Bedrohung sehen – selbst wenn es sich nicht um eine tatsächliche Bedrohung handelt. In unserer modernen, schnelllebigen Zeit sind die Nebennieren häufig überfordert, vor allem bei Menschen mit Angststörungen, was zu einer erhöhten Bedrohungswahrnehmung in alltäglichen Situationen führen kann.

Eines der bedeutendsten Stresshormone, die von den Nebennieren produziert werden, ist Cortisol. Eine gewisse Menge Cortisol ist essenziell. Wenn kein Stress vorliegt, wird Cortisol nach einem bestimmten Muster produziert: Am Morgen sind die Werte am höchsten, fallen um die Mittagszeit leicht ab, abends noch etwas mehr und zur Schlafenszeit sind sie dann am geringsten, sodass man auch gut schlafen kann.

Chronischer Stress führt unter Umständen zu einer chronischen Überproduktion von Cortisol, die eine Reihe von Problemen mit sich bringen kann. Vielleicht haben Sie zu verschiedenen Zeiten erhöhte Cortisol-Werte oder ein gestörtes Muster der Cortisol-Produktion. Wenn das zu lange anhält, können die Nebennieren geschwächt werden, sodass sie zu wenig Cortisol produzieren. All das kann Angststörungen oder Depressionen verschlimmern. Die Nebennieren haben weitere wichtige Funktionen. Zum Beispiel produzieren sie die Sexualhormone und wenn bei Frauen in den Wechseljahren die ovariale Produktion dieser Hormone zurückgeht, sind sie die wichtigste Quelle für Sexualhormone. Daher ist es wichtig, dass die Nebennieren in Form sind.

Es gibt viele Zeichen und Symptome für Nebennierenschwäche, darunter Allergien (Lebensmittel- oder Umweltallergien), Kohlenhydrateunverträglichkeit, geschwächtes Immunsystem, Schwankungen des Blutzuckerspiegels und ein ständiges Gefühl der Erschöpfung. Symptome eines erhöhten Cortsiolspiegels sind Schlafprobleme und ein aufgedrehtes Gefühl.

Speicheltests zur Messung des Cortisolspiegels (siehe Anhang) zu unterschiedlichen Tageszeiten sind die beste Beurteilungsmethode, denn so kann das tägliche Produktionsmuster festgestellt werden.

Bei Nebennierenschwäche ist es absolut wichtig, etwas gegen Stress zu unternehmen. Lesen Sie sich auf jeden Fall die Empfehlungen zu Entspannung, Ferien und Schlaf weiter unten in diesem Kapitel durch und versuchen Sie eine Reihe von Anti-Stress-Techniken zu finden, die Ihnen am besten helfen. Es ist wichtig, dass Sie auch etwas gegen körperliche Stressquellen wie Lebensmittelunverträglichkeiten, eine Dysbiose und Toxine unternehmen. Spezifische Nährstoffe und Kräuter unterstützen die Heilung der Nebennieren: Vitamin C, Vitamin-B-Komplex, zusätzliches Vitamin B_5, Süßholz, Ashwagandha (Schlafbeere) und Tulsi (Indisches Basilikum). Über Produkte zur Unterstützung der Nebennieren (z. B. Isocort) kann der Körper mit Cortisol versorgt werden, während sich die Nebennieren erholen und heilen. Wenn die Cortisol-Werte erhöht sind, helfen phosphoryliertes Serin und Lactium dabei, diese zu senken.

STÖRUNG DER SCHILDDRÜSE

Eine gut funktionierende Schilddrüse ist wichtig für die Stoffwechselaktivität jeder Zelle des Körpers. Und da die Schilddrüsenhormone eine wichtige Rolle für die Funktion des ganzen Hormonsystems spielen, kann Schilddrüsenunterfunktion zusammen mit einer Nebennierenschwäche und einem Ungleichgewicht der Sexualhormone auftreten.

Typische Symptome einer Schilddrüsenunterfunktion sind Energielosigkeit, Kälteempfindlichkeit, Depressionen, ein PMS, Gedächtnisprobleme, trockene Haut, Gewichtszunahme und Verstopfung. Häufig gibt es in der Familie eine Vorgeschichte von Schilddrüsenproblemen. Eine Schilddrüsenunterfunktion kann die Wirksamkeit von Aminosäuren-Nahrungsergänzungsmitteln reduzieren. Falls Sie also die in Kapitel 6 vorgeschlagene Methode ausprobiert und nicht deutlich davon profitiert haben, empfiehlt es sich, die Schilddrüsenhormonwerte überprüfen zu lassen. Bei Bluttests der Schilddrüsenfunktion sollten die Werte für TSH (Thyreoidea-stimulierendes Hormon oder Thyreotropin), freies T3 (Triiodthyronin), freies T4 (Thyroxin), reverses T3 und Schilddrüsenantikörper (Antithyreoglobulin und Antithyreoperoxidase) überprüft werden. Erhöhte Werte von Schilddrüsenantikörpern können ein Zeichen für die Autoimmunerkrankung Hashimoto sein, die zu Schwankungen der Schilddrüsenhormone führt, die manchmal Herzrasen und andere Symptome verursachen, die sich wie die Symptome einer Angststörung anfühlen (ähnlich den Symptomen einer Schilddrüsenüberfunktion). Bei erhöhten Werten der Schilddrüsenantikörper muss Gluten enthaltendes Getreide vermieden werden (Duntas, 2009). (Siehe auch Kapitel 4 zu weiteren Informationen zu den Zusammenhängen von Zöliakie und Hashimoto).

Sojaprodukte dämpfen die Schilddrüsenfunktion, ebenso wie rohes Gemüse aus der Familie der Kreuzblütengewächse (z. B. Blumenkohl, Weißkohl, Rosenkohl, Brokkoli und viele Sorten dunkles Blattgemüse). Ich empfehle, Sojaprodukte zu vermeiden und den Großteil des Gemüses aus der Familie der Kreuzblütengewächse gegart zu essen, da durch den Garprozess die Verbindungen zerstört werden, die sich negativ auf die Schilddrüse auswirken könnten. Toxine, welche die Schilddrüsenfunktion beeinflussen können, sind Fluorid, Bromid und Chlorid. Einige Medikamente können die Schilddrüsenfunktion ebenfalls beeinflussen, darunter Östrogen, die Anti-Baby-Pille und Lithium.

Nährstoffe, welche die Schilddrüse unterstützen, sind Tyrosin, Selen und Jod (aus Fisch und Algen), Vitamin A, Ashwaganda (Schlafbeere) und Zink.

Da Nebennieren- und Schilddrüsenfunktion in einer Wechselbeziehung stehen, ist es am besten, mit dem vorausgegangenen Empfehlungen sowie in Zusammenarbeit mit einem ganzheitlich praktizierenden Arzt an die Behandlung von Problemen mit den Nebennieren heranzugehen, um die richtige Kombination zur Unterstützung der Schilddrüse zu finden: Nährstoffe, getrocknete Schilddrüsenextrakte wie *Armour* oder *Nature-Throid*, Medikamente oder eine Kombination.

Ist die Nebennieren- oder Schilddrüsenfunktion beeinträchtigt, empfiehlt es sich, auch die Werte der Sexualhormone testen zu lassen. Alle Elemente des Hormonsystems – Hormone und die Drüsen, die diese absondern – stehen in komplexen wechselseitigen Beziehungen. Ich stelle mir das gerne so vor, als würden sie gemeinsam tanzen. Kommt ein Element des Systems aus dem Gleichgewicht, wird unter Umständen eine Kettenreaktion ausgelöst, die andere Komponenten des Systems beeinflusst.

Was die spezifischen Effekte und Symptome von einem Ungleichgewicht der Sexualhormone betrifft, werden geringe Progesteron-Werte häufig mit erhöhten Kupfer- und geringen Zink-Werten und daher auch verstärkten Angstgefühlen und Nervosität, Depressionen und Stimmungsschwankungen in Verbindung gebracht. Andere Anzeichen niedriger Progesteron-Werte sind ein unregelmäßiger Regelzyklus und ein PMS, Schlaflosigkeit, Kopfschmerzen, Reizbarkeit, Gewichtszunahme und Heißhunger nach bestimmten Lebensmitteln, Flüssigkeitsretention und häufiges Wasserlassen. Geringe Östrogen-Werte führen zu niedrigen Serotoninwerten, die wiederum zu Angststörungen und Depressionen führen können. Weitere Anzeichen niedriger Östrogen-Werte sind Hitzewallungen, Nachtschweiß, Erschöpfung, niedrige Libido, Scheidentrockenheit und schwache kognitive Fähigkeiten.

Toxine vermeiden

Die meisten von uns sind täglich einer ganzen Reihe von Toxinen ausgesetzt. Schwermetalle sind wegen ihrer neurologischen Auswirkungen besonders problematisch. Leider ist es unvermeidlich, dass wir bestimmten Toxinen ausgesetzt sind. Es lässt sich jedoch einiges tun, um den Kontakt mit Toxinen einzuschränken, indem man gefiltertes Wasser trinkt und ein paar einfache Veränderungen im Haushalt vornimmt, sowie der Leber Gutes tut, unserem primären Entgiftungsorgan (siehe Kapitel 5).

Wenn es Ihnen so geht wie den meisten Menschen, dann sind Sie selbst zu Hause von Toxinen umgeben. Diese sind in Kunststoff enthalten, in Kochutensilien mit Antihaftbeschichtung, in Farbe, in Teppichen, Möbeln, Haushaltsreinigungsmitteln und selbst in Körperpflegeprodukten wie Shampoo oder Lotionen. Wenn Sie an das kommunale Wassersystem angeschlossen sind, dann enthält auch ihr Leitungswasser Toxine, darunter Chlorin und Fluorid. Da sich Toxine auf das Nervensystem auswirken, auf die Organe und den Hormonspiegel, können sie zu Angststörungen beitragen.

Es gibt ein paar sehr gute Bücher zur Vermeidung von Toxinen im Haushalt. Zum Einstieg empfehle ich *Home Safe Home* (1997) von Debra Lynn Dadd. Sie hat ein paar großartige Vorschläge für alles Mögliche, von Bettlaken über Bodenbeläge zu Reinigungsmitteln und Bürobedarf. Eine weitere großartige Informationsquelle ist die *Environmental Working Group* (auf Englisch). Sie haben eine exzellente Webseite mit Informationen zu den Auswirkungen von Toxinen auf die Gesundheit und vieles mehr. Außerdem haben sie eine Datenbank, in der die Sicherheit von Körperpflegeprodukten und deren Inhaltsstoffen bewertet wird. Ihre Shampoo-Marke wirkt vielleicht harmlos, das Produkt könnte aber eine hohe Giftstoff-Bewertung haben, wegen der enthaltenen Duftstoffe (neurotoxisch und allergen) oder Methylparabenen (allergen, toxisch für die Organe, hautreizend und ein endokriner Disruptor). In Deutschland liefert das *Bundesamt für Verbraucherschutz und Lebensmittelsicherheit* Informationen zur Vermeidung von Toxinen. Toxine aus dem Haushalt zu verbannen wird Ihnen guttun – emotional und körperlich – und dabei tun Sie auch noch etwas Gutes für die Umwelt.

SCHWERMETALLE

Bei psychischen Problemen sollte auch immer der Einfluss von Schwermetallen in Betracht gezogen werden, vor allem dann, wenn die anderen Lösungsvorschläge aus diesem Buch keine Verbesserungen der Angststörungen mit sich bringen. Wir alle sind zu gewissem Maße

Schwermetallen ausgesetzt und einige von uns reagieren empfindlicher darauf. Quecksilber aus unserem Umfeld (Fisch mit Quecksilberbelastung, Zahnfüllungen mit Amalgam) hat Auswirkungen auf die psychische Gesundheit und kann Beklemmungen, Angstgefühle und Erregung auslösen. Außerdem kann es zu Konzentrationsproblemen und vielen körperlichen Symptomen führen (O'Carroll et al., 1995; Kidd, 2000). Auch Blei kann problematisch sein, selbst geringe Mengen im Blut werden mit Angststörungen, Panikattacken und Depressionen in Verbindung gebracht (Bouchard et al., 2009).

Über Urintests für Schwermetalle (siehe Anhang) lässt sich feststellen, wie hoch die Belastung ist. Ein Porphyrintest kann auch einen Hinweis auf die negativen Auswirkungen geben. Haaranalysen (siehe Anhang) zeigen die Schwermetallbelastung an (und ob sie ausgeschieden werden), sowie die Werte mehrerer Mineralstoffe.

Über verschiedene Entgiftungsprogramme lässt sich die Schwermetallbelastung des Körpers reduzieren. Wenn Sie vermuten, dass Sie Schwermetallen ausgesetzt sind, empfehle ich Ihnen mehrmals im Jahr eine sanfte, nährstoffreiche funktionale Leberentgiftung durchzuführen, wie sie in Kapitel 5 beschrieben ist, unter Aufsicht eines auf dieses Gebiet spezialisierten Ernährungsberaters oder Arztes.

Die Auswirkungen von Medikamenten verstehen

Medikamente haben Nebenwirkungen und können auch dazu führen, dass dem Körper Nährstoffe entzogen werden – beides kann Angststörungen verschlimmern. Versuchen Sie die Grundursache Ihrer gesundheitlichen Probleme zu identifizieren, um dann möglichst eine natürliche Lösung zu finden. Falls Sie zur Zeit Medikamente einnehmen, arbeiten Sie mit Ihrem Arzt zusammen, um zu versuchen, die Dosis zu reduzieren oder die Einnahme ganz einzustellen. Das bedeutet, dass Sie einen Arzt finden müssen, der alternativen Heilmethoden gegenüber offen ist. Denken Sie an „Pfeiffers Gesetz", aufgestellt von dem Arzt und Biochemiker Carl Pfeiffer. Es besagt, dass es für jedes Medikament, welches dem Patienten guttut, auch eine natürliche Substanz gibt, die den gleichen Effekt hat (Walsh, 1991,4).

Bestimmte Medikamente (sowohl verschreibungspflichtige als auch nicht-verschreibungspflichtige) können Ruhelosigkeit, Nervosität, Schlaflosigkeit und andere Symptome von Angststörungen verursachen. Dazu gehören abschwellend wirkende Medikamente, Steroide wie Cortison und Prednison, Medikamente für den Atemwegstrakt wie Salbutamol, Produkte zur Gewichtsreduktion, Medikamente gegen hohen Blutdruck, Medikamente gegen Aufmerksamkeitsstörungen, Anti-Baby-Pille, Antidepressiva und Schilddrüsenmedikamente. Lesen Sie sich die Informationen zu den Nebenwirkungen auf dem Beipackzettel immer genau durch, damit Sie wissen, worauf Sie achten müssen. Eine gute online-Informationsquelle zu Medikamenten und ihren Nebenwirkungen ist die online Präsenz der Apotheken-Umschau: https://www.apotheken-umschau.de/Medikamente/Beipackzettel.

Hier ein paar Beispiele zu Nebenwirkungen, die mit Angststörungen zusammenhängen: Bei Prozac und Prempro wird Nervosität als Nebenwirkung genannt, bei Sudafed Ruhelosigkeit, bei Ritalin Nervosität und Ruhelosigkeit und bei Synthroid Tremore, Schlaflosigkeit und Nervosität. Eine ernsthaftere Nebenwirkung vieler Antidepressiva ist ein erhöhtes Suizidrisiko.

Weiterhin sollten die Zusatzstoffe und Füllmittel in Betracht gezogen werden, die in Medikamenten enthalten sind, z. B. Weizen, Mais und künstliche Farbstoffe. Falls eine Unverträglichkeit dagegen vorliegt, können sie selbst in kleinen Mengen Probleme verursachen.

Darüber hinaus ist es wichtig, sich darüber im Klaren zu sein, dass viele Medikamente bestimmte Nährstoffe aus dem Körper ziehen. Hier einige Beispiele (Pelton, LaValle und Hawkins, 2001): Vitamin B_6 wird dem Körper durch orale Verhütungsmittel, abschwellend wirkende Medikamente und Antidepressive entzogen. Weitere B-Vitamine werden ebenfalls durch orale Verhütungsmittel entzogen, Zink wird durch Corticosteroide, ACE-Inhibitoren und orale Verhütungsmittel entzogen. Magnesium wird dem Körper durch viele Medikamente entzogen. Wie Ihnen vielleicht aufgefallen ist, sind alle diese Nährstoffe bedeutsam bei der Vorbeugung gegen und Beseitigung von Angststörungen.

Die Medikamentengruppe Benzodiazepine, die bei Angststörungen häufig verschrieben werden, sollten nur über einen kurzen Zeitraum angewendet werden, dennoch nehmen manche Menschen sie über Jahre hinweg ein. Einige Beispiele sind Ativan, Klonopin und Valium. Da sie süchtig machen können und da die Toleranzschwelle dieser Beruhigungsmittel mit der Zeit ansteigt, kann ein Entzug unangenehme psychische und körperliche Symptome mit sich bringen, darunter Angststörungen und Panikattacken, Muskel- und Kopfschmerzen. Weitere Informationen zu diese Medikamenten und Tipps, wie man die Dosis allmählich reduziert, sind unter www.benzo.org.uk (englisch) zu finden. Diese Webseite soll helfen, Benzodiazepine zu vermeiden oder von der Benzodiazepin-Sucht loszukommen. Angststörungen sind eine sehr weitverbreitete Nebenwirkung des Entzugs fast aller Psychopharmaka, auch SSRIs. Diese Medikamente abrupt abzusetzen ist unter Umständen gefährlich und unangenehm, daher sollte es nur unter Aufsicht eines ernährungswissenschaftlich orientierten Arztes geschehen, der die Dosierung langsam zurückfahren kann und gleichzeitig offen dafür ist, dass man sich Unterstützung eines Ernährungsberaters sucht.

Statin-Medikamente (Cholesterinsenker) sind von besonderer Bedeutung. Bei all der schlechten Presse, die Cholesterin bekommt, mag Sie der nächste Punkt vielleicht überraschen, aber es ist wahr: Wenn die Cholesterinwerte zu niedrig sind, ist das Risiko für Angststörungen, Depressionen und sogar Selbstmord erhöht. In einer Studie (Suarez, 1999) wurde eine Verbindung zwischen niedrigen Cholesterinwerten und verstärkten Angststörungen und Depressionen bei Frauen festgestellt. Und wenn der Cholesterin-Gesamtwert unter 160 mg/dl (Milligramm pro Deziliter) liegt, könnte das Suizidrisiko steigen (Perez-Rodriguez et al., 2008). In einem interessanten Artikel im Journal *Circulation* wird berichtet, dass die gleichen Werte auch mit einem erhöhten Risiko für den Tod durch Schlaganfälle, Krebs sowie Erkrankungen von Verdauungs- und Atemtrakt in Verbindung gebracht werden (Hulley, Walsh und Newman, 1992). Darüber hinaus wird in diesem Artikel betont, dass es bei Frauen keinen Zusammenhang zwischen hohen Cholesterinwerten und dem Tod durch Herz-Kreislauf-Erkrankungen gibt. Das deutet darauf hin, dass Statine, die als Cholesterinsenker eingesetzt werden, Frauen nicht so häufig verschrieben werden sollten.

Wichtige Veränderungen des Lebenswandels vornehmen

Die in diesem Abschnitt vorgeschlagenen Veränderungen des Lebenswandels gehen zwar über den Bereich des Essens hinaus, sind aber wichtig für eine ganzheitliche Behandlung von Angststörungen. Die Ernährungsgewohnheiten zu verändern, für einen ausgeglichenen Blutzuckerspiegel und eine ausgeglichene Biochemie des Gehirns zu sorgen und einem Nährstoffmangel entgegenzutreten ist eine harte und wichtige Arbeit, die über ein paar bedeutende Veränderungen in anderen Lebensbereichen unterstützt werden muss: Es muss für ausreichend Bewegung und ausreichend Schlaf gesorgt werden, eventuell sollte man eine Therapie machen oder eine Selbsthilfegruppe besuchen und genug Zeit zum Entspannen einplanen.

Sport treiben, am besten an der frischen Luft

Bewegung hat scheinbar endlose Vorteile sowohl für die körperliche als auch für die psychische Gesundheit. In vielen Studien hat sich gezeigt, dass Bewegung bei Angststörungen, Stress, Depressionen und Suchtverhalten helfen kann (Petruzello et al., 1991, Tkachuk und Martin, 1999). In einer interessanten Studie aus den Niederlanden wurde ein starker Zusammenhang zwischen dem Aufenthalt draußen in der Natur und dem geringerem Auftreten von Angststörungen und Depressionen (sowie anderen Erkrankungen) festgestellt, vor allem bei Kindern und in ärmeren Gemeinden (Jolanda et al., 2009). Außerdem steigern sowohl Bewegung als auch Sonnenschein die Serotoninwerte, die bei Angststörungen gegebenenfalls zu niedrig sind. Daher empfehle ich, dass Sie diese beiden Faktoren zusammenbringen und die Vorteile körperlicher Aktivitäten noch verstärken, indem Sie draußen trainieren. Vom Sonnenspaziergang in der frischen Luft über Tennis zu Mountainbiking oder Windsurfen kann das alles Mögliche sein. Das Geheimnis ist, etwas zu finden, das Ihnen Spaß macht, denn sonst bleiben Sie nicht dran.

Für ausreichend Schlaf sorgen

Es gibt genügend Beweise dafür, dass es einen Zusammenhang zwischen psychischen Störungen – darunter Angststörungen und Depressionen – und Schlafstörungen gibt (van Mill et al., 2010). Darüber hinaus wirkt es sich insgesamt negativ auf den Gesundheitszustand aus, wenn man schlecht schläft. Ausreichend Schlaf zu bekommen ist sehr wichtig. Für die meisten Menschen bedeutet das 8–9 Stunden pro Nacht. In einer Umfrage (National Sleep Foundation 2009) stellte sich aber heraus, dass nur 28 % der Befragten regelmäßig acht Stunden Schlaf oder mehr pro Nacht bekamen.

Der Durchschnitt lag bei 6,5 Stunden an Wochentagen und 7 Stunden am Wochenende. Diejenigen, die weniger als 8 Stunden pro Nacht schliefen, hatten psychische Probleme, darunter Sorgen und Ängste, aßen mehr Zucker und ungesunde Lebensmittel, tranken mehr koffeinhaltige Getränke, konsumierten mehr Tabak und trieben weniger Sport.

Wenn Sie sowohl unter Angststörungen als auch unter Schlafproblemen leiden, könnte die Überwindung der Angststörungen die Schlaflosigkeit beenden, da beide die gleiche Grundursache haben könnten. Zum Beispiel könnten beide Probleme mit geringen Serotonin- und Melatonin-Werten zusammenhängen oder niedrigen GABA-Werten (siehe Kapitel 6). Oder sie könnten mit erhöhten Cortisol-Werten oder niedrigem Blutzucker in der Nacht zusammenhängen. In diesem Fall könnte das Unterstützen der Nebennieren hilfreich sein (siehe Kapitel 2 und die früheren Abschnitte in diesem Kapitel). Außerdem ist es wichtig, sich damit zu beschäftigen, ob Lebensmittelunverträglichkeiten vorliegen (siehe Kapitel 4), Koffein und Alkohol zu vermeiden (siehe Kapitel 3), für eine gute Verdauung zu sorgen (siehe Kapitel 5) und Mineralstoff-Mangel auszugleichen (siehe frühere Abschnitte in diesem Kapitel) – da alle diese Faktoren einen Einfluss auf den Schlaf haben.

Hier ein paar Tipps für einen guten Schlaf, die nach der Beseitigung der oben genannten Probleme ebenfalls hilfreich sein könnten:

* Schlafen Sie in einem vollkommen dunklen Raum. Ist dies nicht möglich, tragen Sie eine Schlafmaske.

* Wenn Lärm ein Problem ist, tragen Sie Ohrstöpsel. Das kann besonders auf Reisen hilfreich sein, wenn man von fremden Geräuschen umgeben ist.

* Schauen Sie direkt vor dem Schlafengehen kein Fernsehen mehr und verwenden Sie den Computer nicht mehr.

* Sorgen Sie tagsüber für ausreichend Bewegung, um die Serotoninwerte anzuheben und halten Sie sich im hellen Sonnenlicht auf, um die nächtliche Melatonin-Produktion anzuregen.

* Nehmen Sie vor dem Schlafengehen ein warmes, entspannendes Bad mit Epsom-Salzen und ein paar Tropfen Lavendelöl.

* Trinken Sie einen beruhigenden Kamillentee, wenn es auf die Schlafenszeit zugeht.

* Sorgen Sie dafür, dass Sie um 22 Uhr im Bett sind.

* Sorgen Sie dafür, dass es im Schlafzimmer kühl ist.

* In Ihrem Bett sollten Sie nur zwei Dinge machen: schlafen und Liebe.

* Probieren Sie ein paar der Entspannungstechniken aus, die weiter unten in diesem Kapitel vorgestellt werden.

Eine Therapie oder den Besuch einer Selbsthilfegruppe in Betracht ziehen

Es gibt ganze Bücher über die Vorteile einer Therapie oder des Besuchs von Selbsthilfegruppen, also werde ich hier nicht ins Detail gehen. Aber ich möchte betonen, dass diese Behandlungsarten extrem hilfreich sein können. Sehr wirksam bei der Behandlung von Angststörungen ist die kognitive Verhaltenstherapie, die darauf abzielt, die Patienten dabei zu unterstützen, blockierende Denkmuster und Gewohnheiten zu überwinden. EMDR (*Eye Movement Desensitization and Reprocessing*; etwa: Desensibilisierung und Verarbeitung durch Augenbewegung) kann ebenfalls hilfreich sein. Der auf Angststörungen spezialisierte Psychologe Edmund Bourne hat einige hervorragende Arbeitsbücher für Menschen mit Angststörungen geschrieben. Außerdem ist er Co-Autor eines grandiosen Buches mit dem Titel *Natural Relief for Anxiety* (Bourne, Brownstein und Garano, 2004).

Für viele meiner Patienten gehört es zu den schwersten Aufgaben überhaupt, sich einfach zu entspannen. Dabei ist es so wichtig, mal langsamer zu machen, Nein zu sagen, sich Hilfe zu holen und sich Zeit zum Entspannen zu gönnen – in verschiedenen Formen, vom Urlaub über bewährte Entspannungsmethoden wie Yoga, Tai Chi und Meditation. Man kann nicht einfach behaupten, man macht langsamer oder entspannt sich, indem man Fernsehen schaut, sondern muss Zeiten der Entspannung aktiv einplanen. Tagein, tagaus auf der Überholspur zu sein, zu viele Dinge erledigen zu müssen, zu viele Verpflichtungen und zu hohe Erwartungen zu haben, führt zwangsläufig zu Erschöpfung, Stress, Nervosität, Sorgen, Burnout und womöglich auch zum Scheitern. Lassen Sie sich von den folgenden Optionen nicht entmutigen – Sie müssen nicht alles ausprobieren. Suchen Sie sich nur ein paar Dinge aus, die für Sie gut funktionieren.

Yoga, Tai Chi, Qigong oder Meditation

Yoga, Tai Chi, Qigong und Meditation bringen jeweils viele Vorteile für Körper und Psyche mit sich. In einer Studie hat sich gezeigt, dass Yoga, Atemübungen und Meditation zu einer verbesserten Stimmung, weniger Stress und Angstgefühlen sowie gesteigerter Konzentrationsfähigkeit führen (Brown und Gerbarg, 2005). Yoga steigert nachweislich die GABA-Werte (Streeter et al., 2007) und Meditation hebt den Serotoninspiegel (Bujatti und Rieder, 1976). Bei Angststörungen fehlt es oft an diesen beiden Neurotransmittern. (Mehr Informationen zu GABA und Serotonin siehe Kapitel 6). Die Meditationstechniken des Kundalini Yoga stellten sich als wirksam bei Zwangsstörungen heraus und scheinen auch bei Angst, Phobien und anderen Angststörungen sowie bei

Depressionen, Sucht und Schlaflosigkeit zu helfen (Shannahoff-Khalsa, 2004). In einer Überprüfung von Studien zu den Auswirkungen von Tai Chi und Qigong bei älteren Erwachsenen (Rogers, Larkey und Keller, 2009) erwiesen sich diese Praktiken als hilfreich bei Angststörungen und Depressionen, positiv für die Körperfunktionen und reduzierten den Blutdruck und das Risiko von Stürzen.

Jedes Jahr einen richtigen Urlaub machen

Amerikaner nehmen sich am wenigsten Urlaub in der industrialisierten Welt: Dreizehn Tage im Jahr – verglichen mit einundzwanzig oder mehr in Kanada, Großbritannien, Deutschland und Südafrika. Es gibt nicht viele Studien zu den gesundheitlichen Vorteilen von Urlaub und keine beschäftigen sich spezifisch mit Angststörungen. Urlaub scheint sich aber positiv auf Gesundheit und Wohlbefinden auszuwirken (de Bloom et al. 2009) – allerdings halten diese Vorteile nur kurze Zeit an. Urlaub verbessert außerdem die Stimmung, sorgt für einen besseren Schlaf und mindert körperliche Beschwerden (Strauss-Blasche, Ekmekcioglu und Marktl, 2000). Der Definition nach handelt es sich bei Urlaub um Freizeit – ohne Arbeit und lediglich der Ruhe und dem Vergnügen gewidmet. Machen Sie also etwas, das Ihnen Freude bereitet, entspannen Sie sich, schlafen Sie und essen Sie gutes, nahrhaftes Essen. Und, damit sich Ihre Stimmung verbessert, gehen Sie raus in die Natur und seien Sie aktiv. Sich eine Woche frei zu nehmen, um das Haus zu streichen, gilt nicht als Urlaub.

Versuchen Sie es mit Imaginativer Psychotherapie

In der Imaginativen Psychotherapie werden positive Gedanken und Bilder genutzt, um Veränderungen und Heilung beizuführen. In vielen Studien wurde bestätigt, dass diese Therapieform gegen Angstgefühle, Panikattacken, Stress und Depressionen hilft (Apóstolo und Kolcaba, 2009). Auch bei vielen anderen Leiden kann sie helfen, darunter Schlaflosigkeit und Schmerzen (Stiefel und Stagno, 2004) sowie Suchterkrankungen (Avants und Margolin, 1995). Besonders gut gefallen mir die

Aufnahmen von Belleruth Naparstek bei *Health Journeys* (auf Englisch). Sie hat eine sanfte, beruhigende Stimme und verwendet wunderbare Bilder, die beim Entspannen helfen und beruhigen.

Weitere Entspannungsmethoden

Hier ein paar einfache, aber wirksame Entspannungsmethoden:

* Massagen bringen viele Vorteile für die Gesundheit mit sich und helfen auch bei Stress und Angststörungen (Rho et al., 2006).
* Ätherische Öle, z. B. Lavendel, Rosen, Orangen, Bergamotte, Zitrone, Sandelholz, Muskatellersalbei und Kamille wirken beruhigend (Setzer, 2009). Sie können in der Aromatherapie eingesetzt werden, in ein Bad gegeben, als Massageöl verwendet oder auf die Handgelenke gerieben werden.
* Basierend auf den wenigen Studien zum Thema scheint Akupunktur bei einigen Formen von Angststörungen zu helfen (Pilkington et al., 2007).
* Probieren Sie Entspannungsmethoden wie progressive und passive Muskelentspannung aus und gewöhnen Sie sich die Bauchatmung an. Diese Techniken sind in *Natural Relief for Anxiety* genauer beschrieben (Bourne, Brownstein und Garano, 2004).
* Vielleicht probieren Sie auch mal die *Emotional Freedom Technique* (Emotionale Befreiungstechnik), bei der man leicht auf Akupunkturpunkte klopft, während man sich auf das vorliegende Probleme konzentriert (Benor et al., 2009).
* Und denken Sie immer daran, dass das Lachen eine wunderbare Möglichkeit ist, Stress und Sorgen loszuwerden und die Stimmung insgesamt verbessert. Sehen Sie sich einen lustigen Film an, machen Sie etwas, das Ihnen Freude macht und haben Sie Spaß!

Schlusswort

Ich hoffe, dieses Buch hat Sie inspiriert, ermutigt und Ihnen viele Informationen und Methoden vermittelt, die Ihnen dabei helfen werden, die großartigen heilenden Kräfte von Lebensmitteln und Nährstoffen zu nutzen, um – zusammen mit Veränderungen Ihres Lebenswandels – zur Ruhe zu kommen, Ihre Stimmung zu verbessern und den Heißhunger auf bestimmte Lebensmittel zu überwinden. Dieses Buch ist nur der Anfang. Ich möchte Ihnen ans Herz legen, Experte Ihrer eigenen Situation zu werden, indem Sie ausprobieren und beobachten und sich bezüglich Ernährungslehre und Gesundheit weiterbilden. Nehmen Sie an Workshops von Ernährungsberatern, Chiropraktikern, Naturheilkundlern und ganzheitlichen Ärzten teil. Sehen Sie sich Dokumentationen zu diesem Thema an und lesen Sie Bücher, in denen Sie mehr über Nahrungsmittel und deren gesundheitliche Vorteile erfahren. Genießen Sie diesen Lernprozess, gehen Sie auf Entdeckungsreise und lassen Sie sich inspirieren. Es gibt immer wieder neue Informationen, also schauen Sie von Zeit zu Zeit auch auf die Webseite dieses Buches (www.antianxietyfoodsolution.com) für weitere Quellen, die Sie auf Ihrem Weg voranbringen werden (auf Englisch).

Sie sind nicht alleine. Lassen Sie Ihre Freunde, Familie oder eine Selbsthilfegruppe wissen, wie es Ihnen geht. Und geben Sie, was Sie gelernt haben, an andere weiter. Das ist eine großartige Möglichkeit, neu Gelerntes zu vertiefen und gleichzeitig anderen zu helfen. Und denken Sie immer daran, dass es keine Schande ist, eine psychische Störung zu haben. Sie haben das Recht darauf, glücklich zu sein!

ANHANG 1

SUES GESCHICHTE

Bei allen Fallgeschichten in diesem Buch handelt es sich um die realen Geschichten von Menschen, mit denen ich gearbeitet habe. Diese Geschichten zeigen, dass wir alle unterschiedlich sind. Das zeigt wiederum, warum wir herausfinden müssen, wie unser individueller Nährstoffbedarf aussieht, um feststellen zu können, welche Veränderungen wir vornehmen müssen. Vielleicht müssen Sie lediglich Ihre Ernährungsgewohnheiten verändern, vielleicht aber auch mehr. Die folgende Fallgeschichte führe ich hier weiter aus, weil die Lösung für diese Patientin mehrere der Herangehensweisen beinhaltete, die in diesem Buch behandelt werden. Ihre Geschichte verdeutlicht außerdem, wie vielfältig die Gründe für Angststörungen sind und dass bei der Behandlung daher Flexibilität gefragt ist. Darüber hinaus unterstreicht sie, wie wichtig es ist, die Grundursache der Angststörung zu finden – etwa eine schlechte Ernährung, unregelmäßiges Essen, Koffein, Verdauungsprobleme, Glutenunverträglichkeiten oder eine Kryptopyrrolurie.

Sues Situation war komplizierter als die der meisten meiner Patienten. Sie musste mehr Tests machen und letztendlich auch mehr Nahrungsergänzungsmittel einnehmen. Sue, Hausfrau und Mutter um die vierzig, spielte Violine im Orchester der Gemeinde, litt aber unter Nervosität und wöchentlichen Panikattacken, die im Zusammenhang mit ihren Musikaufführungen standen. Meistens war sie tagsüber ständig nervös, vor allem kurz vor dem Schlafengehen. Sie erzählte, sie sei immer schon nervös gewesen, dass es im vergangenen Jahr aber schlimmer geworden war. Sie war außerdem müde, leicht depressiv und litt unter einem schweren PMS, inklusive Blähungen und emotionalen Symptomen – vor allem kamen ihr leicht die Tränen. Sie verspürte großes Verlangen nach Brot, Nudeln und Fetten, und zu ihrem absoluten Lieblingsessen gehörten Baguette, in dicke Scheiben geschnitten und sehr großzügig mit Butter bestrichen, sowie Nudeln mit Sahnesauce.

Sue sagte, sie *liebe* diese Lebensmittel. Davon abgesehen ernährte sie sich recht gut, aß vor allem vollwertige Lebensmittel, ausreichend hochwertige Proteine, gute Fette sowie Obst und Gemüse aus Bio-Anbau.

Während unseres ersten Termins empfahl ich Sue die Einnahme von 250 mg GABA wegen der entspannenden Wirkung dieses Nahrungsergänzungsmittels. Sie fühlte sich sofort ruhiger, war sichtlich entspannter und schien sich wohler zu fühlen. Da Sue eine Reihe verschiedener Symptome für einen Serotonin-Mangel hatte (milde Depressionen, Winterdepressionen und Nervosität, Perfektionismus, nachmittags Heißhunger auf bestimmte Lebensmittel sowie ein PMS), empfahl ich ihr außerdem die Einnahme von 50 mg 5-HTP. Das Ergebnis war dramatisch. Innerhalb von 10 Minuten war sie positiver eingestellt.

Aufgrund ihrer großen Liebe für Brot und Pasta vermutete ich, dass Sue auch geringe Endorphinwerte haben könnte. Ich empfahl ihr die Einnahme von D-Phenylalanin (DPA) und eine Supplementierung von freien Aminosäuren zur Steigerung ihrer Endorphinwerte, sodass sie nicht mehr auf Essen würde zurückgreifen müssen, um sich zu beruhigen.

Sue erreichte eine sehr hohe Punktzahl auf dem Kryptopyrrolurie-Fragebogen. Sie konnte sich nicht an ihre Träume erinnern, was auf einen Mangel an Vitamin B$_6$ hindeutete. Und als ich sie den Zink-Geschmackstest machen ließ, war sie der Meinung, die Zink-Lösung schmecke nach nichts, was auf einen hohen Zink-Bedarf hindeutete. Ich empfahl ihr die Einnahme folgender Nahrungsergänzungsmittel und sie war damit einverstanden, es damit zu versuchen:

* Ein Multivitamin mit Chrom
* Ein Multimineral
* Einen Vitamin-B-Komplex
* Dreimal täglich 1000 mg Vitamin C
* 50 mg 5-HTP am späten Vormittag und 100 mg 5-HTP am späten Nachmittag
* 250 mg GABA nach dem Aufwachen und am späten Vormittag sowie 250–500 mg am späten Nachmittag und vor dem Schlafengehen
* Eine Mischung freier Aminosäuren zu jeder Mahlzeit

* 30 mg Zink
* 100 mg Vitamin B$_6$

Auf meine Empfehlung hin ließ Sue sich auf verschiedene potenzielle Probleme testen: IgG Lebensmittelallergien (inklusive Gluten), Nebennierenschwäche, Kryptopyrrolurie, Fettsäuren-Mangel und Ungleichgewicht der Geschlechtshormone. Außerdem empfahl ich ihr ein großes Blutbild machen zu lassen, um die Werte an Vitamin B, Ferritin, Cholesterin usw. festzustellen. Ausgehend von ihren psychischen Problemen und ihrem Heißhunger auf Brot und Pasta empfahl ich ihr außerdem, eine zweiwöchige Gluten-Eliminationsdiät zu machen. Sie sagte, sie würde sofort damit beginnen.

In der Woche nach unserem ersten Treffen hatte Sue keine Panikattacken – keine einzige. Sie war begeistert und sagte mir: „Das erste Mal seit langer Zeit habe ich Hoffnung." Sie fühlte sich nicht mehr so überfordert und stattdessen optimistisch. Und sie konnte gut schlafen. Allerdings fühlte sie sich immer noch müde und erschöpft, und obwohl ihr Verlangen nach Brot und Pasta nicht mehr so intensiv war, war es immer noch ein Problem. Ich empfahl ihr die Dosis 5-HTP zu verdoppeln, und das half gegen den Appetit auf Brot und Nudeln.

Eine Woche später, als Sue wieder Gluten zu sich nahm, fühlte sie sich erschöpfter, leicht entrückt, war launisch und auch wieder etwas nervöser. Dann kamen die Laborergebnisse zurück und bestätigten die Glutenunverträglichkeit – zusammen mit einer ganzen Reihe anderer Unverträglichkeiten. In Anbetracht der Tatsache, dass sie durch den Verzicht auf Gluten bereits so gute Ergebnisse erzielt hatte, willigte Sue gerne ein, auf alle der problematischen Lebensmittel zu verzichten.

Die Ergebnisse der Nebennieren-Tests bestätigten die niedrigen Cortisol-Werte und Nebennierenschwäche, also fing Sue an, ein reguläres Nahrungsergänzungsmittel zur Unterstützung der Nebennieren einzunehmen, sowie extra Vitamin B$_5$. Die Fettsäuren-Tests wiesen überall niedrige Werte auf, die vermutlich auf eine schlechte Absorption als Resultat der Darmschäden wegen der Nahrungsmittelunverträglichkeiten zurückzuführen waren. Ich empfahl Sue die Supplementierung von Omega-3-Fettsäuren in Form von Fischöl und Omega-6-Fettsäuren in Form von Nachtkerzenöl und ermutigte sie, beim Kochen mehr Kokos- und Olivenöl zu verwenden.

Die Ergebnisse von Sues Tests bestätigten außerdem, dass sie eine Kryptopyrrolurie hatte, was wiederum den Zink- und Vitamin-B_6-Bedarf bestätigte. Darüber hinaus zeigten die Labortests, dass Sue eine Anämie hatte – ein Problem das häufig zusammen mit Glutenunverträglichkeit und Kryptopyrrolurie auftritt. Also fing sie an, Eisen zu supplementieren. Auch ihre Progesteron-Werte waren niedrig, aber wir beschlossen einige Wochen abzuwarten, ob sich diese Werte über das Einhalten all der anderen Maßnahmen ebenfalls verbessern würden.

Sechs Wochen nach ihrem ersten Termin hatte Sue mehr Energie und sie freute sich darauf, in der Küche mehr zu experimentieren, also z. B. mehr fermentierte Lebensmittel zu verarbeiten und selbst Keimsprossen zu ziehen. Zu diesem Zeitpunkt stufte sie den Geschmack der Zinkflüssigkeit beim Geschmackstest als stark ein und konnte sich auch wieder an ihre Träume erinnern. Während einer besonders stressigen Zeit kam ihr die Erinnerung an ihre Träume wieder abhanden, also erhöhte sie die Vitamin-B_6-Dosis für kurze Zeit und die Erinnerung kam bald wieder zurück. Außerdem stellte sie fest, dass sie viel entspannter und weniger perfektionistisch war. Im Anbetracht all dieser Verbesserungen empfahl ich ihr, nun auf die Einnahme von GABA zu verzichten und nur während besonders stressiger Zeiten darauf zurückzugreifen. Das funktionierte gut.

Schließlich konnte Sue die Einnahme der Aminosäuren-Nahrungsergänzungsmittel allmählich einschränken, um später ganz darauf zu verzichten. Das Basis-Multivitamin, Zink und Vitamin B_6 nahm sie weiterhin ein. Sie entschloss sich dafür, weiterhin auf Gluten zu verzichten, konnte aber viele andere der vormals problematischen Nahrungsmittel auf Rotationsbasis wieder zu sich nehmen. Drei Monate nach ihrem ersten Termin war Sue in großartiger psychischer Verfassung, hatte kein Verlangen nach Brot und Nudeln mehr und hatte fünfzehn Pfund abgenommen. Sie hatte Energie, konnte gut schlafen und litt nicht länger unter einem PMS. Bemerkenswerterweise hatte sie seit ihrem ersten Termin in meiner Praxis keine einzige Panikattacke.

ANHANG 2

PROTOKOLL ÜBER ESSEN, STIMMUNG, ENERGIE, HEISSHUNGER AUF BESTIMMTE LEBENSMITTEL UND SCHLAF

Dieses Protokoll hilft dabei besser zu verstehen, wie Stimmung, Energie, Heißhunger auf bestimmte Lebensmittel und Schlaf durch die Ernährung und die Einnahme von Nahrungsergänzungsmitteln beeinflusst werden. Es ist immer hilfreich, ein Lebensmittel-Protokoll zu führen. Und vor allem, wenn man damit experimentiert, auf bestimmte Lebensmittel zu verzichten oder sie wieder in die Ernährung aufzunehmen, wenn man neue Nahrungsergänzungsmittel einnimmt oder die Ernährung anderweitig umstellt. Halten Sie in dem Protokoll alles fest, was Sie essen und wann Sie essen. Protokollieren Sie auch die Einnahme von Nahrungsergänzungsmitteln. Die fünfte Spalte ist besonders wichtig. Hier halten Sie fest, wie Sie sich nach dem Essen oder der Einnahme von Nahrungsergänzungsmitteln fühlen, hinsichtlich Ihrer Stimmung (nervös oder ruhig, traurig oder glücklich, und so weiter), Ihrem Energie-Level, ob Sie ein Verlangen nach bestimmten Lebensmitteln verspüren und wie stark dieses ist und wie gut Sie geschlafen haben. Dabei ist es hilfreich, diese Aspekte im Laufe des Tages zu bewerten. Dafür können Sie eine Skala von 1 bis 10 verwenden, worin 10 für das Optimum steht. Zum Beispiel großartige Stimmung = 9 oder mäßige Energie = 5. Bei menstruierenden Frauen können sich Fluktuationen der Hormonwerte ebenfalls auswirken, also sollte der jeweilige Tag des Zyklus festgehalten werden (der erste Tag der Periode ist Tag 1). Schreiben Sie auch Verdauung und Stuhlgang auf.

Datum: **Tag des Zyklus:**

Zeit	Essen oder Getränke	Nahrungsergänzungs-mittel	Stimmung, Energie, Heiß-hunger auf bestimmte Le-bensmittel, Schlaf (jeweils auf einer Skala von 1–10)	Verdauung/ Stuhlgang
	Frühstück:			
	Snack:			
	Mittagessen:			
	Snack:			
	Abendessen:			
	Snack:			

INFORMATIONSQUELLEN

INFORMATIONEN UND PRODUKTE ONLINE

The Antianxiety Food Solution (www.antianxietyfoodsolution.com). Die Website dieses Buches, auf der Sie Ergebnisse neuer Studien, zusätzliche Fallstudien, zusammenfassende Checklisten zu jedem Kapitel, einen Index und zusätzliche Informationsquellen finden. Neue Informationen werden hier veröffentlicht, sobald diese verfügbar sind (auf Englisch).

Every Woman Over 29 (everywomanover29.com). Die Website meiner Ernährungsberatungs-Praxis, mit Newsletter, Programmen, Workshops, Blog und zusätzlichen Informationsquellen (auf Englisch).

LABORTESTS

Antibodies-online GmbH
antikoerper-online.de
Schloß-Rahe-Straße 15, 52072 Aachen
Bieten ELISA Kits zur Bestimmung einer Immunreaktion auf bestimmte Lebensmittel.

Cerascreen GmbH
cerascreen.de
Güterbahnhofstraße 16, 19059 Schwerin
Bieten eine Reihe verschiedener Tests an, darunter Lebensmittel-Reaktionstests, Histamin-Intoleranztests, Cortisoltests und Schwermetalltests.

HumaSense
humasense.de
Tennelbachstraße 53, 65193 Wiesbaden
Bieten Zöliakietests an.

Medivere GmbH

medivere.de

Hans-Böckler-Straße 109, 55128 Mainz

Bieten viele Tests, unter anderem für Kryptopyrrolurie, Candida-Wucherungen und Parasiten im Stuhl.

San Omega GmbH

norsan.de

Gubener Straße 47, 10243 Berlin

Bieten Tests zur Analyse der Fettsäurenwerte.

Verisana GmbH

verisana.de

Gustav-Mahler-Platz 1, 20354 Hamburg

Bieten Haarmineralanalysen, bei denen Werte der Mineralien, Spurenelemente und Schwermetalle gemessen werden.

LITERATUREMPFEHLUNGEN

Ernährungstherapie

· Blaylock, R. L. 1997. *Excitotoxins: The Taste Thaat Kills.* Santa Fe, NM: Health Press.

· Bourne, E. J., A. Brownstein und L. Garano. 2004. *Natural Relief for Anxiety: Complementary Strategies for Easing Fear, Panic, and Worry.* Oakland, CA: New Harbinger Publications.

· Braly, J. und R. Hoggan. 2002. *Dangerous Grains: Why Gluten Cereal Grains May Be Hazardous to Your Health.* New York: Penguin Putnam.

· Braverman, E. R. 2003. *The Healing Nutrients Within.* Laguna Beach, CA: Basic Health Publications.

· Campell-McBride, N. 2015. GAPS – *Gut and Psychology Syndrome: Wie Darm und Psyche sich beeinflussen.* Unimedica.

- Cass, H. und P. Holford. 2002. *Natural Highs: Feel Good All the Time.* New York: Penguin.

- Cordain, L. 2015. *Die Paläo Ernährung.* Deutscher Trainer Verlag.

- Edelman, E. 2001. *Natural Healing for Schizophrenia and Other Common Mental Disorders.* Eugene, OR: Borage Books.

- Hoffer, A. und M. Walker. 1996. *Putting It All Together: The New Orthomolecular Nutrition.* New Canaan, CT: Keats Publishing.

- Hyman, M. 2009. *The UltraMind Solution: Fixing Your Broken Brain by Healing Your Body First.* New York: Simon and Schuster.

- Jacobs, G. 1997. *Beat Candida Through Diet.* London: Random House.

- Lipski, E. 2004. *Digestive Wellness.* New York: McGraw Hill.

- Mathews-Larson, J. 2001. *Depression-Free Naturally: 7 Weeks to Eliminating Anxiety, Despair, Fatigue, and Anger from Your Life.* New York: Random House.

- McKenna, S. 2002. *The Phytogenic Hormone Solution.* New York: Random House.

- Pfeiffer, C. 1987. *Nutrition and Mental Illness.* Rochester, VT: Healing Arts Press.

- Prousky, J. E. 2006. *Anxiety: Orthomolecular Diagnosis and Treatment.* Ottawa, Ontario, Canada: CCNM Press.

- Ross, J. 2017. *Was die Seele essen will: Die Mood Cure.* Klett-Cotta.

- Ross, J. 2011. *The Diet Cure: The 8-Step Program to Rebalance Your Body Chemistry, End Food Cravings, Weight Problems, and Mood Swings—Now!* New York: Penguin.

- Schachter, M. B. 2006. *What Your Doctor May Not Tell You About Depression: The Breakthrough Integrative Approach for Effective Treatment.* New York: Wellness Central.

Essen, Kochen und Kochbücher

- Bennett, C. 2007. *Sugar Shock*. New York: Penguin Books.
- Child, J. 2009. *Julia's Kitchen Wisdom*. New York: Random House.
- Fallon, S., und M. Enig. 2016. *Das Vermächtnis unserer Nahrung*. Unimedica.
- Gittleman, A. L. 1996. *Get the Sugar Out*. New York: Random House.
- Harvard School of Public Health. 2009. How sweet is it? See how much sugar is in soda, juice, sports drinks, and energy drinks. www.hsph.harvard.edu/nutritionsource/healthy-drinks/how-sweet-is-it/index.html.
- Kirchner, B. 1995. Th*e Bold Vegetarian: 150 Innovative International Recipes*. New York: Harper Collins.
- Matthews, J. 2010. *Cooking to Heal: Nutrition and Cooking Class for Autism*. San Francisco: Healthful Living Media.
- Wood, R. 1999. Th*e New Whole Foods Encyclopedia*. New York: Penguin.

LITERATURVERZEICHNIS

- Abbey, L. C. 1982. Agoraphobia. *Journal of Orthomolecular Psychiatry* 11(4):243-259.

- Adams, P. F., G. E. Hendershot und M. A. Marano. 1999. Current estimates from the National Health Interview Survey 1996. *Vital Health Statistics* Series 10, 200:1-203.

- Addolorato, G., D. di Giuda, G. de Rossi et al. 2004. Regional cerebral hypoperfusion in patients with celiac disease. *American Journal of Medicine* 116(5):312-317.

- Addolorato, G., A. Mirijello, C. D'Angelo, L. Leggio, A. Ferrulli, L. Abenavoli et al. 2008. State and trait anxiety and depression in patients affected by gastrointestinal diseases: Psychometric evaluation of 1641 patients referred to an internal medicine outpatient setting. *International Journal of Clinical Practice* 62(7):1063-1069.

- Addolorato, G., A. Mirijello, C. D'Angelo, L. Leggio, A. Ferrulli, L. Vonghia et al. 2008. Social phobia in coeliac disease. *Scandinavian Journal of Gastroenterology* 43(4):410-415.

- Akbaraly, T. N., E. J. Brunner, J. E. Ferrie, M. G. Marmot, M. Kivimaki und A. Singh-Manoux. 2009. Dietary pattern and depressive symptoms in middle age. *British Journal of Psychiatry* 195(5):408-413.

- Alarcón de la Lastra, C., M. D. Barranco, V. Motilva und J. M. Herrerías. 2001. Mediterranean diet and health: Biological importance of olive oil. *Current Pharmaceutical Design* 7(10):933-950.

- Alexander, D. D. und C. A. Cushing. 2010. Red meat and colorectal cancer: A critical summary of prospective epidemiologic studies. *Obesity Reviews*, epub ahead of print, July 21. doi: 10.1111/j.1467-789X.2010. 00785.x

- Amarasiri, W. A. und A. S. Dissanayake. 2006. Coconut fats. *Ceylon Medical Journal* 51(2):47-51.

- Anderson, R. A., M. M. Polansky, N. A. Bryden, S. J. Bhathena und J. J. Canary. 1987. Effects of supplemental chromium on patients with symptoms of reactive hypoglycemia. *Metabolism* 36(4):351-355.

- Andrews, G., W. Hall, M. Teesson und S. Henderson. 1999. *The Mental Health of Australians*. Canberra, Australia: Mental Health Branch, Commonwealth Department of Health and Aged Care.

- Anxiety Disorders Association of America. 2010. Facts and Statistics. www.adaa.org/about-adaa/press-room/facts-statistics (aufgerufen am 14. Dezember 2010).

- Apóstolo, J. L. und K. Kolcaba. 2009. The effects of guided imagery on comfort, depression, anxiety, and stress of psychiatric inpatients with depressive disorders. *Archives of Psychiatric Nursing* 23(6):403-411.

- Armstrong, D. J., G. K. Meenagh, I. Bickle, A. S. Lee, E. S. Curran und M. B. Finch. 2007. Vitamin D deficiency is common in fibromyalgia and occurs more frequently in patients with anxiety and depression. *Clinical Rheumatology* 26(4):551-554.

- Atkinson, W., T. A. Sheldon, N. Shaath und P. J. Whorwell. 2004. Food elimination based on IgG antibodies in irritable bowel syndrome: A randomised controlled trial. *Gut* 53(10):1459-1464.

- Austin G. L., C. B. Dalton, Y. Hu, et al. 2009. Diarrhea-predominant irritable bowel syndrome. *Clinical Gastroenterology and Hepatology* 7(6):706-708.

- Avants, S. K. und A. Margolin. 1995. "Self" and addiction: The role of imagery in self-regulation. *Journal of Alternative and Complementary Medicine* 1(4):339-345.

- Badawy, A. A. 2003. Alcohol and violence and the possible role of serotonin. *Criminal Behaviour and Mental Health* 13(1):31-44.
- Baines, S., J. Powers und W. J. Brown. 2007. How does the health and well-being of young Australian vegetarian and semi-vegetarian women compare with non-vegetarians? *Public Health Nutrition* 10(5):436-442.
- Banderet, L. E. und H. R. Lieberman. 1989. Treatment with tyrosine, a neurotransmitter precursor, reduces environmental stress in humans. *Brain Research Bulletin* 22(4):759-762.
- Barker, J. M. und E. Liu. 2008. Celiac disease: Pathophysiology, clinical manifestations, and associated autoimmune conditions. *Advances in Pediatrics* 55:349-365.
- Benor, D. J., K. Ledger, L. Toussaint, G. Hett und D. Zaccaro. 2009. Pilot study of emotional freedom techniques, wholistic hybrid derived from eye movement desensitization and reprocessing and emotional freedom technique, and cognitive behavioral therapy for treatment of test anxiety in university students. *Explore* (NY) 5(6):338-340.
- Benton, D. und R. T. Donohoe. 1999. The effects of nutrients on mood. *Public Health Nutrition* 2(3A):403-409.
- Birdsall, T. C. 1998. 5-Hydroxytryptophan: A clinically-effective serotonin precursor. *Alternative Medicine Review* 3(4):271-280.
- Blaylock, R. L. 1997. *Excitotoxins: The Taste that Kills.* Santa Fe, NM: Health Press.
- Blum, K., E. R. Braverman, J. M. Holder, et al. 2000. Reward deficiency syndrome: A biogenetic model for the diagnosis and treatment of impulsive, addictive, and compulsive behaviors. *Journal of Psychoactive Drugs* 32(Suppl):i-iv, 1-112.
- Bolin, T. 2009. IBS or intolerance? *Australian Family Physician* 38(12):962-965.
- Bouchard, M. F., D. C. Bellinger, J. Weuve, et al. 2009. Blood lead levels and major depressive disorder, panic disorder, and generalized anxiety disorder in U.S. young adults. *Archives of General Psychiatry* 66(12):1313-1319.
- Bouchard, M. F., D. C. Bellinger, R. O. Wright und M. G. Weisskopf. 2010. Attention-deficit/hyperactivity disorder and urinary metabolites of organophosphate pesticides. *Pediatrics* 125(6):e1270-1277. doi: 10.1542/ peds.2009-3058.
- Bourne, E. J., A. Brownstein und L. Garano. 2004. *Natural Relief for Anxiety: Complementary Strategies for Easing Fear, Panic, and Worry.* Oakland, CA: New Harbinger Publications.
- Bradstock, M. K., M. K. Serdula, J. S. Marks et al. 1986. Evaluation of reactions to food additives: The aspartame experience. *American Journal of Clinical Nutrition* 43(3):464-469.
- Braly, J. und R. Hoggan. 2002. *Dangerous Grains: Why Gluten Cereal Grains May Be Hazardous to Your Health.* New York: Penguin Putnam.
- Braverman, E. R. 2003. *The Healing Nutrients Within.* Laguna Beach, CA: Basic Health Publications.
- Braverman, E. R. und E. Weissberg. 1987. Elevated IgE levels in patients with low whole blood histamine. *Journal of Orthomolecular Medicine* 2(4):219-220.
- Brody, S., R. Preut, K. Schommer und T. H. Schürmeyer. 2002. A randomized controlled trial of high dose ascorbic acid for reduction of blood pressure, cortisol, and subjective responses to psychological stress. *Psychopharmacology* 159(3):319-324.
- Brown, M. J., M. G. Ferruzzi, M. L. Nguyen et al. 2004. Carotenoid bio-availability is higher from salads ingested with full fat than with fat-reduced salad dressings as measured with electrochemical detection. *American Journal of Clinical Nutrition* 80(2):396-403.

- Brown, R. P. und P. L. Gerbarg. 2005. Yogic breathing in the treatment of stress, anxiety, and depression: Part II – clinical applications and guidelines. *Journal of Alternative and Complementary Medicine* 11(4):711-717.

- Bruce, M. S. und M. Lader. 1989. Caffeine abstention in the management of anxiety disorders. *Psychological Medicine* 19(1):211-214.

- Bujatti, M. und P. Riederer. 1976. Serotonin, noradrenaline, dopamine metabolites in transcendental meditation technique. *Journal of Neural Transmission* 39(3):257-267.

- Burt, C. W. und S. M. Schappert. 2004. Ambulatory care visits to physician offices, hospital outpatient departments, and emergency departments: United States 1999-2000. *Vital Health Statistics* Series 13, 157:1-70.

- Buydens-Branchey, L., M. Branchey und J. R. Hibbeln. 2008. Associations between increases in plasma n-3 polyunsaturated fatty acids following supplementation and decreases in anger and anxiety in substance abusers. *Progress in Neuro-Psychopharmacology and Biological Psychiatry* 32(2):568-575.

- Campbell-McBride, N. 2008. *Gut and Psychology Syndrome: Natural Treatment for Autism, ADD/ADHD, Dyslexia, Dyspraxia, Depression, Schizophrenia.* Cambridge, UK: Medinform Publishing.

- Campell-McBride, N. 2015. *GAPS - Gut and Psychology Syndrome: Wie Darm und Psyche sich beeinflussen.* Unimedica.

- Cannell, J. 2010. Vitamin D Council Statement on FNB Vitamin D Report. www.vitamindcouncil.org/vdc-statement-fnb-vitamin-d-report.shtml (aufgerufen am 18. Dezember 2010).

- Cassels, C. 2010. Whole diet may ward off depression and anxiety. *Medscape Medical News.* www.medscape.com/viewarticle/715239 (aufgerufen am 17. Dezember 2010).

- Cater, R. E. 1992. The clinical importance of hypochlorhydria (a consequence of chronic *Helicobacter* infection): Its possible etiological role in mineral and amino acid malabsorption, depression, and other syndromes. *Medical Hypotheses* 39(4):375-383.

- Celec, P. und M. Behuliak. 2010. Behavioural and endocrine effects of chronic cola intake. *Journal of Psychopharmacology* 24(10):1569-1572.

- Charney, D. S., G. R. Heninger und P. I. Jatlow. 1985. Increased anxiogenic effects of caffeine in panic disorders. *Archives of General Psychiatry* 42(3):233-243.

- Child, J. 2009. *Julia's Kitchen Wisdom.* New York: Random House.

- Cho, H. S., S. Kim, S. Y. Lee, J. A. Park, S. J. Kim und H. S. Chun. 2008. Protective effect of the green tea component, L-theanine on environmental toxins–induced neuronal cell death. *Neurotoxicology* 29(4):656-662.

- Clementz, G. L. und J. W. Dailey. 1988. Psychotropic effects of caffeine. *American Family Physician* 37(5):167-172.

- Cordain, L. 2015. *Die Paläo Ernährung.* Deutscher Trainer Verlag.

- Corrao, G., G. R. Corazza, V. Bagnardi et al. 2001. Mortality in patients with coeliac disease and their relatives: A cohort study. *Lancet* 358(9279):356-361.

- Corti, R., J. Perdrix, A. J. Flammer und G. Noll G. 2010. Dark or white chocolate? Cocoa and cardiovascular health. *Revue Medical Suisse* 6(239):499-500, 502-504.

- Corwin, R. L. und P. S. Grigson. 2009. Symposium overview. Food addiction: Fact or fiction? *Journal of Nutrition* 139(3):617-619.

- Crook, W. G. 1997. *The Yeast Connection and the Woman.* Jackson, TN: Professional Books.

- Dadd, D. L. 1997. *Home Safe Home: Protecting Yourself and Your Family from Everyday Toxics and Harmful Household Products.* New York: Jeremy P. Tarcher/Penguin.

- Daley, C. A., A. Abbott, P. S. Doyle, G. A. Nader und S. Larson. 2010. A review of fatty acid profiles and antioxidant content in grass-fed and grain-fed beef. *Nutrition Journal* 9:10.

- Daniel, K. T. 2003. Why broth is beautiful: Essential roles for proline, glycine, and gelatin. *Wise Traditions in Food, Farming, and the Healing Arts*, Spring, 25-36. westonaprice.org/food-features/513-why-broth-is-beautiful.html (aufgerufen am 16. Dezember 2010).

- Darlington, L., N. W. Ramsey und J. R. Mansfield. 1986. Placebo-controlled, blind study of dietary manipulation therapy in rheumatoid arthritis. *Lancet* 1(8475):236-238.

- Davidson, J. R., K. Abraham, K. M. Connor und M. N. McLeod. 2003. Effectiveness of chromium in atypical depression: A placebo-controlled trial. *Biological Psychiatry* 53(3):261-264.

- Davis, D. R. 2009. Declining fruit and vegetable nutrient composition: What is the evidence? *HortScience* 44:15-19.

- de Bloom, J., M. Kompier, S. Geurts, C. de Weerth, T. Taris und S. Sonnentag. 2009. Do we recover from vacation? Meta-analysis of vacation effects on health and well-being. *Journal of Occupational Health* 51(1):13-25.

- de Souza, M. C., A. F. Walker, P. A. Robinson und K. Bolland. 2000. A synergistic effect of a daily supplement for 1 month of 200 mg magnesium plus 50 mg vitamin B_6 for the relief of anxiety-related premenstrual symptoms: A randomized, double-blind, crossover study. *Journal of Women's Health and Gender-Based Medicine* 9(2):131-139.

- de Vendômois, J. S., D. Cellier, C. Vélot, E. Clair, R. Mesnage und G. E. Séralini. 2010. Debate on GMO's health risks after statistical findings in regulatory tests. *International Journal of Biological Sciences* 6(6):590-598.

- di Cagno, R., M. de Angelis, S. Auricchio et al. 2004. Sourdough bread made from wheat and nontoxic flours and started with selected lactobacilli is tolerated in celiac sprue patients. *Applied and Environmental Microbiology* 70(2):1088-1096.

- Druss, B. G. und R. A. Rosenheck. 2000. Use of practitioner-based complementary therapies by persons reporting mental conditions in the United States. *Archives of General Psychiatry* 57(7):708-714.

- Du, D., Y. H. Shi und G. W. Le. 2010. Microarray analysis of high-glucose diet-induced changes in mRNA expression in jejunums of C57BL/6J mice reveals impairment in digestion, absorption. *Molecular Biology Reports* 37(4):1867-1874.

- Dufault, R., B. LeBlanc, R. Schnoll et al. 2009. Mercury from chlor-alkali plants: Measured concentrations in food product sugar. *Environmental Health* 8:2.

- Duntas, L. H. 2009. Does celiac disease trigger autoimmune thyroiditis? *Nature Reviews. Endocrinology* 5(4):190-191.

- Edelman, E. 2001. *Natural Healing for Schizophrenia and Other Common Mental Disorders*. Eugene, OR: Borage Books.

- Environmental Working Group. 2010. EWG's Shopper's Guide to Pesticides. http://static. foodnews.org/pdf/EWG-shoppers-guide.pdf (aufgerufen am 9. Dezember 2010).

- Fallon, S. und M. Enig. 2016. *Das Vermächtnis unserer Nahrung*. Unimedica.

- Feldman, M., and C. T. Richardson. 1986. Role of thought, sight, smell, and taste of food in the cephalic phase of gastric acid secretion in humans. *Gastroenterology* 90(2):428-433.

- Fernstrom, J. D. 1981. Effects of the diet on brain function. *Acta Astronautica* 8(9-10):1035-1042.

- Freeman, M. P. 2010. Nutrition and psychiatry. *American Journal of Psychiatry* 167(3):244-247.

- Gaby, A. R. 2004. Recurrent candidiasis: One step forward, still backward. Editorial. *Townsend Letter*, November. townsendletter.com/Nov2004 /gabyeditorial1104.htm (aufgerufen am 6. Dezember 2010).

- Galland, L. 1985. Nutrition and candidiasis. *Journal of Orthomolecular Medicine* 14(1):50-60.

- Gershon, M. 2001. *Der kluge Bauch: die Entdeckung des zweiten Gehirns.* Goldmann.

- Gittleman, A. L. 1998. *Before the Change: Taking Charge of Your Perimenopause.* San Francisco: Harper Collins.

- Goodwin, R. D., P. M. Lewinsohn und J. R. Seeley. 2005. Cigarette smoking and panic attacks among young adults in the community: The role of parental smoking and anxiety disorders. *Biological Psychiatry* 58(9):686-693.

- Gottschall, E. G. *Morbus Crohn und Colitis ulcerosa: Endlich neue Chancen durch reizarme Ernährung: Wie die „Spezielle Kohlenhydrat-Diät" Ihnen helfen kann.* Stuttgart: MVS Medizinverlage Stuttgart, 2., überarb. Aufl., 2004.

- Greden, J. F. 1974. Anxiety or caffeinism: A diagnostic dilemma. *American Journal of Psychiatry* 131(10):1089-1092.

- Haag, M. 2003. Essential fatty acids and the brain. *Canadian Journal of Psychiatry* 48(3):195-203.

- Hallert, C., M. Svensson, J. Tholstrup und B. Hultberg. 2009. Clinical trial: B vitamins improve health in coeliac patients living on a gluten-free diet. *Alimentary Pharmacology and Therapeutics* 29(8):811-816.

- Hamer, H. M., D. Jonkers, K. Venema, S. Vanhoutvin, F. J. Troost und R. J. Brummer. 2008. Review article: the role of butyrate on colonic function. *Alimentary Pharmacology and Therapeutics* 27(2):104-119.

- Harp, M. J. und L. W. Fox. 1990. Correlations of the physical symptoms of hypoglycemia with the psychological symptoms of anxiety and depression. *Journal of Orthomolecular Medicine* 5(1):8-10.

- Harvard School of Public Health. 2009. How sweet is it? See how much sugar is in soda, juice, sports drinks, and energy drinks. www.hsph. harvard.edu/nutritionsource/healthy-drinks/ how-sweet-is-it/index. html (aufgerufen am 10. Dezember 2010).

- Hausch, F., L. Shan, N. A. Santiago, G. M. Gray und C. Khosla. 2002. Intestinal digestive resistance of immunodominant gliadin peptides. *American Journal of Physiology* Gastrointestinal and Liver Physiology 283(4):G996-1003.

- Hawrelak, J. A. und S. P. Myers. 2004. The causes of intestinal dysbiosis: A review. *Alternative Medical Review* 9(2):180-197.

- Head, K. A. und G. S. Kelly. 2009. Nutrients and botanicals for treatment of stress: Adrenal fatigue, neurotransmitter imbalance, anxiety, and restless sleep. *Alternative Medicine Review* 14(2):114-140.

- Heleniak, E. P. und S. W. Lamola. 1986. A new prostaglandin disturbance syndrome in schizophrenia: Delta-6-pyroluria. *Medical Hypotheses* 19(4):333-338.

- Heseker, H., W. Kübler, V. Pudel und J. Westenhöffer. 1992. Psychological disorders as early symptoms of a mild-to-moderate vitamin deficiency. *Annals of the New York Academy of Sciences* 669:352-357.

- Hoehn-Saric, R. 1982. Neurotransmitters in anxiety. *Archives of General Psychiatry* 39(6):735-742.

- Hoffer, A. 1995. The discovery of kryptopyrrole and its importance in diagnosis of biochemical imbalances in schizophrenia and in criminal behavior. *Journal of Orthomolecular Medicine* 10(1):3-7.

- Hoffer, A. und M. Walker. 1996. *Putting It All Together: The New Orthomolecular Nutrition.* New Canaan, CT: Keats Publishing.

- Hudson, C., S. Hudson und J. MacKenzie. 2007. Protein-source tryptophan as an efficacious treatment for social anxiety disorder: A pilot study. *Canadian Journal of Physiological Pharmacology* 85(9):928-932.

- Hulley, S. B., J. M. Walsh und T. B. Newman. 1992. Health policy on blood cholesterol: Time to change directions. *Circulation* 86(3):1026-1029. Humphries, P., E. Pretorius und H. Naudé. 2008. Direct and indirect cellular effects of aspartame on the brain. *European Journal of Clinical Nutrition* 62(4):451-462.

- Hyman, M. 2009. *The UltraMind Solution: Fixing Your Broken Brain by Healing Your Body First.* New York: Simon and Schuster.

- Ifland, J. R., H. G. Preuss, M. T. Marcus et al. 2009. Refined food addiction: A classic substance use disorder. *Medical Hypotheses* 72(5):518-526.

- Jacka, F. N., J. A. Pasco, A. Mykletun, L. J. Williams, A. M. Hodge et al. 2010. Association of Western and traditional diets with depression and anxiety in women. *American Journal of Psychiatry* 167(3):305-311.

- Jacka, F. N., J. A. Pasco, A. Mykletun, L. J. Williams, G. C. Nicholson et al. 2010. Diet quality in bipolar disorder in a population-based sample of women. *Journal of Affective Disorders*, epub ahead of print, September 30. doi: 10.1016/j.jad.2010.09.004.

- Jackson, J. A., H. D. Riordan, R. Hunninghake und C. Revard. 1999. *Candida albicans:* The hidden infection. *Journal of Orthomolecular Medicine* 14(4):198-200.

- Jackson, J. A., H. D. Riordan, S. Neathery und C. Revard. 1998. Histamine levels in health and diseases. *Journal of Orthomolecular Medicine* 13(4):236-240.

- Jacobs, G. 1997. *Beat Candida Through Diet.* London: Random House.

- Johnson, R. K., L. J. Appel, M. Brands, et al. 2009. Dietary sugars intake and cardiovascular health: A scientific statement from the American Heart Association. *Circulation* 120(11):1011-1020.

- Jolanda, M., R. A. Verheij, S. de Vries, P. Spreeuwenberg, F. G. Schellevis und P. P. Groenewegen. 2009. Morbidity is related to a green living environment. *Journal of Epidemiology and Community Health* 63(12):967-973.

- Jones, P. J. 2009. Dietary cholesterol and the risk of cardiovascular disease in patients: A review of the Harvard Egg Study and other data. *International Journal of Clinical Practice* Supplement 163:1-8, 28-36.

- Juliano, L. M. und R. R. Griffiths. 2004. A critical review of caffeine withdrawal: Empirical validation of symptoms and signs, incidence, severity, and associated features. *Psychopharmacology* 176(1):1-29.

- Kahn, R. S., H. G. Westenberg, W. Verhoeven et al. 1987. Effect of a serotonin precursor and uptake inhibitor in anxiety disorders: A double-blind comparison of 5-hydroxytryptophan, clomipramin, and placebo. *International Clinical Psychopharmacology* 2(1):33-45.

- Kalaydjian, A. E., W. Eaton, N. Cascella und A. Fasano. 2006. The gluten connection: the association between schizophrenia and celiac disease. *Acta Psychiatrica Scandinavica* 113(2):82-90.

- Kessler, R. C., J. Soukup, R. B. Davis et al. 2001. The use of complementary and alternative therapies to treat anxiety and depression in the United States. *American Journal of Psychiatry* 158(2):289-294.

- Ketcham, K. und L. A. Mueller. 1983. *Eating Right to Live Sober.* Seattle: Madrona Publishers.
- Kidd, R. F. 2000. Results of dental amalgam removal and mercury detoxification using DMPS and neural therapy. *Alternative Therapies in Health and Medicine* 6(4):49-55.
- Kim, J. H., D. Desor, Y. T. Kim et al. 2007. Efficacy of alphas1-casein hydrolysate on stress-related symptoms in women. *European Journal of Clinical Nutrition* 61(4):536-541.
- Kimura, K., M. Ozeki, L. R. Juneja und H. Ohira. 2007. L-theanine reduces psychological and physiological stress responses. *Biological Psychology* 74(1):39-45.
- King, D. S. 1984. Psychological and behavioral effects of food and chemical exposure in sensitive individuals. *Nutrition and Health* 3(3):137-151.
- King, T. S., M. Elia und J. O. Hunter. 1998. Abnormal colonic fermentation in irritable bowel syndrome. *Lancet* 352:1187-1189.
- Kirchner, B. 1995. *The Bold Vegetarian: 150 Innovative International Recipes.* New York: Harper Collins.
- Kolahdooz, F., J. C. van der Pols, C. J. Bain et al. 2010. Meat, fish, and ovarian cancer risk: Results from 2 Australian case-control studies, a systematic review, and meta-analysis. *American Journal of Clinical Nutrition* 91(6):1752-1763.
- Lajous, M., M. C. Boutron-Ruault, A. Fabre, F. Clavel-Chapelon und I. Romieu. 2008. Carbohydrate intake, glycemic index, glycemic load, and risk of postmenopausal breast cancer in a prospective study of French women. *American Journal of Clinical Nutrition* 87(5):1384-1391.
- Lake, J. 2007. *Textbook of Integrative Mental Health.* New York: Thieme Medical.
- Lansdowne, A. T. und S. C. Provost. 1998. Vitamin D3 enhances mood in healthy subjects during winter. *Psychopharmacology* 135(4):319-323.
- Lara, D. R. 2010. Caffeine, mental health, and psychiatric disorders. *Journal of Alzheimer's Disease* 20(Suppl. 1):S239-248.
- Lehnert, H. und R. J. Wurtman. 1993. Amino acid control of neurotransmitter synthesis and release: Physiological and clinical implications. *Psychotherapy and Psychosomatics* 60(1):18-32.
- Levi, L. 1967. The effect of coffee on the function of the sympatho-adrenomedullary system in man. *Acta Medica Scandinavica* 181(4):431-438.
- Lewis, S. J. und K. W. Heaton. 1997. Stool form scale as a useful guide to intestinal transit time. *Scandinavian Journal of Gastroenterology* 32(9):920-924.
- Lipski, E. 2004. *Digestive Wellness.* New York: McGraw Hill.
- Lord, R. S. und J. A. Bralley (Hrsg.). 2008. *Laboratory Evaluations for Integrative and Functional Medicine.* Duluth, GA: Metametrix Institute.
- Lydiard, R. B. 2001. Irritable bowel syndrome, anxiety, and depression: What are the links? *Journal of Clinical Psychiatry* 62(Suppl. 8):38-45; discussion 46-47.
- ——. 2003. The role of GABA in anxiety disorders. *Journal of Clinical Psychiatry* 64(3):21-27.
- Macht, M. und D. Dettmer. 2006. Everyday mood and emotions after eating a chocolate bar or an apple. *Appetite* 46(3):332-336.
- Maddock, R. J., C. S. Carter und D. W. Gietzen. 1991. Elevated serum lactate associated with panic attacks induced by hyperventilation. *Psychiatry Research* 38(3):301-311.
- Maron, E., I. Toru, V. Vasar und J. Shlik. 2004. The effect of 5-hydroxy-tryptophan on cholecystokinin-4-induced panic attacks in healthy volunteers. *Journal of Psychopharmacology* 18(2):194-199.

- Marriott, P. F., K. M. Greenwood und S. M. Armstrong. 1994. Seasonality in panic disorder. *Journal of Affective Disorders* 31(2):75-80.
- Maskarinec, G. 2009. Cancer protective properties of cocoa: A review of the epidemiologic evidence. *Nutrition and Cancer* 61(5):573-579.
- Mathews-Larson, J. 2001. *Depression-Free Naturally: 7 Weeks to Eliminating Anxiety, Despair, Fatigue, and Anger from Your Life.* New York: Random House.
- McCarty, M. 2000. High-dose pyridoxine as an "anti-stress" strategy. *Medical Hypotheses* 54(5):803-807.
- McGinnis, W. R., T. Audhya, W. J. Walsh et al. 2008a. Discerning the mauve factor, part 1. *Alternative Therapies in Health and Medicine* 14(2):40-50.
- ———. 2008b. Discerning the mauve factor, part 2. *Alternative Therapies in Health and Medicine* 14(3):56-62.
- McKenna, S. 2002. *The Phytogenic Hormone Solution.* New York: Random House.
- Mearns, J., J. Dunn und P. R. Lees-Haley. 1994. Psychological effects of organophosphate pesticides: A review and call for research by psychologists. *Journal of Clinical Psychology* 50(2):286-294.
- Mebane, A. H. 1984. L-glutamine and mania. *American Journal of Psychiatry* 141(10):1302-1303.
- MedlinePlus. 2009. Caffeine in the diet. www.nlm.nih.gov/medlineplus/ ency/article/002445. htm (aufgerufen am 6. Dezember 2010).
- Micha, R., S. K. Wallace und D. Mozaffarian. 2010. Red and processed meat consumption and risk of incident coronary heart disease, stroke, and diabetes mellitus: A systematic review and meta-analysis. *Circulation* 121(21):2271-2283.
- Miller, A. L. 1999. Therapeutic considerations of L-glutamine: A review of the literature. *Alternative Medicine Review* 4(4):239-248.
- Möhler, H., P. Polc, R. Cumin, L. Pieri und R. Kettler. 1979. Nicotinamide is a brain constituent with benzodiazepine-like actions. *Nature* 278(5704):563-565.
- Monteiro, M. G., M. A. Schuckit und M. Irwin. 1990. Subjective feelings of anxiety in young men after ethanol and diazepam infusions. *Journal of Clinical Psychiatry* 51(1):12-16.
- Mulligan, G. B. und A. Licata. 2010. Taking vitamin D with the largest meal improves absorption and results in higher serum levels of 25-hydroxyvitamin D. *Journal of Bone and Mineral Research* 25(4):928-930.
- Murooka, Y. und M. Yamshita. 2008. Traditional healthful fermented products of Japan. *Journal of Industrial Microbiology and Biotechnology* 35(8):791-798.
- Murray, M. T. und J. E. Pizzorno. 1998. *Encyclopedia of Natural Medicine.* Roseville, CA: Prima Publishing.
- Naiyer, A. J., J. Shah, L. Hernandez et al. 2008. Tissue transglutaminase antibodies in individuals with celiac disease bind to thyroid follicles and extracellular matrix and may contribute to thyroid dysfunction. *Thyroid* 18(11):1171-1178.
- Nathan, R. A. 2007. The burden of allergic rhinitis. *Allergy and Asthma Proceedings* 28(1):3-9.
- National Coffee Association. 2009. *2009 National Coffee Drinking Trends.* New York: National Coffee Association. Statistics cited in an online press release, available at www.ncausa.org/ custom/headlines/headline-details.cfm?id=691&returnto=171 (Aufgerufen am 15. Dezember 2010).

- National Sleep Foundation. 2009. 2009 Health and Safety Sleep in America Polls. www. sleepfoundation.org/article/sleep-america-polls/2009-health-and-safety (aufgerufen am 17. Dezember 2010).

- Nutt, D. J. 2001. Neurobiological mechanisms in generalized anxiety disorder. *Journal of Clinical Psychiatry* 62(Suppl 11):22-27; discussion 28.

- O'Carroll, R. E., G. Masterton, N. Dougall, K. P. Ebmeier und G. M. Goodwin. 1995. The neuropsychiatric sequelae of mercury poisoning: e Mad Hatter's disease revisited. *British Journal of Psychiatry* 167(1):95-98.

- Palatnik, A., K. Frolov, M. Fux und J. Benjamin. 2001. Double-blind, controlled, crossover trial of inositol versus fluvoxamine for the treatment of panic disorder. *Journal of Clinical Psychopharmacology* 21(3):335-339.

- Pelton, R., J. B. LaValle und E. B. Hawkins. 2001. *Drug-Induced Nutrient Depletion Handbook.* Hudson, OH: Lexi-Comp.

- Perez-Rodriguez, M. M., E. Baca-Garcia, C. Diaz-Sastre et al. 2008. Low serum cholesterol may be associated with suicide attempt history. *Journal of Clinical Psychiatry* 69(12):1920-1927.

- Petruzzello, S. J., D. M. Landers, B. D. Hatfield, K. A. Kubitz und W. D. Salazar. 1991. A meta-analysis on the anxiety-reducing effects of acute and chronic exercise. *Sports Medicine* 11(3):143-182.

- Pfeiffer, C. 1987. *Nutrition and Mental Illness.* Rochester, VT: Healing Arts Press.

- Pfeiffer, C., A. Sohler, C. H. Jenney und V. Iliev. 1974. Treatment of pyroluric schizophrenia (malvaria) with large doses of pyridoxine and a dietary supplement of zinc. *Journal of Orthomolecular Psychiatry* 3(4):292-300.

- Pilkington, K., G. Kirkwood, H. Rampes, M. Cummings und J. Richardson. 2007. Acupuncture for anxiety and anxiety disorders: A systematic literature review. *Acupuncture in Medicine* 25(1-2):1-10.

- Pitozzi, V., M. Jacomelli, M. Zaid et al. 2010. Effects of dietary extra-virgin olive oil on behaviour and brain biochemical parameters in ageing rats. *British Journal of Nutrition* 103(11):1674-1683.

- Pizzorno, J. E. und M. T. Murray. 2000. *Textbook of Natural Medicine.* London: Harcourt.

- Potocki, P. und K. Hozyasz. 2002. Psychiatric symptoms and coeliac disease [Artikel in polnischer Sprache]. *Psychiatria Polska* 36(4):567-578.

- Prasad, A. S. 1985. Clinical manifestations of zinc deficiency. *Annual Revue of Nutrition* 5:341-363.

- Preis, S. R., M. J. Stampfer, D. Spiegelman, W. C. Willett und E. B. Rimm. 2010. Lack of association between dietary protein intake and risk of stroke among middle-aged men. *American Journal of Clinical Nutrition* 91(1):39-45.

- Prousky, J. E. 2004. Niacinamide's potential role in alleviating anxiety with its benzodiazepine-like properties: A case report. *Journal of Orthomolecular Medicine* 19(2):104-110.

- ——. 2006. *Anxiety: Orthomolecular Diagnosis and Treatment.* Ottawa, Ontario, Canada: CCNM Press.

- Pynnönen, P., E. Isometsä, E. Aronen, M. Verkasalo, E. Savilahti und V. Aalberg. 2004. Mental disorders in adolescents with celiac disease. *Psychosomatics* 45:325-335.

- Pynnönen, P., E. Isometsä, M. Verkasalo, et al. 2005. Gluten-free diet may alleviate depressive and behavioural symptoms in adolescents with coeliac disease: A prospective follow-up case-series study. *BMC Psychiatry* 5:14.

- Ralston, N. V. und L. J. Raymond. 2010. Dietary selenium's protective effects against methyl-mercury toxicity. *Toxicology* 278(1):112-123.
- Ramsden, C. E., K. R. Faurot, P. Carrera-Bastos, L. S. Sperling, M. de Lorgeril und L. Cordain. 2009. Dietary fat quality and coronary heart disease prevention: A unified theory based on evolutionary, historical, global, and modern perspectives. *Current Treatment Options in Cardiovascular Medicine* 11(4):289-301.
- Rao, A. V., A. C. Bested, T. M. Beaulne et al. 2009. A randomized, double-blind, placebo-controlled pilot study of a probiotic in emotional symptoms of chronic fatigue syndrome. *Gut Pathogens* 1(1):6.
- Rho, K. H., S. H. Han, K. S. Kim und M. S. Lee. 2006. Effects of aromatherapy massage on anxiety and self esteem in Korean elderly women: A pilot study. *International Journal of Neuroscience* 116(12):1447-1455.
- Rippere, V. 1984. Some varieties of food intolerance in psychiatric patients: An overview. *Nutrition and Health* 3(3):125-136.
- Rogers, C. E., L. K. Larkey und C. Keller. 2009. A review of clinical trials of tai chi and qigong in older adults. *Western Journal of Nursing Research* 31(2):245-279.
- Ross, J. 2017. *Was die Seele essen will: Die Mood Cure.* Klett-Cotta.
- ———. 2006. Urinary neurotransmitter testing: Problems and alternatives. *Townsend Letter,* October. www.dietcure.com/urinetesting.pdf (aufgerufen am 27. Dezember 2010).
- ———. 2011. *The Diet Cure: The 8-Step Program to Rebalance Your Body Chemistry, End Food Cravings, Weight Problems, and Mood Swings— Now!* New York: Penguin
- Ruxton, C. 2010. Recommendations for the use of eggs in the diet. *Nursing Standard* 24(37):47-55.
- Ruzzin, J., R. Petersen, E. Meugnier et al. 2010. Persistent organic pollutant exposure leads to insulin resistance syndrome. *Environmental Health Perspectives* 118(4):465-471.
- Sanchez, A., J. L. Reeser, H. S. Lau et al. 1973. Role of sugars in human neutrophilic phagocytosis. *American Journal of Clinical Nutrition* 261(11):1180-1184.
- Sanchez-Villegas, A., L. Verberne, J. De Irala, et al. 2011. Dietary fat intake and the risk of depression: The SUN Project. *PLoS One* 6(1):e16268.
- Sanchez-Villegas, A., M. Delgado-Rodriguez, A. Alonso, et al. 2009. Association of the Mediterranean dietary pattern with the incidence of depression. *Archives of General Psychiatry* 66(10):1090-1098.
- Schmidt, M. H., P. Möcks, B. Lay, et al. 1997. Does oligoantigenic diet influence hyperactive/conduct-disordered children: A controlled trial. *European Child and Adolescent Psychiatry* 6(2):88-95.
- Schnoll, R., D. Burshteyn und J. Cea-Aravena. 2003. Nutrition in the treatment of attention-deficit hyperactivity disorder: A neglected but important aspect. *Applied Psychophysiology and Biofeedback* 28(1):63-75.
- Schwartz, T. L., N. Nihalani, S. Jindal, S. Virk und N. Jones. 2004. Psychiatric medication–induced obesity: A review. *Obesity Reviews* 5(2):115-121.
- Seelig, M. S. 1994. Consequences of magnesium deficiency on the enhancement of stress reactions: Preventive and therapeutic implications (a review). *Journal of the American College of Nutrition* 13(5):429-446.
- Setzer, W. N. 2009. Essential oils and anxiolytic aromatherapy. *Natural Product Communications* 4(9):1305-1316.

- Shakib, F., H. Morrow-Brown, A. Phelps und R. Redhead. 2006. Study of IgG sub-class antibodies in patients with milk intolerance. *Clinical and Experimental Allergy* 16(5):451-458.
- Shannahoff-Khalsa, D. S. 2004. An introduction to Kundalini yoga meditation techniques that are specific for the treatment of psychiatric disorders. *Journal of Alternative and Complementary Medicine* 10(1):91-101.
- Silk, D. B., A. Davis, J. Vulevic, G. Tzortzis und G. R. Gibson. 2009. Clinical trial: The effects of a trans-galactooligosaccharide prebiotic on faecal microbiota and symptoms in irritable bowel syndrome. *Alimentary Pharmacology and Therapeutics* 29(5):508-518.
- Skaer, T. L., D. A. Sclar und L. M. Robison. 2008. Trend in anxiety disorders in the USA 1990-2003. *Primary Care and Community Psychiatry* 13(1):1-7.
- Smoller, J. W., M. H. Pollack, S. Wassertheil-Smoller et al. 2007. Panic attacks and risk of incident cardiovascular events among postmenopausal women in the Women's Health Initiative Observational Study. *Archives of General Psychiatry* 64(10):1153-1160.
- Stahl, L. A., D. P. Begg, R. S. Weisinger und A. J. Sinclair. 2008. The role of omega-3 fatty acids in mood disorders. *Current Opinion in Investigational Drugs* 9(1):57-64.
- Stanhope, K. L. und P. J. Havel. 2010. Fructose consumption: Recent results and their potential implications. *Annals of the New York Academy of Sciences* 1190(1):15-24.
- Stiefel, F. und D. Stagno. 2004. Management of insomnia in patients with chronic pain conditions. *CNS Drugs* 18(5):285-296.
- Stitt, B. 2002. *Impact of Fresh, Healthy Foods on Learning and Behavior* (DVD). Manitowoc, WI: Natural Press.
- Strauss-Blasche, G., C. Ekmekcioglu und W. Marktl. 2000. Does vacation enable recuperation? Changes in well-being associated with time away from work. *Occupational Medicine* 50(3):167-172.
- Streeter, C. C., J. E. Jensen, R. M. Perlmutter et al. 2007. Yoga asana sessions increase brain GABA levels: A pilot study. *Journal of Alternative and Complementary Medicine* 13(4):419-426.
- Suarez, E. C. 1999. Relations of trait depression and anxiety to low lipid and lipoprotein concentrations in healthy young adult women. *Psychosomatic Medicine* 61(3):273-279.
- Tanskanen, A., J. R. Hibbeln, J. Tuomilehto et al. 2001. Fish consumption and depressive symptoms in the general population in Finland. *Psychiatric Services* 52(4):529-531.
- Tkachuk, G. A. und G. L. Martin. 1999. Exercise therapy for patients with psychiatric disorders: Research and clinical implications. *Professional Psychology: Research and Practice* 30(3):275-282.
- Tsaluchidu, S., M. Cocchi, L. Tonello und B. K. Puri. 2008. Fatty acids and oxidative stress in psychiatric disorders. *BMC Psychiatry* 17(8, Suppl. 1):S5.
- Uspenskii, I. P. und E. V. Balukova. 2009. Pathomorphosis of anxiety disorder in patients with intestinal dysbiosis. *Experimental and Clinical Gastroenterology* 7:91-96.
- Vally, H. und P. J. Thompson. 2003. Allergic and asthmatic reactions to alcoholic drinks. *Addiction Biology* 8(1):3-11.
- van Mill, J. G., W. J. Hoogendijk, N. Vogelzangs, R. van Dyck und B. W. Penninx. 2010. Insomnia and sleep duration in a large cohort of patients with major depressive disorder and anxiety disorders. *Journal of Clinical Psychiatry* 71(3):239-246.
- Wallwork, J. C. 1987. Zinc and the central nervous system. *Progress in Food and Nutrition Science* 11(2):203-247.

· Walsh, W. J. 1991. Biochemical treatment: Medicines for the next century. *NOHA News* 16(3):2-4.

· Walters, K., G. Rait, I. Petersen, R. Williams und I. Nazareth. 2008. Panic disorder and risk of new onset coronary heart disease, acute myocardial infarction, and cardiac mortality: Cohort study using the general practice research database. *European Heart Journal* 29(24):2981-2988.

· Wells, A. S., N. W. Read, J. D. Laugharne und N. S. Ahluwalia. 1998. Alterations in mood after changing to a low-fat diet. *British Journal of Nutrition* 79(1):23-30.

· Werbach, M. R. 1999. *Nutritional Influences on Mental Illness.* Tarzana, CA: Third Line Press.

· West, R. und P. Hajek. 1997. What happens to anxiety levels on giving up smoking? *American Journal of Psychiatry* 154(11):1589-1592.

· Westen, D. und K. A. Morrison. 2001. A multidimensional meta-analysis of treatments for depression, panic, and generalized anxiety disorder: An empirical examination of the status of empirically supported therapies. *Journal of Consulting and Clinical Psychology* 69(6):875-899.

· Westover, A. N. und L. B. Marangell. 2002. A cross-national relationship between sugar consumption and major depression? *Depression and Anxiety* 16(3):118-120.

· Wood, R. 1999. *The New Whole Foods Encyclopedia.* New York: Penguin. Wynd, C. A. 2005. Guided health imagery for smoking cessation and longterm abstinence. Journal of Nursing Scholarship 37(3):245-250.

· Yang, Q. 2010. Gain weight by "going diet"? Artificial sweeteners and the neurobiology of sugar cravings: Neuroscience 2010. *Yale Journal of Biology and Medicine* 83(2):101-108.

· Yang, Y. J., S. J. Nam, G. Kong und M. K. Kim. 2010. A case-control study on seaweed consumption and the risk of breast cancer. *British Journal of Nutrition* 103(9):1345-1353.

· Zang, D. X. 1991. A self body double-blind clinical study of L-tryptophan and placebo in treated neurosis. *Chinese Journal of Neurology and Psychiatry* 24(2):77-80, 123-124.

BEZUGSQUELLEN

Die meisten der im Buch erwähnten Produkte wie Amaranth, Ghee, Kokosöl oder verschiedene Gewürze sind in gängigen Naturkostläden erhältlich.

Sie können sie auch direkt über unseren Online-Shop www.unimedica.de in der Kategorie „Gesunde Ernährung" erhalten. Dort finden Sie ein großes Sortiment an Naturkostprodukten, u. a. auch seltene Produkte wie Sacha inchi.

Auch Bio-Proteinpulver, Nahrungsergänzungsmittel und viele Superfoods sind dort erhältlich.

DANK

Vielen Dank an die folgenden unabhängigen Gutachter: Bonnie Fisk-Hayden (MS), Elizabeth Lipski (PhD, CCN), Karla Maree (CNC), James Lake (MD), Joan Mathews-Larson (PhD), Mikell Susanne Parsons (DC), Julia Ross (MA) und Michael Schachter (MD, CNS).

Vielen Dank an meine wunderbare Lektorin Jasmine Star.

Vielen Dank an alle, die hinter den Kulissen gewirkt und zu diesem Endergebnis beigetragen haben.

Vielen Dank an meine Mutter, die mir sehr beim ersten Tippen geholfen hat – und vielen Dank, dass du uns vollwertig ernährt hast!

Vielen Dank nicht zuletzt an meinen wunderbaren Ehemann Brad: für deine Liebe und deine Unterstützung, dafür, dass du mich jeden Tag zum Lachen bringst, und für all den Spaß, den wir gemeinsam haben.

ÜBER DIE AUTORIN

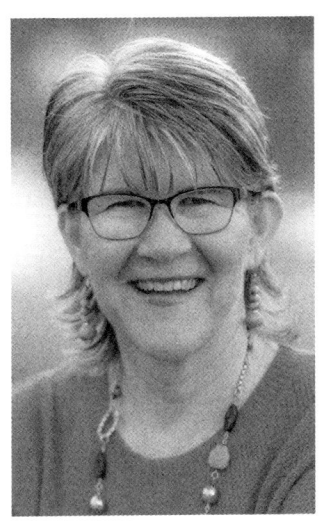

Trudy Scott ist zertifizierte Ernährungs-
beraterin und konzentriert sich in ihrer
Praxis auf den Zusammenhang zwischen
Essen, der psychischen Verfassung und
Gesundheit von Frauen. Sie hält viele
Vorträge, sowohl auf live-Veranstaltun-
gen als auch in Webinaren. Sie ist Vorsit-
zende der *National Association of Nutrition
Professionals* und Mitglied der *Anxiety Dis-
orders Association of America*, der *Alliance for
Addiction Solutions* und der *National Alliance
on Mental Illness*. Sie lebt in der Nähe von
Sacramento (Kalifornien).

Der Autor des Vorwortes, **Dr. James Lake**, ist Vorsitzender des *Network
of Integrative Mental Health* und Autor von *Textbook of Integrative Mental
Health Care*. Er lebt in Carmel (Kalifornien).

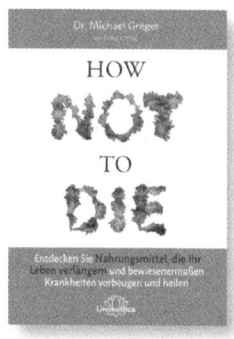

Dr. Michael Greger

HOW NOT TO DIE

Entdecken Sie Nahrungsmittel, die Ihr Leben verlängern und bewiesenermaßen Krankheiten vorbeugen und heilen

512 Seiten, geb., € 24,80

Dr. Michael Greger, international renommierter Arzt, Ernährungswissenschaftler und Gründer des Online-Informationsportals Nutritionfacts.org, lüftet in seinem weltweit außergewöhnlich erfolgreichen Bestseller das am besten gehütete Geheimnis der Medizin: Wenn die Grundbedingungen stimmen, kann sich der menschliche Körper selbst heilen.

In *How Not To Die* analysiert Greger die häufigsten 15 Todesursachen der westlichen Welt, zu denen z. B. Herzerkrankungen, Krebs, Diabetes, Bluthochdruck und Parkinson zählen, und erläutert auf Basis der neuesten wissenschaftlichen Forschungsergebnisse, wie diese verhindert, in ihrer Entstehung aufgehalten oder sogar rückgängig gemacht werden können. Darüber hinaus erklärt er auf verständliche und enorm fesselnde, aber stets wissenschaftlich fundierte Weise, welche Lebensmittel besonders wertvoll und gesund für die verschiedenen Organe und Funktionen des menschlichen Körpers sind, und wie diese am besten kombiniert und verzehrt werden können. Sein »Tägliches Dutzend« fasst in einer so übersichtlichen wie praktischen Checkliste alle die Lebensmittel zusammen, die eine optimale Gesundheit unterstützen.

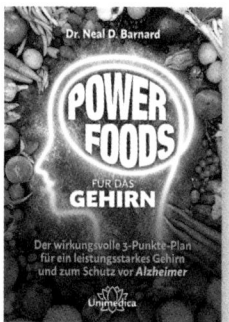

Dr. Neal D. Barnard

POWERFOODS FÜR DAS GEHIRN

Der wirkungsvolle 3-Punkte-Plan für ein leistungsstarkes Gehirn und zum Schutz vor Alzheimer

327 Seiten, geb., € 24,80

Jeder weiß, dass gesundes Essen unverzichtbar für einen gesunden Körper ist. Doch wissen Sie auch, dass Sie mit Essen Ihr Gehirn wirksam schützen und wesentlich leistungsfähiger machen können?

Der international renommierte Arzt, Wissenschaftler und Bestseller-Autor Dr. Neal Barnard präsentiert in diesem bahnbrechenden Buch die aktuellsten Forschungsergebnisse und verrät, mit welchen Lebensmitteln Sie Ihr Gedächtnis stärken, Ihre Denk-, Reaktions- und Problemlösungsfähigkeit verbessern und gleichzeitig das Risiko für Alzheimer, Schlaganfälle und andere ernste Risiken deutlich verringern können. Zusätzlich klärt Dr. Barnard darüber auf, welche Lebensmittel Ihrem Gehirn weitaus mehr schaden als nutzen. Mit seinem effektiven 3-Punkte-Plan können Sie die Theorie einfach und leicht in die Praxis umsetzen und Ihrem Gehirn eindrucksvoll auf die Sprünge helfen.

POWERFOODS Für Das Gehirn enthält einen Menüplan mit köstlichen Rezepten wie Heidelbeer-Buchweizen-Pfannkuchen, herzhafte Portobello-Burger und saftige Brombeerriegel, die nur die gesündesten Zutaten enthalten. Außerdem sind Strategien zur Minimierung gesundheitlicher Risiken und leicht in den Alltag integrierbare Übungen zur Stärkung des Gehirns und Verbesserung des Gedächtnisses zu finden.

Mit diesem Buch schärfen Sie nicht nur Ihren Geist und Ihr Gedächtnis, sondern tun auch Ihrem Körper und Ihrer allgemeinen Gesundheit enorm viel Gutes.

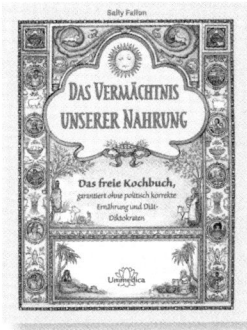

Sally Fallon

DAS VERMÄCHTNIS UNSERER NAHRUNG

Das freie Kochbuch, garantiert ohne politisch korrekte Ernährung und Diät-Diktokraten

544 Seiten, geb., € 34,–

Sally Fallon, die bekannte Ernährungsforscherin und Gründerin der Weston A. Price Foundation, vermittelt in ihrem Werk eine überraschende Botschaft: Tierische Fette und Cholesterin sind keine Übeltäter, sondern essenzielle Bestandteile der Ernährung. Sie sind für normales Wachstum, Gehirn- und Nervenfunktionen, Schutz vor Krankheiten und als Energiespender notwendig.

Das Vermächtnis unserer Nahrung ist ein Klassiker und wurde in den USA bereits über 600.000 mal verkauft. Sally Fallon wendet sich darin bewusst gegen politisch korrekte Ernährung und empfiehlt naturbelassene Nahrungsmittel wie die oft verpönte Butter, Eier, Rohmilch, Fleisch aus Weidetierhaltung und andere nährstoffreiche Lebensmittel wie die über enorme Heilkraft verfügenden Knochenbrühen.

Das Werk vereint in über 700 köstlichen Rezepten die Weisheit unserer Vorfahren mit den neuesten Forschungsergebnissen. Es verrät uns, warum Getreide und Hülsenfrüchte eine spezielle Zubereitung erfordern, um aus ihnen den optimalen Nutzen zu ziehen, wie gesättigte Fettsäuren das Herz schützen und eine ballaststoffreiche und fettarme Ernährung zu Vitamin- und Mineralstoffmangel führen kann.

Ein wahrer Kochbuch-Schatz, unterhaltsam, lehrreich und nährend für Körper und Seele.

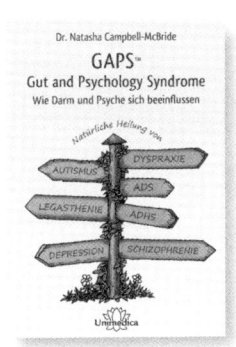

Dr. Natasha Campbell-McBride

GAPS – GUT AND PSYCHOLOGY SYNDROME

Wie Darm und Psyche sich beeinflussen
Natürliche Heilung von Autismus, Dyspraxie, ADS, Legasthenie, ADHS, Depression und Schizophrenie

512 Seiten, geb., € 26,–

Die GAPS-Diät ist das legendäre Ernährungsprogramm für verschiedenste Formen von Autismus, ADHS, Lernstörungen, Depressionen und Schizophrenie. Die Ärztin Dr. Natasha Campbell-McBride entdeckte in jahrelanger Forschungsarbeit den direkten Zusammenhang zwischen psychischen Störungen, unserer Ernährung und dem Verdauungssystem. Viele der Betroffenen haben Essstörungen, ernähren sich einseitig und leiden unter einer kranken Darmflora.

Dr. Campbell-McBride entwickelte ein revolutionäres Therapieprogramm, das auf spezifischen naturbelassenen Nahrungsmitteln und ausgewählten Nahrungsergänzungsmitteln basiert, mit welchem sie erstaunliche Heilungserfolge – selbst bei schweren Autismusformen – erzielen konnte. Ihr Buch ist ein praktischer Ratgeber für Eltern und Betroffene, der Schritt für Schritt die Grundlagen und Durchführung der GAPS-Diät erläutert. Die Autorin gibt klare Anweisungen zur Entgiftung, Beginn und Fortsetzung der Diät, Hinweise zur Bedeutung der Darmflora und der Gabe von Probiotika, zur Rolle von Impfungen, sowie viele Rezepte für eine nährstoffreiche, naturbelassene Kost.